Fallbeispiele Notfallmedizin

Volker Wenzel
(Hrsg.)

Fallbeispiele
Notfallmedizin

Einprägsam – spannend – mit
Lerneffekt

2. Auflage

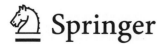 Springer

Hrsg.
Volker Wenzel
Klinik für Anästhesie
Medizin Campus Bodensee
Friedrichshafen, Baden-Württemberg
Deutschland

ISBN 978-3-662-63441-7   ISBN 978-3-662-63442-4   (eBook)
https://doi.org/10.1007/978-3-662-63442-4

Die Deutsche Nationalbibliothek verzeichnet diese Publikation in der Deutschen Nationalbibliografie;
detaillierte bibliografische Daten sind im Internet über http://dnb.d-nb.de abrufbar.

Fotonachweis Umschlag (c) DRF Stiftung Luftrettung gemeinnützige AG,70794 Filderstadt, Deutsch-
land//Umschlaggestaltung deblik Berlin
Planung/Lektorat: Anna Kraetz

Springer ist ein Imprint der eingetragenen Gesellschaft Springer-Verlag GmbH, DE und ist ein Teil von
Springer Nature.
Die Anschrift der Gesellschaft ist: Heidelberger Platz 3, 14197 Berlin, Germany

Vorwort zur 2. Auflage

Es gibt Erlebnisse im notfallmedizinischen Berufsalltag, die man aus fachlichen oder menschlichen Gründen nicht mehr vergessen wird. Leider können überregionale Kollegen von diesen außergewöhnlichen Erfahrungen kaum lernen, weil sie meist nur im unmittelbaren Umfeld kommuniziert werden (können) – sie „passen" meist nicht in einen wissenschaftlichen Artikel, „standard operating procedures" oder sogar klinische Leitlinien hinein. Trotz dem Verpassen dieser Trigger-Schwelle illustrieren diese Erfahrungen, dass man notfallmedizinische Versorgung nicht immer in Schablonen einer Leitlinie hineinzwängen kann; regelmäßig wird dies sogar scheitern. Vielmehr zeigen die in diesem Buch beschriebenen Erlebnisse, wie enorm wichtig die persönliche Erfahrung, klinische Fertigkeiten und kluge Einschätzung komplexer Situationen durch den Notarzt gerade in den nicht vorhersagbaren Situationen sind, um die Versorgung der uns anvertrauten Notfallpatienten zu optimieren.

Im vorliegenden Buch haben Autoren mit kumulativ mehreren Hundert Jahren Erfahrung in der Notfallmedizin Erlebnisse geschildert, die sie nicht vergessen werden. Es sind aber nicht nur reale Beschreibungen von außergewöhnlichen Einsätzen, sondern sie zeigen auch den Mut und die Aufrichtigkeit der Autoren, von ihren persönlichen Misserfolgen, Enttäuschungen, Ängsten und auch ihrem persönlichen Scheitern zu erzählen. Anhand schwieriger Situationen kann man sich persönlich und fachlich wesentlich besser weiterentwickeln, als wenn aus Zufall alles bestens geklappt hat – dann wird man von jedem anerkennend auf die Schulter geklopft. Jeder von uns kann persönlich, in der Familie und im Beruf besser werden; unabhängig vom Alter, Beruf, Dienstgrad oder Lebenserfahrung. Prospektiv entscheiden ist schwieriger als retrospektiv bewerten; hoffentlich erleichtert dieses Buch eine fruchtbare Diskussion von schwierigen Erfahrungen und letztendlich Entscheidungen in schwierigen Situationen.

Alle Autoren haben ihre Buchkapitel in ihrer Freizeit, am Wochenende oder im Urlaub geschrieben, wofür ich ihnen gar nicht genug dankbar sein kann; ich bin stolz, dass ich mit ihnen zusammen arbeiten darf. Dr. Anna Krätz hat meine Idee zu diesem Buch im Springer Verlag mit guten Argumenten zum „Go" verholfen und gemeinsam mit Axel Treiber das Projekt kontinuierlich und immer im Zeitplan vorangetrieben. Dr. med. Dipl.-Päd. Martina Kahl-Scholz hat alle Kapitel als Lektorin hervorragend betreut und Roman Fischer von der DRF Luftrettung hat gern das Bild von Christoph 45 am Fellhorn im Allgäu für das Cover zur Verfügung gestellt.

Wie in der Notfallmedizin ist es die Teamleistung vieler verschiedener Menschen mit ganz unterschiedlichen Talenten, die den entscheidenden Unterschied bei diesem Buch macht – vielen herzlichen Dank ihnen allen! Ganz besonders danken möchte ich meiner Frau Dr. Regina Wenzel und unseren Töchtern Katharina, Anna und Clara für ihre Geduld, Unterstützung und Liebe. You raise me up to more than I can be.

Über konstruktive Kritik zu diesem Buch freue ich mich sehr – Wissenschaft und damit klinische Therapiestrategien sind immer im Fluss und es ist nie zu früh, die nächste Ausgabe dieses Buchs zu planen (volker@wenzelcloud.com).

Ich wünsche Ihnen viel Spaß und Spannung beim Lesen!

Friedrichshafen   Prof. Dr. Volker Wenzel, M.Sc.,
im Juni 2022   FERC

Inhaltsverzeichnis

Herausgeber- und Autorenverzeichnis

Über den Herausgeber

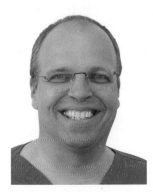 **Prof. Dr. med. Volker Wenzel M.Sc. FERC** ist Chefarzt der Klinik für Anästhesie und Intensivmedizin, Notfallmedizin und Schmerztherapie und Zentrumsdirektor des Medizin Campus Bodensee Kliniken Friedrichshafen und Tettnang.

Er ist Autor bzw. Co-Autor von über 300 peer-reviewten Artikeln und 40 Buchkapiteln, Mitherausgeber von zwei Büchern und Rubrikherausgeber Notfallmedizin der Zeitschrift „Der Anaesthesist". Er blickt mit Stolz auf die erfolgreiche Betreuung von 44 Doktoranden und acht Habilitanden zurück.

Über die Autoren

Prof. Dr. med. Hans-Richard Arntz ist Internist und Kardiologe; er war seit 1987 als Oberarzt an der Univ.-Klinik für Kardiologie und Pneumologie der Freien Universität Berlin Benjamin-Franklin Klinikum bzw. später der Charité Universitätsmedizin in Berlin tätig. Er war 24 Jahre ärztlicher Leiter des RTHs Christoph 31 und des NAWs 4205 in Berlin-Steglitz, sowie des Frühdefibrillations-Programms in Berlin. Er ist Autor von 141 peer-reviewten Artikeln und 31 Buchkapiteln sowie Initiator bzw. Koordinator von mehreren großen klinischen multizentrischen Studien.

Franziska Böhler ist Intensivschwester und hat 13 Jahre auf einer anästhesiologischen Intensivstation in Frankfurt gearbeitet und jetzt als Anästhesieschwester in einem Medizinischen Versorgungszentrum. Sie hat 2020 den Spiegel Bestseller „I'm a nurse" publiziert und ist als „thefabulousfranzi" auf Instagram aktiv, wo sie über 280.000 Abonnenten hat. Sie ist seit 2019 Jury Mitglied des Queen Silvia Nursing Award und hatte Auftritte im Frühstücksfernsehen, HR, Kölner Treff u.a.

Priv.-Doz. Dr. med. Jan Breckwoldt MME war zwischen 1998 und 2012 Oberarzt am Campus Benjamin Franklin der Berliner Charité und dort zuständig für den Rettungsdienst. Nach Absolvierung eines Masters in „Medical Education" war er außerdem Lehrkoordinator und Mitglied der Projektsteuerung für den Modellstudiengang Medizin der Charité. Von 2013 bis 2017 leitete er das Studiendekanat der Medizinischen Fakultät der Universität Zürich; seit 2018 ist er Oberarzt im Institut für Anästhesiologie im Universitätsklinikum in Zürich. Parallel zu seinem wissenschaftlichen Kerngebiet Reanimation engagiert er sich für die Einführung von Unterrichtsformaten zum ärztlichen Denken und Handeln.

Priv.-Doz. Dr. med. Hermann Brugger ist Leiter des EURAC-Instituts für Alpine Notfallmedizin in Bozen, Südtirol, Lektor an der Medizinischen Universität Innsbruck, Mitglied der Internationalen Kommission für Alpine Notfallmedizin ICAR MEDCOM sowie Bergrettungsarzt, Notarzt und Allgemeinarzt in Bruneck, Südtirol, Italien.

Prof. Dr. med. Dr. h.c. Bernd Domres war von 1980 bis 2003 Professor für Chirurgie am Universitätsklinikum Tübingen. Von 1985 bis 1988 leitete er die Chirurgie des King Khaled Hospital in Hail/Saudi-Arabien. Seine Schwerpunkte liegen in der Traumatologie und der Katastrophenmedizin. Seit 1975 bis heute war er bei zahlreichen Katastrophen als Mediziner im Einsatz – u. a. in Nigeria, Kambodscha, Libanon, Armenien, Kongo, Iran, der Türkei, Italien, Haiti, Chile und Pakistan. Er ist Präsident des Deutschen Instituts für Katastrophenmedizin und der Stiftung des Deutschen Instituts für Katastrophenmedizin. Er war Präsident der Deutschen Gesellschaft für Katastrophenmedizin und wurde 2012 mit dem Bundesverdienstkreuz erster Klasse ausgezeichnet.

Priv.-Doz. Dr. med. Martin Dünser ist Oberarzt an der Universitätsklinik für Anästhesiologie und operative Intensivmedizin am Kepler Universitäts-Klinikum Linz. Nach seiner Ausbildung zum Facharzt für Anästhesie und Intensivmedizin arbeitete er für vier Jahre an der Klinik für Intensivmedizin am Inselspital in Bern und an der Paracelsus Medizinischen Privatuniversität in Salzburg. Neben wissenschaftlichen Tätigkeiten zur Kreislauftherapie des kritisch-kranken Patienten ist er Vorsitzender der Sektion Trauma und Notfallmedizin sowie der Global Intensive Care Arbeitsgruppe der Europäischen Intensivgesellschaft ESICM. Er arbeitete insgesamt zwei Jahre im Bereich Notfall- und Intensivmedizin in Afrika und der Mongolei.

Bernd Fertig ist Diplom-Rettungssanitäter (SRK) und verfügt über einen B.Sc. in interdisziplinärer Notfallversorgung. Seit Januar 2020 ist er Gastprofessor an der Medizinischen Fakultät San Ferndando, der Universität Nacional Mayor San Fernando in Peru. Bernd Fertig baut in Lima, Peru mit Unterstützung der Deutschen Bundesregierung ein Kompetenzzentrum Rettungswesen und Luftrettung auf. Derzeit unterstützt er mit einem deutschen und peruanischen Team die Behandlung von Covid19-Patienten. Ausbildung zum Diplom Rettungssanitäter in der Schweiz und Seattle Medic 1 in Seattle. Er ist Lehrer im Rettungsdienst und leitet derzeit einen Masterstudiengang für Ärztliche Direktoren in Peru und Bolivien. Ebenfalls in Peru und Bolivien richtet er eine professionelle Notfallsanitäterausbildung nach deutschem Vorbild ein.

Dr. med. Norman Hecker ist seit 2006 aktiver Notfallmediziner. Von 2007 bis 2013 war er Projektleiter für den Bereich Notfallmedizin und später Abteilungsleiter für den Bereich Public Health am Deutschen Institut für Katastrophenmedizin in Tübingen. Er nahm mehrfach an internationalen Katastropheneinsätzen teil; darunter Haiti (2010) und Brazzaville (Republik Kongo, 2012). Seit 2013 ist er wissenschaftlicher Mitarbeiter in der Klinik für Anästhesiologie und Operative Intensivmedizin der Universitätsklinik der Rheinisch-Westfälischen Technischen Hochschule Aachen und ist zudem am Aufbau des Deutsch-Chinesischen Instituts für Notfall- und Katastrophenmedizin beteiligt. Er ist nun Chefarzt der Klinik für Akut- und Notfallmedizin an den Evangelischen Kliniken in Gelsenkirchen.

Priv.-Doz. Dr. med. Peter Hilbert-Carius (DEAA) ist Oberarzt an der Klinik für Anästhesiologie, Intensiv- und Notfallmedizin am Berufsgenossenschaftlichen Klinikum Bergmannstrost in Halle. Er ist stellvertretender ärztlicher Leiter der DRF Luftrettungsstation in Halle (Oppin) und Sprecher des Trauma Netzwerkes Sachsen-Anhalt Süd.

Priv.-Doz. Dr. med. Björn Hossfeld ist Oberarzt der Klinik für Anästhesiologie und Intensivmedizin am Bundeswehrkrankenhaus in Ulm, sowie Notarzt auf dem RTH Christoph 22 und leitender Notarzt für den Kreis Ulm/Alb-Donau. Er nahm mehrfach an Auslandseinsätzen der Bundeswehr in Afghanistan, Kosovo und Kongo teil.

Dr. med. Peer G. Knacke war bereits im Zivildienst und im Studium im Rettungsdienst tätig; nach der Approbation war er zunächst drei Jahre in der Chirurgie und Kinderchirurgie tätig; seit 1988 arbeitet er in der Anästhesie. Er ist Oberarzt im Zentrum für Anästhesie und Rettungsmedizin der Sana-Klinik Eutin, ärztlicher Leiter des Rettungsdienstes Ostholstein, Beauftragter der leitenden Notarztgruppe und ärztlicher Leiter des RTHs CHRISTOPH 12. Er blickt bisher auf über 10.000 eigenständige Notarzteinsätze im Boden- und Luftrettungsdienst zurück.

Dr. med. Joachim Koppenberg ist seit 2004 Chefarzt der Abteilung Anästhesiologie, Schmerztherapie und Rettungsmedizin im Engadin/Schweiz. Seit über 20 Jahren ist er durchgehend im bodengebundenen Notarztdienst und ebenso in der Luftrettung im Einsatz – zunächst bei der DRF in Deutschland, dann beim ÖAMTC in Österreich und nun bei der REGA in der Schweiz. Begleitend ist er Leitender Notarzt und Stationsmediziner der Alpinen Rettung Schweiz. Neben zahlreichen notfallmedizinischen Publikationen ist er auch Herausgeber des Psychrembel AINS, Rubrikherausgeber der Zeitschrift „Der Notarzt" sowie Mitherausgeber der deutschen Übersetzungen der AHA-Leitlinien zur Reanimation

(BLS, ACLS, PALS). Gleichzeitig ist er Kursdirektor der AHA für ACLS-Kurse. Sein weiterer Interessen- und Forschungsschwerpunkt liegt im Risikomanagement und der Patientensicherheit. Er ist ebenfalls Direktor des Gesundheitszentrum Unterengadin.

Prof. Dr. med. Frank Marx ist Facharzt für Anästhesie und Fachkrankenpfleger für Intensivmedizin und Anästhesie. Im Rettungsdienst arbeitet er an verschiedenen Stützpunkten seit 1992. Nach seiner medizinischen Ausbildung leitete er bis 1997 das Institut für Notfallmedizin am Klinikum Duisburg. Als ärztlicher Leiter des Rettungsdienstes war er bei der Berufsfeuerwehr Duisburg und war dort auch auf dem RTH Christoph 9 und verschiedenen Notarzteinsatzfahrzeugen tätig. Im Rahmen der Auslandskatastrophenhilfe von Malteser International ist er bei Einsätzen in Afrika, Asien und Nordamerika tätig geworden. Er lehrt nun am Fachbereich Gesundheit der TH Mittelhessen in Gießen Rettungsdienstmanagement.

Prof. Dr. med. Marc O. Maybauer EDIC, FCCP, FASE Kardioanästhesist, Intensiv- und Notfallmediziner. Ausbildung an den Universitätskliniken Mainz und Ulm und Habilitation in Ulm in 2008. Fellowships in Critical Care Medicine an der University of Texas Medical Branch (UTMB) in Galveston und Cardiothoracic Anaesthesia am Herzzentrum der Oxford University in England; dann Direktor des ECMO Service am Herzzentrum der Manchester Royal Infirmary Universitätsklinik in England. 2019 wurde er an das Transplantationszentrum Integris Health nach Oklahoma City/USA berufen. Prof. Maybauer hält eine außerplanmäßige Professur an der Philipps Universität in Marburg seit 2012, eine Ehren-Professur an der University of Queensland in Brisbane, Australien seit 2013 und die Position eines Adjunct Clinical Professors an der Oklahoma State University seit 2019. Er ist Autor von über 200 Publikationen; er ist ebenso Preisträger der Shock Society und der International Anaesthesia Research Society. Er ist Herausgeber des in 2021 erscheinenden Lehrbuches "Extracorporeal Membrane Oxygenation – Interdisciplinary Problem-Based Learning Approach" mit Oxford University Press.

Dr. med. Martin Messelken ist Facharzt für Anästhesiologie mit Zusatzbezeichnung Intensivmedizin und Notfallmedizin. Er war von 1980 bis 2013 in der AlbFils-Klinik Göppingen (ehemalige Klinik am Eichert) verantwortlich für den Notarztdienst und in den letzten Berufsjahren als leitender Oberarzt tätig. Er war von 2005 bis 2013 ebenfalls Notarzt auf dem Christoph 51. Die Publikation und Weiterentwicklung des Minimalen Notarztdatensatz (MIND) geht auf seine Initiative zurück. 2010 erhielt er den Rudolf Frey Preis für Notfallmedizin. Am Aufbau des Deutschen Reanimationsregisters ist er als Mitglied des Organisationskomitees von Beginn an beteiligt gewesen.

Dr. med. Urs Pietsch DESA/EDIC ist Oberarzt in der Klinik für Anästhesie und Intensivmedizin am Kantonsspital St. Gallen, Schweiz und medizinischer Leiter des Reanimations- und Simulationszentrum Rea2000 in St. Gallen. Neben seiner jahrelangen präklinischen Tätigkeit als Notarzt (Air Zermatt, Schweiz) beschäftigt er sich wissenschaftlich in den Bereichen Simulation, alpine Rettungsmedizin und alpine Helikopterrettung.

Dr. med. Luise Schnitzer ist Fachärztin für Kardiologie, Rettungsmedizin und Psychotherapie. Seit 1980 arbeitet sie in der Kardiologie in der Universitätsmedizin Charité Berlin Campus Benjamin Franklin, seit 1987 ist sie Notärztin auf dem RTH Christoph 31 und am NAW 4205 in Berlin-Steglitz und seit 2001 leitende Notärztin. Seit 1995 arbeitet sie überwiegend im Rettungsdienst.

Dr. med. Sylvi Thierbach nach Studium der Humanmedizin an der Universität Hamburg Assistenzärztin im Bundeswehrkrankenhaus Bad Zwischenahn; nach weiteren Stationen als Truppen- und Fliegerarzt in Leer/Ostfriesland und Koblenz seit 2012 Assistenzärztin in den Bundeswehrkrankenhäusern Koblenz und Ulm. Facharztprüfung 2015. Seit Januar 2021 Oberärztin an der Klinik für Anästhesiologie, Intensivmedizin, Notfallmedizin und Schmerztherapie am Bundeswehrkrankenhaus Ulm (Zusatzbezeichnungen Notfallmedizin und spezielle Intensivmedizin); in den Jahren 2009 bis 2020 zahlreiche Auslandseinsätze u. a.in Afghanistan, Mali und im Nordirak.

Dr. med. Petra Tietze-Schnur absolvierte ein Studium der Humanmedizin in Hannover, dann Facharztausbildung zur Anästhesistin und Notärztin in Bremen. Seit 1997 in verschiedenen Boden- und Luft-gebundenen Notarztstandorten in Norddeutschland tätig. Seit 1997 niedergelassene Anästhesistin in Bremerhaven. Seit 2009 im Vorstand des Bundesverbands für ambulantes Operieren.

Dr. med. Sven Wolf ist Facharzt für Chirurgie, Orthopädie und Unfallchirurgie, Notfallmedizin und Spezielle Unfallchirurgie. Vor dem Medizinstudium machte er eine Ausbildung zum Rettungsassistenten. Er war Oberarzt der Unfallchirurgischen Abteilung am Diakoniekrankenhaus Friederikenstift in Hannover und ist nun Leiter der Interdisziplinären Notaufnahme im DIAKOVERE Friedrikenstift und Henriettenstift in Hannover. Seit 2004 LNA der Region/Landeshauptstadt Hannover.

Unterarmbruch in Afghanistan

Björn Hossfeld

►Es gibt in der modernen Medizin immer wieder und in allen Fachgebieten Dinge, die „schon immer so gemacht wurden" und die manchmal in ihrer Sinnhaftigkeit – gerade mitten in der Nacht während des Dienstes fraglich sind. Dabei vergisst man schnell, dass unsere moderne, westliche Medizinversorgung noch längst nicht überall auf der Welt selbstverständlich ist und wir letztlich dankbar für die allgegenwärtige medizinische Versorgung sein müssten. Der vorliegende Fall zeigt, dass die Bedingungen für viele Menschen auch ganz andere, schlechtere sein können.

„Es nervt!" – die Uhr zeigt 3:17 h und Ihre Augen sind gerade erst vor wenigen Minuten zugefallen, nachdem Sie sich als diensthabender Anästhesist mehr als 11 h im OP um zahllose Patienten bemüht hatten. Nun ist der chirurgische Kollege, aus der Stimmlage zu schließen nicht weniger müde als Sie selbst, am Telefon, um zu erklären, dass er noch dringend eine Fasziotomie machen müsse, um ein Kompartmentsyndrom bei dem Patienten mit der schon vor Stunden versorgten Unterarmfraktur zur vermeiden. Die Frage, warum dies jetzt notfällig sei, wird lapidar damit beantwortet, dass der chirurgische Chefarzt es so wolle und – noch schlimmer – dass man es schon immer so gemacht hätte.

Wenn wir ehrlich sind, gibt es in allen Fachgebieten Dinge, die „schon immer so gemacht werden": In der Anästhesie lehren wir den jungen Kollegen, den Patienten bei der Narkoseausleitung in die Augen zu sehen, obwohl die von der Exzitation geweiteten Pupillen dank der modernen Narkotika praktisch nicht mehr zu sehen

B. Hossfeld (✉)
Klinik für Anästhesiologie, Intensivmedizin; Notfallmedizin und Schmerztherapie,
Bundeswehrkrankenhaus Ulm, Ulm, Deutschland
E-Mail: bjoern.hossfeld@uni-ulm.de

sind. Ähnlich lernen wir alle im Studium, dass ein zirkulärer Gips um eine frische Fraktur längs gespalten werden muss, um das Risiko eines durch Schwellung hervorgerufenen Kompartmentsyndroms zu minimieren.

Während der Einsätze in Afghanistan haben die Lazarette der Bundeswehr im Rahmen freier Kapazitäten immer auch zivile einheimische Patienten versorgt. Um von den NATO-Ärzten behandelt zu werden, nahmen die Patienten und Angehörigen oft tagelange beschwerliche Anmärsche in Kauf. Ich erinnere mich an Chafla, eine kleine Patientin im besonders kalten Winter 2008. Trotz der beachtlichen Schneelage und der hohen Lawinengefahr hat sich ihr Vater auf den Weg gemacht, um seine kleine Tochter drei Tage lang auf den Schultern über beschwerliche Pfade zu unserem Camp in Feyzabad zu bringen. Über unseren Dolmetscher erfahren wir, dass das Kind sich 10 oder 12 Tage zuvor bei einem Sturz den rechten Unterarm gebrochen hat und von einem regionalen Heilkundigen mit einem zirkulären Schienenverband versorgt worden sei. In den darauffolgenden Tagen habe die Kleine über furchtbare Schmerzen geklagt, aber dies habe sich die Familie mit dem gebrochenen Knochen erklärt. Dann hätten die Schmerzen nachgelassen, das Mädchen jedoch sei immer kränker geworden und habe hohes Fieber bekommen. Die kleine Patientin ist schläfrig und tachykard. Schon bei der Inspektion fallen uns die livide bis schwarz verfärbten Finger auf, die aus dem distalen Ende des zirkulären Verbandes hervorschauen. Die Entfernung dieses Verbandes offenbart das ganze Ausmaß der Tragödie: Der Arm ist bis zum Ellenbogen nekrotisch, das Kind klinisch und laborchemisch hochseptisch.

Schnell ist klar, dass nur eine zeitnahe Amputation des Arms die einzige Option zur Rettung unserer kleinen Patientin bedeutet. Der Vater wird über den Dolmetscher aufgeklärt und ist erstaunlich gefasst. Dies ist eine Erfahrung, die wir häufig in diesem Land machen: für die Bevölkerung sind tödliche oder entstellende Diagnosen offensichtlich allgegenwärtiger als in unserer westlichen Welt mit einer zu jeder Tages- und Nachtzeit verfügbaren medizinischen Versorgung auf höchstem Niveau und dem daraus entwickelten Selbstverständnis und Anspruch auf Heilung unserer Patienten. Der Eingriff verläuft problemlos und nach wenigen Tagen kann Chafla in gutem Allgemeinzustand und bei reizlosen Wundverhältnissen zur weiteren Versorgung in das Krankenhaus Feyzabad verlegt werden, wo sie noch weiterhin den deutschen Ärzten bei ihren gemeinsamen Visiten mit den afghanischen Kollegen vorgestellt wird.

Diskussion

Die Unterarmfraktur ist der häufigste Knochenbruch bei Kindern. Generell bedeutet die Reposition geschlossener Frakturen und anschließende Ruhigstellung, idealerweise in einem Gips, das richtige Vorgehen. Das Kompartmentsyndrom bei Kindern ist Ausdruck einer seltenen (ca. 1 %) multifaktoriellen Gewebedruckerhöhung, die an den Extremitäten vor allem nach Trauma beobachtet wird [1]. Dies kann zur Kompression von Nerven und

Gefäßen in der betroffenen Muskelloge führen mit späteren durch Muskelatrophie verursachten Muskelkontrakturen und neurologischen Schäden. In einem gut strukturierten medizinischen Umfeld mit regelmäßigen Kontrollen und verlässlicher zeitnaher Wiedervorstellung des Patienten bei Beschwerden bietet ein zirkulärer Gips heute keinen Nachteil gegenüber einem primär längs gespaltenem Gips [2]. Wichtig ist, auf Komplikationen hinweisende Befunde wie stärkster durch Analgetika kaum zu beherrschender Schmerz, Parästhesien und venöse Stauung rechtzeitig zu erkennen und richtig zu bewerten. Insbesondere bei Kindern können die klinischen Zeichen unspezifisch oder schwer kommunizierbar sein; die verlässlichsten Zeichen eines sich entwickelnden Kompartmentsyndroms waren in einer Studie Schmerzen und zunehmende Schwellung der Extremität [3]. Zur konservativen Therapie gehört dann vor allem die frühzeitige Spaltung konstringierender Verbände. Ist das Kompartmentsyndrom bereits ausgeprägt, bedarf es einer notfallmäßigen chirurgischen Fasziotomie, wobei das Outcome bei Kindern meist sehr gut ist.

Werden diese Maßnahmen vom Behandler nicht beachtet, kann dies wie in diesem Fallbeispiel beschrieben zu irreversiblen Schäden führen bis hin zur Pulslosigkeit mit Ischämien und Nekrosen. In dem bereits septischen Zustand, in dem das von uns versorgte Kind vorgestellt wurde, war die Amputation die einzige kausale Therapieoption.

1.1   Fazit

Wenn mich nachts ein Chirurg um eine Narkose für eine Fasziotomie bittet, habe ich stets die Erinnerung an Chafla vor mir und bin gern bereit aufzustehen, mit dem guten Gewissen, dass wir solche Bilder, die unsere Väter noch kannten, vermeiden können.

Literatur

1. Neiman R, Maiocco B, Deeney VF (1998) Ulnar nerve injury after closed forearm fractures in children. J Pediatr Ortho 18:683–685
2. Schulte D, Habernig S, Zuzak T, Staubli G, Altermatt S, Horst M, Garcia D (2014) Forearm fractures in children: split opinions about splitting the cast. Europ J Ped Surg 24:163–167
3. Seifert J, Matthes G, Stengel D, Hinz P, Ekkernkamp A (2002) Kompartmentsyndrom – Standards in Diagnostik und Therapie. Trauma Berufskrankh 4:101–106

24-Jähriger treibt im Fluss

2

Sven Wolf

> Warmth, warmth, more warmth!
>
> For we are dying of cold
>
> and not darkness.
>
> It's not the night that kills,
>
> but the frost.
>
> de Unamuno 1972 [8]

▶Die akzidentelle Hypothermie wird allgemein meist mit Unfällen in Zusammenhang mit Gewässern, Eis, Schnee und schweren Traumata verbunden. Der klassische „akzidentell hypotherme, nicht polytraumatisierte Patient" in Mitteleuropa hat aber nur in ca. 30 % d. F. direkten Kontakt zu Wasser oder Schnee gehabt. Etwa 45 % d. F. ereignen sich sogar in den „warmen Monaten" April bis September. Welche Aspekte im konkreten Fall notfallmedizinisch zu beachten sind, zeigt das folgende Beispiel.

An einem kalten Novemberabend werden RTW, NAW und die Tauchergruppe der Feuerwehr an einen größeren Fluss gerufen. Inmitten des an dieser Stelle etwa 100 m breiten Flusses schwimmt ein laut um Hilfe rufender 24-jähriger Mann. Die Außentemperatur beträgt 4 °C, die Wassertemperatur ca. 6 °C. Die näheren Umstände, ob Gewaltverbrechen oder Unfall, konnten später nicht ermittelt werden. Entsprechend ihrer Dienstvorschriften gehen die fertig ausgerüsteten Taucher nicht ohne ihr Begleitboot ins Wasser. Dieses muss aber in einer zeitaufwendigen Prozedur erst mit allen Beteiligten über die steinige Uferbefestigung getragen

S. Wolf (✉)
Notaufnahmezentrum, DIAKOVERE Friederikenstift, Hannover, Deutschland

© Der/die Autor(en), exklusiv lizenziert durch Springer-Verlag GmbH, DE, ein Teil von
Springer Nature 2022
V. Wenzel (Hrsg.), *Fallbeispiele Notfallmedizin*,
https://doi.org/10.1007/978-3-662-63442-4_2

werden. Zwischenzeitlich schwimmt von der anderen Uferseite ein Polizist zu
dem Verunglückten. Erst 17 min nach Eintreffen am Einsatzort können beide
Schwimmer in das Schlauchboot gezogen werden. Der Polizist zeigt bei Kran-
kenhausaufnahme Anzeichen einer leichten Unterkühlung (34,8 °C rektal) und
kann nach ambulanter Erwärmung entlassen werden. Etwas somnolent, aber dennoch örtlich und zeitlich orientiert, wird der 24-jährige in den NAW verbracht.
RR 95/–, Puls 64. EKG: Sinusrhythmus mit verbreiterten QRS-Komplexen. Keine
bekannten Begleiterkrankungen, -verletzungen oder Intoxikationen. Als Zielklinik
bieten sich jetzt ein Haus der Maximalversorgung in 2 km Entfernung sowie ein
Haus der Schwerpunktversorgung mit Herz-Thorax-Chirurgie in 8 km Entfernung
an. Der Notarzt wählt die nahegelegene Klinik aus. Aufgrund der „zentralisierten
Venenverhältnisse" und der „kurzen Wegstrecke" erfolgt keine Anlage eines venösen Zuganges. Nach Entfernen der EKG-Kabel wird die Umlagerung des jungen
Patienten in der Klinik durch „Anpacken, 4 Mann/4 Ecken" und das Verbringen
in das bereitgestellte Intensivbett vorgenommen. Unmittelbar hiernach tritt eine
Bewusstlosigkeit auf und das EKG weist Kammerflimmern auf. Durch eine kardiopulmonale Reanimation (CPR), Azidoseausgleich, Suprarenin und verschiedenen
Antiarrhythmika gelingt es nach 60 min einen ventrikulären Ersatzrhythmus zu
erreichen. Die passive Wiedererwärmung bei initial 26,8 °C Körperkerntempe-
ratur (KKT, rektal) erfolgt mit Wärmedecken und erwärmten Infusionslösungen.
Hierdurch kann eine durchschnittliche Steigerung der Körperkerntemperatur von
zunächst 1 °C/Stunde erreicht werden. In den folgenden 10 h kommt es immer
wieder zu rezidivierendem Kammerflimmern mit CPR sowie der Notwendigkeit
Antiarrhythmika zu injizieren und einen externen Herzschrittmacher anzulegen.
Letztendlich wurde dann bei refraktärem Kammerflimmern die Therapie bei einer
Körperkerntemperatur von 36,9 °C eingestellt. Rechtsmedizinisch wurde der töd-
liche Ausgang auf Reanimations-Schäden als mittelbare Unfallfolge der extremen
Hypothermie zurückgeführt.

Diskussion

Akzidentelle Hypothermie ist definiert als eine ungewollte Erniedrigung der
Körperkerntemperatur (KKT) unter 35 °C. Die Stadieneinteilung hat sich
mittlerweile international weitestgehend vereinheitlicht:

- leicht 35–32 °C,
- moderat 32–28 °C,
- schwer/extrem: < 28 °C.

Akzidentelle Hypothermie wird allgemein meist mit Unfällen in Zusammenhang mit Gewässern, Eis, Schnee und schweren Traumata verbunden. Der
klassische „akzidentell hypotherme, nicht polytraumatisierte Patient" in Mitteleuropa hat aber nur in ca. 30 % der Fälle direkten Kontakt zu Wasser oder
Schnee gehabt und ist meistens eine sogenannte urbane Hypothermie. Etwa

45 % der Fälle ereignen sich in der den „warmen Monaten" April bis September. Bei ca. 70 % der Fälle in Deutschland liegt als initiale Erkrankung ein Alkohol-/Rauschmittelabusus oder eine psychiatrische Grunderkrankung vor [10].

Während unverletzte Patienten milde Körperkerntemperaturen meist gut tolerieren und relativ komplikationslos wieder zu erwärmen sind, findet sich dahingegen beim polytraumatisierten Patienten bereits ab einer Kernkörpertemperatur < 34 °C ein deutlicher Anstieg posttraumatischer Komplikationen, vorrangig die der Koagulopathie [1]. Die Inzidenz einer akzidentellen Hypothermie beim Polytrauma wird zwischen 12 und 66 % angegeben, die gesteigerte Mortalität bei Koinzidenz von beidem liegt zwischen 30 und 80 % [3, 5].

Mit absteigender Körperkerntemperatur finden sich in den Lehrbüchern stadienbezogene Tabellen mit pathophysiologischen Veränderungen, wie beispielsweise Somnolenz und Bewusstlosigkeit. In der präklinischen Rettungsdienstpraxis entsprechen die klinischen Parameter des inhomogenen Patientengutes aber nur selten den Lehrbuchtabellen. So sind fußläufige 29,2 °C kalte Patienten ebenso anzutreffen wie völlig bewusstseinsklare, subjektiv beschwerdefreie Obdachlose mit einer KKT von 26,7 °C [9]. Neben Einflüssen auf die Vigilanz werden auch herabgesetzte Metabolisierungsraten/zytoprotektive Effekte, reversible Thrombozyten-/Thombin- und Fibrinfunktionsstörungen, Elektrolytverschiebungen und Veränderungen der myokardialen Membranpotenziale beobachtet mit resultierender Rigidität, gesteigerter Irritabilität und hoher Gefahr von lebensbedrohlichen Rhythmusstörungen (vor allem VF) durch mechanische und thermische Trigger. Letzteres bereitet auch pathophysiologisch den Boden für den sog. „Bergungstod " [1, 9]. Schon bei klinischem Verdacht auf moderate oder schwere/extreme akzidentelle Hypothermie sind grobe Manipulationen am Patienten durch Umlagern, Aufrichten aus der Horizontalen oder auch schon die Lagerung zur rektalen Temperaturmessung unbedingt zu vermeiden. Sowohl direkt durch die Manipulation als auch indirekt durch den Rückstrom kalten „Schalenblutes" aus der Peripherie nach zentral können diese, neben einem weiteren Abfall der Körperkerntemperatur, bei der gesteigerten kardialen Irritabilität als mechanische und thermische Trigger zu malignen Herzrhythmusstörungen/Kammerflimmern führen. Im Wasser treibende, schwer bzw. extrem unterkühlte Patienten unterliegen darüber hinaus einer weiteren Pathophysiologie des „Bergungstodes": Bei zentralisiertem Kreislauf und reduzierter Herzfunktion kann der hydrostatische Druck des umgebenden Wassers die entscheidende Größe für eine gerade noch ausreichende kardiale Auswurfleistung sein. Eine plötzliche Rettung aus den unterstützenden hydrostatischen Druckverhältnissen in Kombination mit Erhöhung des orthostatischen Druckes bei vertikaler Rettung (z. B. Aufwinschen durch RTH) und einer gesteigerten Forderung an die kardiale Auswurfleistung kann zu einer entscheidenden Verminderung der koronaren Perfusion mit Herzversagen führen [2, 4]. Weitere, mit der akzidentellen Hypothermie assoziierte Begriffe wie „afterdrop" und „rewarming shock" sind Phänomene der klinischen Therapie und sollen hier nicht weiter diskutiert werden.

Insbesondere bei Ertrinkungsunfällen in kalten Gewässern ist die Hypoxietoleranz durch die Hypothermie erhöht. Für das Outcome entscheidend sind unter anderem Dauer und Geschwindigkeit der Herabkühlung. Die niedrigste überlebte akzidentelle Hypothermie wird mit 13,7 °C angegeben [1]; beschrieben werden auch erfolgreiche passive Wiedererwärmungen aus extremer Hypothermie unter kontinuierlicher CPR über mehr als 4 h mit unauffälligem neurologischem Outcome [6, 7]! Aus solchen Kasuistiken resultiert dann auch der bekannte Merksatz:

Nobody is dead until rewarmed and dead.

Einschränkend sei an dieser Stelle erwähnt, dass gesicherte Submersionsbzw. Hypoxiezeiten von deutlich mehr als 60 min auch bei extremer Hypothermie keine Chance auf eine restitutio ad integrum haben. Für die Temperaturmessung am Einsatzort stehen heute schon häufiger Tympanothermometer/Ohr-Infrarotthermometer zur Verfügung. Auch wenn sie, z. B. bei Verlegung des Gehörganges mit Wasser, nicht exakt der ösophagealen und tief-rektalen Messung entsprechen, können sie doch den Verdacht der akzidentellen Hypothermie untermauern. Sollte nur ein konventionelles Stabthermometer zur Verfügung stehen und sollten allein die äußeren Umstände („Environment") den bloßen Verdacht auf eine wesentliche Hypothermie rechtfertigen, müssen rektale Messversuche vor Ort unterbleiben und der Patient grundsätzlich mit der Verdachtsdiagnose „schwere Unterkühlung" schnellstmöglich hospitalisiert werden.

Eine wesentliche Entscheidung für das spätere Outcome des schwer/extrem unterkühlten Patienten trifft der Notarzt am Einsatzort mit der Wahl der Zielklinik [1, 9]. Eine suffiziente Wiedererwärmung ist präklinisch technisch kaum möglich und erfolgversprechend, außer z. B. an Bord von größeren Seenotrettungskreuzern. Vordringlich ist die Wärmeerhaltung mit Decken, RTW-Heizung, erwärmten Infusionslösungen und z. B. bei Verkehrsunfällen mit 1000-W-Strahlern der Feuerwehr. In der Klinik/Intensivstation sind Wiedererwärmungsraten von 1 °C/Stunde mit allen denkbaren externen Verfahren, auch unter Reanimation, grundsätzlich möglich [9]. Unter Reanimationsbedingungen ist jedoch zwangsläufig ein deutlich erhöhter Personalbedarf unabdingbar. Mit einem extrakorporalem Kreislauf an einer Herz-Lungen-Maschine sind Erwärmungsgeschwindigkeiten > 11 °C/h durchführbar.

2.1   Fazit

Die präklinische Diagnosestellung „akzidentelle Hypothermie" kann mitunter deutlich erschwert sein, wenn nicht die äußeren Umstände das Augenmerk des Notarztes direkt darauf lenken. Eine komplikationslose diagnostische Sicherheit bietet hier das handelsübliche Ohr-Infrarotthermometer. Bei Verdacht auf eine moderate oder schwere Hypothermie sind sämtliche groben Manipulationen und Umlagerungen des Patienten unbedingt zu vermeiden. Wird einmal die Indikation zur CPR gestellt, ist diese konsequent und umfassend während des gesamten Transportes weiterzuführen. Eine wichtige Entscheidung für das Outcome wird bereits am Einsatzort mit der Auswahl der Zielklinik und der potenziellen Möglichkeit einer extrakorporalen Zirkulation/Herz-Lungen-Maschine getroffen.

Literatur

1. Andruszkow H, Hildebrand F (2014) Akzidentelle Hypothermie/schwere Unterkühlung. Notarzt 30:7–15
2. Golden FS (1982) Der heutige Stand der Unterkühlungsbehandlung. In: Unterkühlung im Seenotfall – 2. Symposium 1982 in Cuxhaven der DGzRS, Symposiumsband, DGzRS Bremen
3. Gregory JS, Flancbaum L, Townsend, et al (1991) Incidence and timing of hypothermia in trauma patients undergoing operations. J Trauma 31:1247–1252
4. Hauty MG, Esrig BC, Hill JG, Long WB (1987) Prognostic factors in severe accidental hypothermia: the hood tragedy. J Trauma 27:1107–1112
5. Hildebrand F, Probst C, Frink M, Huber-Wagner S, Krettek C (2009) Bedeutung der Hypothermie beim Polytrauma. Unfallchirurg 112:959–964
6. Lexow K (1991) Severe accidental hypothermia: survival after 6 hours 30 minutes of cardiopulmonary resuscitation. Arctic Med Res 50(Suppl 6):112–114
7. Roggero E, Stricker H, Biegger P (1992) Akzidentelle Hypothermie mit kardiopulmonalen Stellstand: prolongierte Reanimation ohne extrakorporellen Kreislauf. Schweiz Med Wochenschr 1:161–164
8. de Unamuno M (1972) The tragic sense of life in men and in nations. Princeton University Press, Princeton
9. Wolf S (1996) Akzidentelle Hypothermie in Norddeutschland (1983–1993) – Eine therapeutische Herausforderung -. Inaugural-Dissertation Georg-August-Universität Göttingen
10. Wolf S (2000) Kältetod – Wie oft schlägt er wirklich zu? Inzidenz, Mortalität und Morbidität der Hypothermie. In: Turner E, Kaudasch G (Hrsg) Unterkühlung im Rettungsdienst – Prä- und innerklinische Therapie der akzidentelle Hypothermie. Pabst Science Publ., Lengerich.

Schwerer Verkehrsunfall im Nebel

3

Martin Messelken

▶In der Notfallmedizin trifft man immer wieder auf Situationen, die nicht wie im Lehrbuch verlaufen und die daher ein improvisatorisches Geschick erfordern. Dabei spielen auch die guten oder schlechten Umgebungsbedingungen eine entsprechende Rolle. Im vorliegenden Fall wird die Situation einer Triage am Unfallort nach einem Verkehrsunfall dargestellt sowie einige mögliche Schwierigkeiten, die bei dieser Konstellation auf das Einsatztcam zukommen können.

Ein mit einer jungen Familie besetzter PKW verunfallt an einem nebeligen Sonntagvormittag Anfang der 1980er Jahre. Der Unfallort liegt am äußersten Rand des ländlich strukturierten Rettungsdienstbereichs; daher ist eine Anfahrtszeit von 17 min für Notarzt und Rettungsdienst nicht ungewöhnlich. Aufgrund der Unfallmeldung schickt die Leitstelle das einzig verfügbare NEF und zwei RTWs. Es bietet sich den ankommenden Rettungskräften folgendes Bild: Der PKW hatte sich in einer langen Linkskurve überschlagen und steht auf einer abschüssigen Wiese wieder auf seinen Rädern. Die Fahrerin (Mutter) ist leicht benommen, aber offensichtlich körperlich weitgehend unversehrt; der wohl alkoholisierte Beifahrer (Vater) hängt dagegen leblos im Sicherheitsgurt. Er hat erbrochen und seine Halswirbelsäule erscheint instabil. Angesichts der Tatsache, dass zwei bewusstlose Kinder im Alter von 4 und 6 Jahren reglos auf den Rücksitzen liegen, wird auf jegliche kardiopulmonale Reanimation bei dem Mann verzichtet. Nach dieser Triage und der Aussicht, momentan keine Unterstützung durch die Luftrettung (Nebel) oder einen benachbarten Notarzt (im Einsatz) bekommen zu können, werden die Kinder einzeln in die RTW gebracht und nacheinander vom Notarzt versorgt. Das ältere der beiden Mädchen weist bei einer Glasgow Coma Scale (GCS) von 6

M. Messelken (✉)
Bad Boll, Deutschland

V. Wenzel (Hrsg.), *Fallbeispiele Notfallmedizin*,
https://doi.org/10.1007/978-3-662-63442-4_3

eine deutliche Pupillendifferenz auf, es wird zuerst analgosediert und dann intubiert. Die manuelle Beatmung wird einem erfahrenen Rettungssanitäter übertragen. Nachdem das zweite Mädchen (ebenfalls Glasgow Coma Scale von 6) auch analgosediert und intubiert worden ist, beide Endotrachealtuben in ihrer korrekten Lage klinisch und durch Auskultation verifiziert und sicher fixiert sind, ergibt die Überwachung der Kreislaufverhältnisse bei beiden Kindern keinen Hinweis auf weitere Verletzungen oder einen Volumenmangel. In der zuständigen Klinik der Zentralversorgung werden daraufhin zwei beatmete Kinder mit isoliertem Schädel-Hirn-Trauma angemeldet; der Transport dorthin erfolgt im Konvoi. Während der Fahrt informiert sich der Notarzt ständig per Funkkontakt über die Situation im anderen RTW; zwischendurch wird ein Halt zur visuellen Befundkontrolle eingelegt. Die Mutter gelangt in einem Fahrzeug der Polizei in die Klinik, wo sie seelsorgerisch betreut wird.

Die Unfallchirurgische Klinik hat das an einem Sonntagvormittag verfügbare eigene Personal sowie Diensthabende der Anästhesie und Kinderklinik in den Schockraum versammelt; dort erfolgt ca. 70 min nach dem Unfallereignis die Übergabe. Die radiologische Diagnostik ergibt bei dem 6-jährigen Mädchen mit manifester Anisokorie den Befund einer subduralen Blutung, was eine rasch durchgeführte Craniotomie zur Folge hat. Der Tod innerhalb der ersten 24 h durch die erlittenen Hirnverletzungen kann aber trotz maximaler Therapie leider nicht abgewendet werden. Die 4-jährige Schwester weist eine deutliche Kontusion mit Hirnödem auf; sie kann nach adäquater intensivmedizinischer Behandlung 6 Wochen später ohne Residuen entlassen werden und lebt heute mit eigener Familie.

Diskussion
Einer Triage am Einsatzort (also dem Sichten und Sortieren der benötigten medizinischen Hilfeleistungen) kommt beim Unfall eines vollbesetzten PKW höchste Priorität zu. Bedingt durch die ungünstigen vorgegebenen Strukturen (Wochentag = Sonntag, Witterung = Nebel, Personal- und Einsatzfahrzeugpräsenz = schwere Einschränkung) bestand hier von vornherein ein deutliches Missverhältnis an Personal und Material, das sich im weiteren Verlauf auch nicht bessern konnte. Insofern konzentrierte sich die Versorgung durch den einzigen Notarzt und die Rettungswagenteams auf die schwerverletzten Kinder; alle weiteren Entscheidungen, wie das Anfahren einer einzigen Zielklinik, sind diesem Umstand geschuldet. Aus heutiger Sicht wären zwei bodengebundene Notarztsysteme und ein RTH die angemessene Besetzung, um eine 1:1 Versorgungssituation herzustellen. Mangels geeigneter Transportbeatmungsgeräte und Beatmungsmonitoring erfolgte die Beatmung manuell und ohne begleitende Kapnometrie. Die daher durchaus mögliche und zu unterstellende Hyperventilationsbedingung konnte in diesem Fall nicht nur vom Nachteil sein – eine milde Hyperventilation unter kontrollierten Bedingungen ist bei der initialen Versorgung eines Patienten

mit Schädel-Hirn-Trauma anzustreben. Die Verteilung der Patienten auf mehrere Kliniken bzw. ein Traumazentrum wäre der nächste sinnvolle Schritt
gewesen. Die Tatsache, dass zwei schwerverletzten Kinder in eine Klinik –
und dazu noch an einem Sonntagvormittag – eingeliefert werden mussten,
ist ungünstig und nur angesichts eines nicht zu umgehenden Transports
im Konvoi zu rechtfertigen. Heute wäre eine Strategie der räumlichen Dislokation dagegen eindeutig zu favorisieren. Bei einem ähnlich gelagerten
Einsatz Jahre später als ersteintreffender Hubschrauberarzt [1] stellte sich
diese Frage gar nicht mehr; es waren im gebotenen Hilfsfrist-Intervall ausreichend bodengebundene Notärzte verfügbar, sodass die Patienten, darunter
auch zwei Kinder mit Schädel-Hirn-Trauma, jeweils mit Notarztbegleitung
in verschiedene Kliniken transportiert werden konnten.

3.1   Fazit

Es wird in der Notfallrettung immer Situationen geben, die ein erhebliches Maß
an Improvisation erfordern. Gute Strukturqualität und trainierte Abläufe, die sich
an etablierten Algorithmen orientieren können, sind sehr hilfreich dabei, einen
„Plan B" dann auch wirklich umsetzen zu können. Die frühzeitige Kommunikation mit den medizinischen Einrichtungen, in die man schwerverletzte Patienten
transportiert, ist ebenfalls sehr wichtig.

Literatur

1. Gries A et al (2008) Time in care of trauma patients in the air rescue service: implications for
   disposition? Anaesthesist 57(6):562–570

80-jährige Patientin mit vernichtendem Brustschmerz

Luise Schnitzer

▶Dieser Fall zeigt sehr anschaulich, dass es am Einsatzort nicht immer einfach ist, die vorliegenden Symptomen zu einem Gesamtbild zusammenzufügen und dass nicht zu unterschätzen ist, wie eine selektive Wahrnehmung oftmals die Anamnese erschwert, ganz im Sinne von: „Was nicht sein darf, das kann auch nicht sein!".

Wir werden um 14:47 Uhr mit der Meldung „heftiger Brustschmerz" alarmiert und machen uns auf den Weg, um einen „Routinefall" zu behandeln. Wir werden vom Ehemann der Patientin empfangen, der sich als ärztlicher Kollege im Ruhestand vorstellt und uns zu seiner Frau geleitet, die leise stöhnend und sehr blass auf dem Sofa liegt. Auf Ansprache reagiert die Patientin nur mit dem schon vernommenen Stöhnen. Ich versuche schnell, die Kreislaufparameter zu eruieren und muss feststellen, dass kein Puls tastbar ist. Daraufhin veranlasse ich, dass unsere Patientin auf den Boden gelegt wird, sodass eine gute Ausgangssituation für eine effektive Reanimation geschaffen ist. Die Frau reagiert mit Stöhnen auf diese Maßnahmen: wir legen die Beine hoch, um zunächst die Kreislaufsituation etwas zu verbessern. Nebenher versuche ich, Informationen zur Ausgangssituation zu erhalten, der Patientin einen Zugang zu legen und ein EKG zu schreiben. Die technischen Abläufe erfolgen problemlos, dagegen gestaltet sich die Anamneseerhebung als schwierig.

Nach Aussage des Ehemanns sei die 80-jährige Patientin immer gesund gewesen und nehme keine Medikamente. Am Abend zuvor habe sie sich erstmals etwas schwach gefühlt und einmal im Schwall Blut erbrochen. Danach sei es ihr wieder besser ergangen. Sie habe keine Schmerzen angegeben und deswegen sei das Ehepaar auch beruhigt zu Bett gegangen. Es mag verwundern, dass der Kollege diese Situation derart unterschätzt hat, aber manchmal ist der Wunsch und der Wille

L. Schnitzer (✉)
Medizinische Klinik für Kardiologie und Pulmologie, Charité Universitätsmedizin Berlin, Berlin, Deutschland

© Der/die Autor(en), exklusiv lizenziert durch Springer-Verlag GmbH, DE, ein Teil von Springer Nature 2022
V. Wenzel (Hrsg.), *Fallbeispiele Notfallmedizin*,
https://doi.org/10.1007/978-3-662-63442-4_4

stärker als der Verstand: „Was nicht sein darf, das kann auch nicht sein." Seine Frau war immer gesund und mobil gewesen, hat ihn gut versorgt und ihn in allem unterstützt – und jetzt ist es einfach unmöglich, dass sie krank sein könnte und dies nicht mehr tun kann!

Im Laufe des Tages habe sie sich weiterhin etwas schwach gefühlt und deshalb habe er ihr vorgeschlagen, etwas an die frische Luft zu gehen. Sie hätten sich auch auf den Weg gemacht, allerdings habe seine Frau nach einer kurzen Strecke wieder einen Schwächeanfall erlitten, erneut etwas Blut erbrochen bzw. abgehustet, sodass sie den Spaziergang abgebrochen und den Nachhauseweg angetreten hätten. Auf der letzten Etappe habe er allerdings seine Frau nahezu nach Hause „ziehen" müssen. Diese Angaben erhalte ich nur mit Mühe, weil der hilflos wirkende Ehemann die Situation nicht voll erfasst und seine Ehefrau immer wieder um Bestätigung bittet, die sie ihm aber aufgrund ihres Zustandes nicht geben kann.

In der Zwischenzeit wurde das EKG geschrieben: unauffälliger Befund, keine Endstreckenveränderungen, keine Rhythmusstörungen und kein Hinweis auf eine Ischämie. Allerdings ist die Patientin relativ bradykard mit einer Herzfrequenz von 57/min, der Blutdruck ist nun bei 50 mmHg systolisch messbar, die Sauerstoffsättigung ist bei dem niedrigen Blutdruck nicht zu erfassen. Insgesamt ergibt die Überprüfung der Kreislaufsituation keine wesentliche Veränderung, sodass aufgrund der bisherigen Anamnese und der Blässe der Patientin eine schwere gastrointestinale Blutung in den Vordergrund der Differentialdiagnosen rückt, zumal die Patientin nun erneut geringe Mengen frisches Blut erbricht. Eine zweite, großlumige Venenverweilkanüle wird gelegt und über beide Zugänge laufen Infusionen. Eine Inspektion der Haut ergibt keinen Hinweis auf eine Lebererkrankung, wie zum Beispiel Spider naevi oder verstärkte und verdickte Venenzeichnung am Bauch im Sinne eines Caput medusae; die Leber ist am Rippenbogen tastbar, nicht verhärtet oder vergrößert. Auf Rückfragen an den Ehemann ergeben sich keine Hinweise auf eine abgelaufene Hepatitis oder einen vermehrten Alkoholkonsum. Meine Überlegungen werden durch eine zunehmende Bradykardie und dann eine Asystolie unterbrochen, sodass ich nun die Patientin in Narkose versetze, Thoraxkompressionen durchführen lasse und intubiere und zu meiner Überraschung feststellen muss, dass auch aus der Trachea reichlich frisches Blut abgesaugt werden muss.

Nach Injektion von kumulativ 2 mg Suprarenin bleibt der Herzrhythmus stabil, der Blutdruck steigt auch durch die Infusion von 2000 ml kristalloider Lösung wieder auf 50 mmHg an, und ich veranlasse den Transport ins Krankenhaus. Es ist mir klar, dass ich hier vor Ort keine wesentliche Verbesserung erreichen kann und schnellstens eine Diagnostik erforderlich ist, um die Blutungsquelle zu finden – es wird einfach nicht klar, woher der Blutverlust kommt. Eine Blutung aus einem Ulcus ventriculi oder duodeni ist durchaus möglich, allerdings erscheint mir dafür der Verlauf zu fulminant. Bei einer Ösophagusvarizenblutung hätte ich einen entsprechend größeren sichtbaren Blutverlust erwartet. Komplett verwirrt mich die Blutung aus der Trachea – dies scheint insgesamt mehr zu sein als das erbrochene Blut. Immer wieder ist frisches Blut abzusaugen.

Eine pulmonale Blutung, wie z. B. bei Gefäßarrosionen bei einem Bronchialkarzinom, kann ein erhebliches Ausmaß annehmen und könnte den Zustand der Patientin insgesamt erklären. Aus der Anamnese ergibt sich allerdings kein Anhalt für eine pulmonale Erkrankung – weder Husten noch Belastungsdyspnoe. Binnen 10 min. – um 15.35 Uhr – erreichen wir die Klinik und aufgrund meiner Voranmeldung – „unklare schwere Blutung mit instabilem Kreislauf – möglicherweise pulmonal oder gastrointestinal" ist alles vorbereitet. Eine Blutgasanalyse ergibt einen Hämoglobinwert von 8,5 g/dl, der pH-Wert liegt bei 6,96, pCO_2 46 mmHg, pO_2 249 mmHg – nach 1 h 105 mmHg. Die Röntgenuntersuchung des Thorax zeigt ein normal großes Herz, das Mediastinum ist nicht verbreitert, kein Erguss und kein Infiltrat, aber einen Befund links basal, der mit einer Aspirationspneumonie vereinbar ist.

Im CT des Thorax finden sich mehrere penetrierende Ulzerationen im distalen Anteil der arteriosklerotisch veränderten Aorta descendens über einer Länge von ca. 5 cm auf Höhe BWK 10/11. Außerdem zeigen sich ein begleitendes intramurales Hämatom sowie eine fraglich gedeckte Perforation nach links lateral, kein Pleuraerguss und kein Aszites. Wie im Thoraxröntgen zeigt sich eine Aspiration in den linken Unterlappen. Aufgrund der fraglich gedeckten Perforation links lateral wird die Patientin ohne weitere Verzögerung in die interventionelle Radiologie gebracht und mit einem thorakalen Stent versorgt; in der Rehabilitationsbehandlung erholt sich die Patientin letztendlich vollständig ohne weitere Komplikationen und kann nach Hause entlassen werden.

Diskussion
Dieser Fall ist mir deshalb besonders im Gedächtnis geblieben, weil ich es so schwer fand, die Befunde zu deuten und in einen erklärbaren Zusammenhang zu bringen. Eine kardiale Ursache war aufgrund des EKG-Befunds eher unwahrscheinlich, gegen eine Aortendissektion sprachen die Befunde des Bluthustens und -erbrechens. Die erkennbare Blutmenge passte nicht zu dem Kreislaufkollaps, ebenso wenig die Bradykardie, die eher auf ein kardiales Geschehen schließen ließ als auf eine massive Blutung. Ein Aortenaneurysma mit Fistelbildung in den Ösophagus oder die Trachea ist eine sehr seltene Komplikation und mit einem hohen Mortalitätsrisiko belastet [1]. In der Literatur wird von einer Inzidenz von 0,35–1,6 % berichtet – und meist handelt es sich um Spätfolgen einer Aneurysmaoperation [2, 3]. Viele Patienten mit einem thorakalen Aortenaneurysma haben zunächst völlig unspezifische Beschwerden und werden oft wegen völlig anderen Erkrankungen behandelt, wie zum Beispiel Rückenschmerzen oder einer oberen gastrointestinalen Blutung, ohne Nachweis einer Blutungsquelle. Die Beschwerden sind auch schwierig zu deuten, weil die Schmerzen in sehr unterschiedliche Körperregionen ausstrahlen und zweiseitig verlaufen können, sodass die Diagnose, wie in diesem Fall, erst durch die akute Verschlechterung gestellt werden kann. Hier stellt sich schnell die Frage, wie

der Patient versorgt wird – muss das thorakale Aortenaneurysma durch Herz-
oder Gefäßchirurgen operiert werden oder ist eine endovaskuläre Versorgung
in der invasiven Radiologie möglich [3, 4]?

Ein kleiner Nebenschauplatz bei diesem Fall ist vielleicht auch die dramatische Fehleinschätzung der Erkrankung seiner Frau durch den Ehemann,
der Arzt ist. Wie ist es möglich, solche Zeichen zu übersehen? Es ist nicht
zu unterschätzen, das eine selektive Wahrnehmung oftmals die Anamnese
erschwert – welchem Kollegen ist es nicht schon passiert, das trotz einer
gründlichen und ausführlichen Anamneseerhebung der entscheidende Hinweis erst in einem banalen Nebensatz oder – noch schlimmer – bei der
Chefarztvisite erwähnt wird. Sicher wäre der Fall besser und weniger dramatisch zu behandeln gewesen, wenn der Ehemann seine Frau schon am Abend
zuvor in der Klinik vorgestellt hätte. Allerdings kann diese Frage nur spe-
kulativ beantwortet werden – eine Blutungsquelle wäre gastroenterologisch
wohl nicht gefunden worden. Ein CT oder MRT hätte wohl die ulzerieren-
den Plaques detektiert, die Frage bleibt jedoch, ob daraus eine OP-Indikation
gestellt worden wäre.

4.1   Fazit

Ein thorakales Aortenaneurysma kann eine Vielzahl von unspezifischen Symptomen haben, dann aber bei einer (gedeckten) Ruptur zu extrem schnellen
Blutdruckabfällen führen. In diesem Fall war es wichtig, bei der unklaren Lage
schnell in die Klinik zu fahren, um rasch eine gezielte Therapie einzuleiten.

Literatur

1. Kokatnur L, Rudrappa M (2015) Primary aorto-esophageal fistula: Great masquerader of esophageal variceal bleeding. Indian J Crit Care Med 19(2):119–121
2. Chiba D, Hanabata N, Araki Y, Sawaya M, Yoshimura T, Aoki M, Shimoyama T, Fukuda S
(2013) Aortoesophageal fistula after thoracic endovascular aortic repair diagnosed and followed
with endoscopy. Intern Med 52(4):451–455
3. Hyhlik-Dürr A, Geisbüsch R, Hakimi M, Weber TF, Schaible A, Böckler B (2009) Endovaskuläre Aortenchirurgie: Management sekundärer aortobronchialer – und enteraler Fisteln. Chirurg
80:947–955
4. Chad Hughes G (2015) Management od acute type B aortic dissektion: ADSORB trial. J Thorac
Cardiovasc Surg 149(2 Suppl):S158–S162

Bewusstlos im Industriegebiet

5

Joachim Koppenberg

▶Im vorliegenden Fall wird deutlich, dass man in manchen Ausnahmefällen in Kauf nehmen muss, dass die Situation des Patienten sich durch die behandelnden Maßnahmen zunächst verschlechtert, was aber unabdingbar sein kann, um ihn zu retten. Und dass manchmal ein zweiter Versuch nötig ist, um das gewollte Ziel zu erreichen.

Als motivierter Jungassistent der Anästhesie und mit 2-jähriger Erfahrung als Notarzt im bodengebundenen Rettungsdienst habe ich an einem Montag nach einem freien Wochenende einen bisher ruhigen Notarztdienst – inklusive ausgiebigem Frühstück und dem neuesten „Tratsch" vom Wochenende mit den diensthabenden Rettungsassistenten. Gegen 10:00 Uhr alarmiert uns die Rettungsleitstelle zu einer „bewusstlosen Person" in einer Spedition. Da die Spedition etwas außerhalb der Stadt in einem Industriegebiet liegt und wir in einem Kompakt-NAW von der Uniklinik aus unterwegs sind, alarmiert die Rettungsleitstelle parallel einen ca. 6 min vom Einsatzort entfernt stationierten RTW. Somit verläuft auch die Anfahrt weiterhin entspannt: Ein Vorauskommando ist unterwegs, es sind also doppelt so viele Rettungsassistenten als üblich am Einsatzort, und bei der Bewusstlosigkeit handelt es sich wahrscheinlich mal wieder um eine der zahlreichen städtischen Hypoglykämien oder epileptischen Anfälle, die bei unserem Eintreffen schon wieder wach sein würden. Also: „Alles locker"! Meine Lockerheit ist nach unserer Ankunft 14 min später allerdings schnell verflogen. Die Rettungswagenbesatzung ist wenige Minuten vor uns eingetroffen und es präsentiert sich eine zunächst sehr

J. Koppenberg (✉)
Abteilung für Anästhesiologie, Schmerztherapie und Rettungsmedizin, OSPIDAL – Center da sandà Engiadina Bassa, Scuol, Schweiz
E-Mail: Joachim.Koppenberg@cseb.ch

unübersichtliche Situation: Ein ca. 40-jähriger Arbeiter liegt mit schweren, blutenden Gesichtsverletzungen rücklings einige Meter neben einem Lastwagen. In der Nähe der Ladefläche befindet sich eine große Blutlache, eine Blutspur führt von dort zum liegenden Patienten. Weitere Hinweise zum Unfallgeschehen gibt es zu diesem Zeitpunkt nicht, da der einzige Unfallzeuge unter starkem „Schock" (hier ist der unglückliche Begriff des Schocks gemeint, wie er in der Zeitung beschrieben wird) steht. Mehrere Mitarbeiter der Spedition laufen aufgeregt hin und her. Die Rettungswagenbesatzung hat bereits ein EKG angelegt (Herzfrequenz 44/min) und eine Blutdruckmessung durchgeführt (systolisch 80 mmHg, diastolisch nicht messbar), die Sauerstoffsättigung liegt bei 66 %. Bei der ersten orientierenden Untersuchung findet sich eine Glasgow Coma Scale (GCS) von 3, ein zertrümmerter Unterkiefer, multiple Mittelgesichtsfrakturen sowie Blutaustritt aus beiden Gehörgängen. Weitere Verletzungen lassen sich in der Kürze der Zeit nicht eruieren. Der Nasen-Rachen-Raum ist komplett mit Blut gefüllt und es quillt ununterbrochen weiteres Blut aus dem Mund. Atemmechanisch lässt sich allenfalls eine Schnappatmung feststellen. Aufgrund der vorliegenden Befunde ist schnell klar, dass der Patient unabhängig vom Unfallmechanismus oder anderen Verletzungen und weiteren differenzierten Behandlungsmaßnahmen so schnell als möglich eine Atemwegssicherung benötigt, da die ausgeprägte Hypoxie bereits eine Bradykardie induziert und einen drohenden Herzstillstand ankündigt. Aufgrund des zertrümmerten Unterkiefers und der starken Blutung schießt mir sofort das Schweizer Taschenmesser und der Kugelschreiber für die Notfallkoniotomie durch den Kopf – dabei hatte ich diese Maßnahme außer bei einem toten Schaf bisher noch nie durchgeführt. Glücklicherweise drückt mir aber einer der älteren Rettungsassistenten das Laryngoskop und einen Tubus in die Hand und sagt ganz ruhig: „Versuch's mal – ich hole derweil das Koniotomieset aus dem RTW." Noch vor dem Anlegen eines Venenzugangs und ohne weitere Medikamentengabe bei der Glasgow Coma Scale von 3 gelingt die orale Intubation unter gleichzeitiger Absaugung erstaunlich einfach und problemlos. Bei einem Verdacht auf einen Sturz von der LKW-Ladefläche führen wir die Intubation unter manueller Halswirbelsäulenstabilisation durch. Parallel zur Intubation gelingt einem Rettungsassistenten eine venöse Punktion mit einer 16-G-Nadel am linken Unterarm. Trotz der eher insgesamt schwierigen Personalführung (vier Rettungsassistenten arbeiten aus zwei Materialsets und um den Versorgungsort herum befinden sich mehrere aufgeregte Arbeiter) kommt bei mir nach der auf Anhieb unerwartet einfach gemeisterten Atemwegssicherung bei offensichtlichem „difficult airway" und dem parallel gelegtem Venenzugang wieder langsam das Gefühl: „Das bekommen wir in den Griff!" auf. Nach Kontrolle der korrekten endotrachealen Tubuslage mittels Kapnografie, der schwierigen Tubusfixierung wegen der starken Blutung im Gesicht sowie dem Anlegen einer Halskrause lässt sich über den Tubus massiv Blut absaugen. Nach der Beatmung mit 100 % Sauerstoff steigt die periphere Sauerstoffsättigung auf 94 % und in Folge die Herzfrequenz sukzessive auf 122/min (die Physiologie sollte mal wieder Recht behalten), wohingegen der Blutdruck unverändert systolisch bei 80 mmHg bleibt. Bei der Arbeitsdiagnose „schweres

Schädel-Hirn-Trauma" ist klar, dass wir zur Aufrechterhaltung des zerebralen Perfusionsdrucks (zerebraler Perfusionsdrucks = mittlerer arterieller Druck abzüglich intrakranialem Druck) die Hypotonie trotz der aktuell unstillbaren Blutung aggressiv therapieren und es gleichzeitig so schnell wie möglich in die Klinik schaffen sollten (Prinzip „load and play"). Der bereits gelegte Zugang „läuft gut" (bereits 1000 ml Vollelektrolytlösung und 500 ml balancierte HAES-Lösung sind durchgeflossen) und so ist die Idee, bis der Abtransport vorbereitet ist, einen zweiten Zugang zu legen. Bei mir stellt sich eine gewisse innere Zufriedenheit ein – alles läuft gut. Doch noch bevor ich den zweiten Zugang lege, wird der Patienten plötzlich zunehmend bradykard und kurz darauf sogar asystol. Gleichzeitig bleibt einer der vielen Rettungsassistenten beim Aufstehen am bereits liegenden venösen Zugang hängen und zieht diesen unabsichtlich heraus. Beides geht so schnell, dass ich kurzzeitig sprachlos und handlungsunfähig bin. Jedoch muss ich mir schnell eingestehen, dass dies wohl kein guter Zeitpunkt zum Überdenken der eigenen Berufswahl ist. Die einzig gute Nachricht: Die Blutung steht! Nachdem ich die neue Situation innerlich akzeptiert habe und die Rettungsassistenten bereits mit der Thoraxkompression begonnen haben, motiviere ich mich selbst damit, dass es immerhin aus Sicht des Kreislaufstillstands ein beobachteter Stillstand und der Patient bereits intubiert ist. Also brauchen wir zur Erfüllung der „Pflicht"-Reanimation nur noch einen neuen i.-v.-Zugang zu legen, was schnell erledigt ist. Die eingeleitete kardiopulmonale Reanimation verläuft problemlos und leitliniengerecht gemäß dem Algorithmus Asystolie – es sind ja auch genügend Helfer vor Ort. Nachdem der Pflichtteil der Reanimation gut läuft, kommen wir zur Kür: Warum hat der Patient einen Kreislaufstillstand? Also gehen wir die klassischen H's und T's der potenziell reversiblen Ursachen durch:

- Hypoxie? – Der Patient ist gut oxygeniert, der Tubus liegt immer noch richtig.
- Hypovolämie? – Bei der Blutung prinzipiell möglich, aber diese behandeln wir ja bereits aggressiv.
- Hypothermie? Das ist extrem unwahrscheinlich durch den plötzlichen Unfall und so langsam waren wir dann doch wieder nicht an der Einsatzstelle.
- Hypo-, Hyperkaliämie, Hypokaliämie? Das ist ebenfalls unwahrscheinlich als Auslöser des Unfalls bei einem 40-jährigen Arbeiter.
- Herzbeuteltamponade? Prinzipiell möglich, aber die führende Verletzung ist im Kopf-/Halsbereich.
- Intoxikation? Dafür liegen keinerlei Hinweise vor.
- Thromboembolie? Ebenfalls sehr unwahrscheinlich aufgrund des Unfallhergangs.
- Spannungspneumothorax? – Es gibt zwar keine offensichtliche Verletzungshinweise dafür, aber wir kennen ja auch den Unfallhergang nicht.

Bei der erneuten Auskultation ergibt sich gegenüber der Auskultation nach der Intubation ein deutlich abgeschwächtes Atemgeräusch links, zudem scheint der Beatmungsdruck am Beatmungsbeutel zu steigen. Somit steht die Arbeitshypothese Spannungspneumothorax und ich punktiere im Sinne einer (Probe-) bzw.

Entlastungspunktion mit einer 14-G-Nadel im zweiten Interkostalraum medioclavikulär links (Monaldi) – prompt und erfreulicherweise kommt es zum erwarteten zischenden Entweichen von Luft. Doch leider ist die Zielgröße einer Entlastungspunktion nicht „zischendes Entweichen von Luft", sondern die Verbesserung der kardiopulmonalen Situation, was nicht eintrat. Der Patient bleibt weiterhin asystol und reanimationspflichtig. Nach dieser erneuten Enttäuschung macht sich nun bei allen Resignation breit – wir reanimieren erfolglos einen 40-jährigen polytraumatisierten Patienten und beginnen die Sinnhaftigkeit unserer Bemühungen bzw. den Abbruch der Maßnahmen zu diskutieren. Nach einer kurzen Denkpause entschließe ich mich, dem Patienten eine ordentliche Thoraxdrainage mittels stumpfer Minithorakotomie in der vorderen Axillarlinie im 4./5. Interkostalraum (Bülau-Drainage) zu legen und bei dann weiter gleichbleibender Situation die Reanimation abzubrechen. Nach Durchstoßen der Pleura mit dem Zeigefinger kommt es wieder zum zischenden Entweichen von Luft – nun aber entgegen meiner Erwartung – zu einem prompten Übergang in einen Sinusrythmus (Herzfrequenz 90/min) mit Auswurf und einem Blutdruck von 60 mmHg systolisch. Nun führen wir unmittelbar zügig den Transport in die Klinik durch und versuchen, während der Fahrt den systolischen Blutdruck so gut wie möglich mit Volumen und Katecholaminen zu stabilisieren; diastolisch ist dennoch kein Blutdruck mehr messbar. In der Klinik wird der Patient zügig massiv transfundiert, tracheotomiert und operiert – verstirbt leider dennoch wenig später an den Folgen des schweren Schädel-Hirn-Traumas.

Diskussion
Dieser Einsatz hat mich einige wichtige Dinge gelehrt, die ich zwar größtenteils erst nach mehreren Gesprächen und auch der Literaturrecherche so richtig verstehen konnte, die aber mein Verständnis und Vorgehen bei Schwerverletzten nachhaltig beeinflusst haben. Zunächst stellte sich die Frage, warum der Patient so schnell einen Spannungspneumothorax bekommen konnte, der sogar einen Kreislaufstillstand erzeugte. Wie sich später herausstellte, war dem Patienten beim Abladen des Lastwagens eine sogenannte Jumbopalette auf den Kopf-/Thoraxbereich gestürzt, die von einem Gabelstaplerfahrer sofort weggehoben wurde, um den Patienten zu befreien. Daher rührten einerseits die offensichtlich schweren Kopfverletzungen und andererseits, wie sich im Obduktionsbefund zeigte, eine einzige islolierte Rippenfraktur. Dabei kam es wohl auch zu einer minimalen Pleuraverletzung. Da aber der Patient aufgrund der anderen Verletzung kaum bzw. gar nicht mehr suffizient spontan atmete, konnte sich aber zunächst kein relevanter Spannungspneumothorax entwickeln. Doch dann kamen wir – die Retter – intubierten den Patienten und führten eine Überdruckbeatmung durch und – oh Wunder – bedienten mit jedem Beatmungshub den Spannungsventilmechanismus. Damit triggerten wir also aktiv den Spannungspneumothorax, der den Patienten in den Kreislaufstillstand trieb. Der Druck durch die Beatmung erzeugt einen stetig steigenden Druck im Pleuraraum.

Und warum brachte dann die Entlastungspunktion mit der 14-Gauge-Nadel kein besseres Ergebnis? Nun, wir lagen ja grundsätzlich richtig, aber nochmals: Die Zielgröße der Entlastung eines Pneumothorax ist nicht „zischendes Entweichen von Luft", sondern eine Verbesserung der kardiopulmonalen Situation. Folgende Gründe können das Versagen der Methode der Nadelpunktion erklären: Entweder verschloss die Pleura die Plastikkanüle wieder oder knickte diese gar um oder aber es lag ein Hämatopneumothorax vor und wir entlasteten nur einen kleinen, nicht relevanten Teil des Pneumothoraxanteils [2–4]. Entscheidend ist jedoch die Feststellung, dass bei einer nicht erfolgreichen Nadel-Entlastungspunktion immer und konsequent eine „ordentliche" Thoraxdrainage gelegt werden muss, da eine Nadelpunktion nicht ausreichend sein kann. Vor allem in der Reanimationssituation empfiehlt daher die S-3–Leitlinie Polytrauma bei einem Kreislaufstillstand den konsequenten Ausschluss eines Spannungspneumothorax als Ursache für den Kreislaufstillstand durch das ggf. auch beidseitige Anlegen einer Thoraxdrainage [1].

5.1   Fazit

Der Wechsel von der Spontanatmung zur Überdruckbeatmung kann nach einer Intubation den Spannungspneumothorax triggern! Das heißt konkret: Wer einen Patienten mit Thoraxtrauma intubiert, muss praktisch auf den Spannungspneumothorax warten (Kreislaufdepression, Anstieg des Beatmungsdrucks) und muss dann den verursachten Spannungspneumothorax konsequent behandeln – ansonsten hat der Retter unabsichtlich den Kreislaufstillstand getriggert! Bei Verdacht auf einen Spannungspneumothorax kann zunächst eine Nadel-Entlastungspunktion durchgeführt werden. Sollte diese jedoch nicht den gewünschten klinischen Effekt zeigen, muss konsequent eine suffiziente Thoraxdrainage angelegt werden. Im Zweifelsfall beidseits.

Literatur

1. Deutsche Gesellschaft für Unfallchirurgie (2016) S3- Leitlinien Polytrauma/Schwerstverletzten-Behandlung. awmf-Register Nr. 012/019, www.awmf.org. Zugegriffen: 10. Mär. 2021
2. Dominquez KM, Ekeh AP, Tchorz KM et al (2013) Is routine tube thoracostomy necessary after prehospital needle decompression for tension pneumothorax? Am J Surg 205(3):329–332
3. Inaba K, Branco BC, Eckstein M et al (2011) Optimal positioning for emergent needle thoracostomy: a cadaver-based study. J Trauma 51(5):1099–1110
4. Mistry N, Bleetman A, Roberts KJ (2009) Chest decompression during resuscitation of patients in prehospital traumatic cardiac arrest. Emerg Med J 16(10):738–740

Die letzte Prüfung

Volker Wenzel

►Das Studium der Humanmedizin ist, wie viele andere Studiengänge auch, eine große Herausforderung für die studierenden jungen Menschen. Der vorliegende Fall geht darauf ein, dass diese Herausforderung ohne Unterstützung und Begleitung nicht für jeden zu meistern ist und zur Überforderung werden kann.

Ein Kollege erzählte mir, dass er einen sehr pfiffigen Medizinstudenten im Notarztdienst kennengelernt hatte, der eine Doktorarbeit suchte; er war allerdings gerade mit lästigen Prüfungen beschäftigt, sodass wir ihn für ein Projekt sechs Monate später einplanten. Er freute sich dann sehr, die wissenschaftliche Seite seines Studiums kennenzulernen, und arbeitete mit einer Riesenenergie und viel persönlichem Einsatz an seiner Arbeit. Die Doktorarbeit entwickelte sich vorbildlich. Er hatte einen extrem guten Humor - er sagte zum Beispiel, dass er in einem Assistenzarzt-Vertrag eine Ausstiegsklausel bräuchte, falls er Fußballtrainer bei einem namhaften Club werden könnte. Er bat mich einmal, kurz vor der Abgabe seiner Doktorarbeit einen Termin um einen Tag zu verschieben, weil er im Rettungsdienst aushelfen musste. Am nächsten Tag kam er mit Sonnenbrand an den Armen und im Gesicht ins Büro. Auf meine ironische Frage, ob die Arbeit im Rettungsdienst sehr hart gewesen sei, antwortete er mit entwaffnender Ehrlichkeit: Wir lagen im Liegestuhl und sind in der Sonne eingeschlafen – ob in Bereitschaft in der Rettungswache oder am Berg, ließ er charismatisch offen. Dabei dachte ich mir: Das war eine Notlüge!, aber offensichtlich wollte er kurz vor Ende des Studiums noch einmal ausbrechen, bevor der Arbeitsalltag losging. Ich habe mich auch ein wenig selbst in diesem Doktoranden wiedergesehen und war deshalb

V. Wenzel (✉)
Klinik für Anästhesie, Intensivmedizin, Notfallmedizin und Schmerztherapie, Medizin Campus Bodensee, Friedrichshafen, Deutschland
E-Mail: v.wenzel@klinikum-fn.de

V. Wenzel (Hrsg.), *Fallbeispiele Notfallmedizin*,
https://doi.org/10.1007/978-3-662-63442-4_6

auch nachsichtig mit ihm: Auch ich habe, wie er, meinen Vater als Kind verloren, auch ich musste im Studium viel arbeiten, um mein Studium zu finanzieren. Wenig später war die Doktorarbeit fertig und ich schickte sie an das Studiendekanat. Am nächsten Tag bekam ich einen Anruf: „Wir können diese Doktorarbeit nicht bearbeiten, schließlich fehlen da noch die allermeisten Kursscheine!" Ich rief den Doktoranden an und hinterließ auf seinem Handy eine Nachricht mit der Bitte um Klärung. Am nächsten Tag rief er zurück und sagte: Alles geklärt – er ist verwechselt worden, wie es auch einem Kommilitonen passiert war, weil das Studiendekanat umgezogen war. Am folgenden Tag rief das Studiendekanat erneut an und man sagte mir: „Wir haben noch einmal alles überprüft, aber es bleibt dabei: Eine Promotion ist zu diesem Zeitpunkt nicht möglich, weil noch die allermeisten Kursscheine fehlen." Ich fiel aus allen Wolken. Jeder Versuch, den Doktoranden zu erreichen, schlug fehl; er rief auch nicht am nächsten Tag zurück. Einen weiteren Tag später erschien er nicht bei seiner Teilzeitstelle in einer Rettungswache, was noch nie vorgekommen war. Die Recherchen ergaben, dass er von einer Bergtour nicht wie angekündigt zurückgekommen war. Die Bergrettung rückte aus und suchte die ganze Nacht in den Bergen; am nächsten Morgen flog ein Hubschrauber das Gebiet ab. Man fand ihn schließlich am Fuß einer Felswand tot auf; er war ca. 150 m abgestürzt. Der Anruf über seinen Tod traf mich wie ein Blitz. Ich war wie gelähmt. Jedes Jahr sterben in den Tiroler Bergen Dutzende Freizeitsportler – Rodler und Skifahrer kollidieren mit Bäumen, Kletterer verlieren den Halt, die Höhe in Kombination mit großer Anstrengung verursacht Herzinfarkte, Drachenflieger stürzen ab, Kajakfahrer ertrinken – häufig war schlechte Ausrüstung oder eine unglückliche Einschätzung des Wetters und der Berge ein wichtiger Faktor, der zum Unglück führte. Aber unser Doktorand war bei seinen Bergtouren immer sehr gewissenhaft gewesen und er war extrem erfahren. Alle Umstände deuteten zweifellos darauf hin, dass dies kein tragischer Unfall gewesen war, sondern ein sorgfältig vorbereiteter Suizid. Wir recherchierten, dass unser Doktorand zum Zeitpunkt der eingangs erwähnten „lästigen Prüfungen" vermutlich mit einer Notlüge über erfolgreich absolvierte Prüfungen Zeit gewinnen wollte, um seiner Prüfungsangst zu entgehen. Da seine Schilderungen über diese (angeblich erfolgreichen) Prüfungen absolut plausibel waren, funktionierte die Fassade – ggf. sogar zu seinem eigenen Erstaunen. Zwar bekam er zu jedem Semesterbeginn vom Studiendekanat Nachrichten über ausstehende Prüfungen, aber er zahlte seine Semestergebühren verlässlich und fiel so im System nicht weiter auf. Wir hatten für seine Arbeit in unserem Forschungslabor keine Vorlage seiner Kursscheine verlangt, da er mit großer Freude, Leistungsbereitschaft und Erfolg an seinem Projekt gearbeitet hat – kein Wunder, schließlich musste er bei uns auch keine Prüfung ablegen, sondern nur eine Doktorarbeit schreiben - was er mit Bravour machte. So entwickelte sich ein Doppelleben, das er aufgrund seiner hohen Intelligenz und seines beeindruckenden Charismas aufrechterhalten konnte. Aber die Luft wurde natürlich immer dünner; ein Jahr vor seinem Tod kündigte er das Ende seines Studiums „in zwei Semestern" an. In dieser Zeit blühte er noch einmal anhand vielfältiger toller Freizeiterlebnisse auf – nur einer Kollegin fiel eine Woche vor seinem Tod auf, dass er sehr nachdenklich wirkte für jemanden, der ja eigentlich gerade sein Studium erfolgreich abgeschlossen hatte. Aber zu dem Zeitpunkt hatte unser Doktorand wohl schon entschieden, dass es keine Rückkehr mehr gab in das wirkliche Leben – dabei hätte es Dutzende von Gelegenheiten gegeben, an denen wir ihm hätten helfen können. Jeder in seinem großen Freundes- und Kollegenkreis und auch ich hätte sofort alles stehen und liegen lassen, um ihm zu helfen. Aber er entschied sich zur Fortführung seiner Legende, die er wohl irgendwann selbst für nicht mehr umkehrbar hielt – er täuschte, um sein gesamtes Umfeld nicht zu enttäuschen – und bezahlte dafür mit seinem Leben.

Diskussion

In den USA gibt es sehr detaillierte Untersuchungen zur Suizidalität von Medizinstudierenden [1]. In einer Umfrage an der University of Michigan in Ann Arbor gaben 46 % der Medizinstudierenden an, depressive Phasen gehabt zu haben, 15 % waren einmal mit einer Depression diagnostiziert worden und 4 % hatten im Medizinstudium ernsthaft einen Suizid erwogen [2]. Im Vergleich zu früheren (ca. 1960–1980) Berichten von deutschen Universitäten mit Suizidraten von 35–61 pro 100.000 Studierenden sind die Innsbrucker Zahlen mit 36 Suiziden pro 100.000 Medizinstudierenden niedriger, aber immer noch mehr als doppelt so hoch wie in der altersentsprechenden Vergleichsgruppe (ca. 17 pro 100.000) oder bei amerikanischen Medizinstudierenden aus einer früheren Untersuchung (16 pro 100.000) [3].

Wichtige Risikofaktoren des Suizids sind Depressionen, bipolare Störungen, Schizophrenie, sowie Borderline-Persönlichkeitsstörungen; 90 % der Suizidenten weisen eines dieser Krankheitsbilder auf [4]. Als wichtige Risikofaktoren für Suizidalität von Studierenden wurde ebenfalls das studentische Leben fernab von stabilisierenden Sozialstrukturen identifiziert, die finanzielle Abhängigkeit trotz höherem Lebensalter, dem hohem Leistungsdruck durch ein Massenstudium, der überwiegenden und einseitigen „Kopfarbeit", Identitätsproblemen, Zukunfts- und Existenzängsten sowie einem unklaren sozialen Status. Die genauen Gründe für einen studentischen Suizid erscheinen daher vielfältig; eine fatale Kombination aus Charaktereigenschaften, Lebensumständen, psychischer Verfassung und belastenden Ereignissen scheint entscheidend zu sein. Im Vorfeld von Suiziden gibt es kaum eindeutige Vorzeichen wie bei anderen Krankheiten; Ärzte, Freunde und Angehörige sind oft verunsichert und können daher nicht eindeutig beurteilen, wie ernsthaft die Gefährdung tatsächlich ist. Den Menschen in emotionalen Notlagen fehlt oft der nötige Mut, professionelle Hilfe zu suchen [5].

Neben den klassischen Risikofaktoren können auch tiefe narzisstische Kränkungen mit Ängsten vor einem sozialen Ansehensverlust Ursachen für Suizide darstellen - gerade in der hochangesehenen Medizin. Unsere Leistungsgesellschaft favorisiert Konkurrenzkampf und Gewinnertypen, was ein Spannungsfeld zwischen unrealistischen Erwartungen und persönlichem

Leistungsvermögen erzeugen kann. Überfordernde Ideale, wie man sein sollte, können sowohl von außen als auch von einem selbst diktiert werden. Je höher der Soll-Zustand angesetzt wird, umso tiefer kann der beschämende Absturz in Form eines endgültigen Scheiterns im Studium erfolgen.

Die Vergabe der Medizinstudienplätze erfolgt weitestgehend nach der Abiturnote bzw. dem Medizinertest und wählt so Menschen aus, die theoretisches Fachwissen schnell erlernen. Andere wichtige Schlüsselqualifikationen wie Kontaktfreudigkeit, Empathie, soziale Kompetenz und (Selbst-) Organisationstalent werden damit außer Acht gelassen, sind aber für den Studienerfolg eines Medizinstudierenden und für den weiteren Berufserfolg eines Arztes sehr wichtig. Im Medizinstudium ist das Akzeptieren und Bewältigen von Versagen bei Prüfungen ggf. eine unerwartete und einschneidende Veränderung, für die gerade bis dahin von den leistungsorientierten und erfolgsverwöhnten Abiturienten in der Regel keine Coping-Strategien erlernt werden mussten. Weiterhin entwickelt sich häufig im Medizinstudium eine Desillusionierung, weil die private und berufliche Zukunft aus hoher Arbeitsbelastung, moderatem Gehalt und hohen Opfern im Privatleben immer realistischer und daher demotivierender eingeschätzt wird [6].

Ein Weg aus diesem Dilemma einer erhöhten Suizidrate von Medizinstudierenden ist die Primärprophylaxe, um im Rahmen eines solidarischen Miteinanders die Wirkung von Stressoren im Studium zu mildern. Während die Kommilitonen ihre jeweiligen Lebensumstände gegenseitig gut beurteilen können, um z. B. exzessiven Alkoholkonsum oder sozialen Rückzug zu bemerken, sind die Universitätslehrenden u. a. gefordert, Erklärungen für mangelnde Studienfortschritte behutsam und verbindlich einzufordern. Hierfür ist es notwendig, das Thema „psychische Belastung "im Studium zu enttabuisieren. Ein offener Umgang mit der Thematik könnte der Vermittlung von Bewältigungsstrategien für Stressoren dienen und die Scheu nehmen, professionelle Hilfe aufzusuchen. Ebenso sollten die Universitätslehrenden nicht nur reines Fachwissen vermitteln, sondern mit den Studierenden auch Lebensziele und Aufgaben jenseits von Beruf und Karriere thematisieren und sie in ihrem persönlichen Reifungsprozess fördern oder auf entsprechende Beratungsstellen hinweisen [7]. Zwei Jahre später prüfte ich eine Studentin, die im Praktikum eine souveräne Leistung vorlegte, aber in der formalen Prüfung einen völligen „blackout" hatte. Ich bat sie, dass sie dieses Phänomen mit professioneller Hilfe enträtseln sollte, weil sie sonst in einer Drucksituation immer unter ihrem eigentlichen Wert geschlagen werden würde. Wochen später meldete sie sich wieder und berichtete stolz, dass sie mithilfe der psychologischen Studentenberatung das Problem gelöst hatte. Beratung und Hilfe ist also möglich, aber es muss darüber geredet werden - man bekommt nur Hilfe, wenn man danach fragt. Die Corona-Pandemie zeigt, dass durch die verschiedenen Lockdown-Stufen persönliche Begegnungen und Freizeitmöglichkeiten wesentlich erschwert worden sind, was wiederum potenziell psychisch instabile Menschen weiter verunsichert. Insofern ist es noch schwieriger geworden, das wirkliche Wohlergehen eines Mitmenschen zu erfassen.

6.1   Fazit

Der Fall unseres Doktoranden zeigt, dass Vertrauen in Menschen gut, aber eine Kontrolle erforderlich ist, um das Vertrauen zu bestätigen – ob eine Kontrolle der Kursscheine jedoch dieses Leben gerettet hätte, ist unklar. Das Suizidrisiko von Medizinstudierenden im Vergleich zur Allgemeinbevölkerung erscheint erhöht, wobei wir wegen fehlender Vergleichsdaten nicht wissen, ob unsere Beobachtungen auf andere Universitäten übertragen werden können. Offenbar ist es nicht ein einzelnes spezielles Ereignis, das Medizinstudierende zum Suizid bewegt, sondern ein Konstrukt aus individuellen Risikofaktoren und dem sozialen Umfeld. Leider bekommt diese Problematik derzeit nicht die notwendige Aufmerksamkeit. Die Corona-Pandemie hat digitale Treffen wesentlich besser möglich und verfügbar gemacht, sodass dadurch besser geholfen werden kann - wenn entsprechende Angebote vorliegen und auch genutzt werden.

Literatur

1. Dyrbye LN, Thomas MR, Massie FS, Power DV, Eacker A, Harper W, Durning S, Moutier C, Szydlo DW, Novotny PJ, Sloan JA, Shanafelt TD (2008) Burnout and suicidal ideation among US medical students. Ann Intern Med 149:334–341
2. Schwenk TL, Davis L, Wimsatt LA (2010) Depression, stigma, and suicidal ideation in medical students. JAMA 304:1181–1190
3. Kamski L, Frank E, Wenzel V (2012) Suicide in medical students: case series. Anaesthesist 61:984–988
4. Hawton K, van Heeringen K (2009) Suicide. The Lancet 373:1372–1381
5. Schernhammer E (2005) Taking their own lives – the high rate of physician suicide. N Engl J Med 352:2473–2476
6. Jurkat HB, Reimer C, Schroder K (2000) Expectations and attitudes of medical students concerning work stress and consequences of their future medical profession. Psychother Psychosom med Psychol 50:215–221
7. Voltmer E, Kieschke U, Schwappach DL, Wirsching M, Spahn C (2008) Psychosocial health risk factors and resources of medical students and physicians: a cross-sectional study. BMC Med Educ 8:46

Verletzungen durch schweres Gerät

7

Hans-Richard Arntz

▶Kopfverletzungen können, wie es dieser Fall zeigt, sehr schnell sehr dramatisch ausfallen, vor allem, wenn „schwere Maschinen" zum Einsatz kommen. Der vorliegende Fall zeigt zudem, dass man im Notarztdienst nicht davor gefeit ist, auch schreckliche Situationen, denen man eine Einmaligkeit unterstellt, ein weiteres Mal zu durchleben.

Ohne Zweifel erinnert sich jeder Notarzt nach mehrjähriger Tätigkeit an Einsätze, die er nicht mehr vergisst. Besonders erstaunlich ist es, wenn zwei ungewöhnliche Ereignisse kurz hintereinander passieren, die darüber hinaus auch nach langem zeitlichem Abstand in der Erinnerung ihren Schrecken nicht verloren haben.

Der erste Einsatz erfolgte in den Nachmittagsstunden eines ruhigen Wochentages. Die Feuerwehrleitstelle alarmiert uns unter dem Stichwort „schwere Verletzung" ohne weitere Angaben zur Verletzungsart in eine Villengegend in Berlin. Nach einigen 100 m Alarmfahrt meldet sich die Feuerwehrleitstelle erneut mit der näheren Angabe, dass es sich um eine Verletzung am Hals handeln solle. Natürlich entsteht sofort ein Kopfkino mit möglichen Szenarien; eines davon ist – so kann ich mich erinnern – eine klaffende Schnittwunde am Hals nach einem Sturz in eine Glastür, wie sie in den Villen in Berlin oft zu finden sind – Sicherheitsglas war früher nicht üblich. Kaum ist dieses Bild entstanden, meldet sich die Feuerwehrleitstelle erneut, nunmehr mit der Mitteilung, dass es sich um eine Motorsägenverletzung am Hals handele. Die gemeinsame Reaktion unseres NAW-Teams ist anzunehmen, dass es sich möglicherweise um ein Gewaltverbrechen handeln könnte – jedenfalls stehen uns die Haare allein bei dieser Vorstellung zu Berge.

H.-R. Arntz (✉)
Universitätsmedizin Berlin, Berlin, Deutschland

31

V. Wenzel (Hrsg.), *Fallbeispiele Notfallmedizin*,
https://doi.org/10.1007/978-3-662-63442-4_7

An der Einsatzstelle eingetroffen, scheint sich unsere Vorstellung zunächst zu bestätigen: vor dem Eingang des Hauses stehen zahlreiche Polizisten, die einen etwas verstörten Eindruck machen und auf unsere Frage, was geschehen sei, bzw. wo wir den oder die Verletzten finden können, stumm auf die offene Eingangstür hinweisen. Beim Betreten des Hauses sehen wir in einem Zimmer hinter dem Flur eine blutüberströmte Person in einem Sessel sitzen; der Sessel und der Teppich darunter sind mit Blut regelrecht vollgesogen. Bei der Person handelt es sich – erkennbar am grauen Stoppelbart unter dem vielen Blut – um einen älteren Mann mit einer riesigen klaffenden und stark blutenden Wunde am Hals und mehreren, mehr seitlich liegenden weiteren Schnittwunden etwas tiefer am Hals. Eine spritzende Blutung ist trotz der Nähe zu vielen großen Blutgefäßen erstaunlicherweise nicht festzustellen. Trotz sitzender Position und massivem Blutverlust ist die verletzte Person, wie Gestikulierungsversuche zeigen, offensichtlich zumindest teilweise bei Bewusstsein. Aus der großen Wunde hängt die möglicherweise komplett durchtrennte Trachea nach vorne heraus, wobei Blut in die Trachea fließt und offensichtlich auch aspiriert wurde. Trotz vielen Jahren im Notarztdienst habe ich eine solche Situation noch nie erlebt.

Während ich einerseits entschlossen bin, die Angst des Patienten durch die Luftnot durch aspiriertes Blut und den hämorrhagischen Schock so schnell wie möglich durch eine Narkoseeinleitung zu therapieren, will ich andererseits auch wissen, wie es zu der Situation gekommen ist. Beim Säubern der blutverschmierten Arme auf der Suche nach einem venösen Zugang fallen mir zahlreiche große Narben an beiden Unterarmen auf, die von Längsschnitten in den Arm rühren. Damit scheint zunächst nahezuliegen, dass es sich um einen Suizidversuch handeln könne. Nach der Narkoseeinleitung wird der Patient direkt in die nach außen hängende Trachea intubiert und beatmet sowie eine Infusionstherapie eingeleitet. Erst jetzt bemerke ich weitere Polizisten im Raum, die nach „forcierter" Nachfrage auf eine halb hinter einer Tür stehende, schreckensbleiche und erstarrt wirkende ältere Frau weisen, die sich an der Wand festzuhalten scheint. Wie sich dann herausstellt, ist dies die Ehefrau des Patienten, die die Situation entdeckt und zunächst die Feuerwehrleitstelle alarmiert hat, die dann aufgrund der Lagebeschreibung die Polizei zusätzlich alarmierte. Auf unsere Fragen, was passiert sei, zeigt die Frau wortlos auf einen am Boden liegenden, blutverschmierten Trennschleifer (sog. „Flex"), mit dem der Patient offensichtlich versucht hat, sich selbst die Kehle zu durchtrennen. Der Trennschleifer ist ihm aber nach dem ersten Schnittversuch am Hals, der zu seinem großen Glück nicht die Karotiden eröffnet hatte, offenbar aus der Hand gefallen. Die Bitte an die Polizisten, uns beim Abtransport des Schwerverletzten behilflich zu sein, endet mit einer für die folgende Hektik typischen Komplikation, als ein Polizistenstiefel sich im Monitorkabel und Infusionsschlauch verfängt, mit konsekutivem Verlust des venösen Zugangs. Der neue venöse Zugang ist trotz der blutverschmierten Arme rasch gefunden und der Patient kann nach Voranmeldung für die Anästhesie und HNO ohne weitere Zwischenfälle in die Klinik gebracht werden. Der Patient wird nach der Primärversorgung im Schockraum sofort operiert, wobei es gelingt, die Kontinuität der Trachea wiederherzustellen.

Das zentrale Problem des Patienten und seiner Entschlossenheit, sein Leben auch unter Einsatz äußerster Gewaltanwendung gegen sich selbst zu beenden, ist natürlich damit nicht gelöst. Die Prognose so strukturierter und aggressiver Suizidanten ist grundsätzlich kritisch, da mit der Anzahl zunächst noch scheiternder gewaltsamer Selbsttötungsversuche die Wahrscheinlichkeit des Gelingens steigt [1]. Das Ausmaß der Gewaltanwendung in diesem traurigen Fall lässt das Überleben sowieso eher als ein Wunder erscheinen, da die großen arteriellen Halsgefäße nur äußerst knapp verfehlt wurden. Eine intensive psychiatrische Therapie ist im Anschluss ohne Zweifel notwendig; über deren Ergebnis habe ich allerdings keine Kenntnis.

Nun denkt man, dass man Ähnliches – wenn überhaupt – erst nach längerer Zeit wieder erleben würde, aber weit gefehlt: kaum 4 Wochen nach diesem schrecklichen Einsatz werde ich als diensthabender Notarzt auf dem RTH an einem warmen Sommernachmittag wiederum mit dem Stichwort „schwere Verletzung" zu einer Baustelle in Berlin alarmiert. Ich glaube meinen Ohren nicht zu trauen, als ich die Zusatzinformation „Kettensägenverletzung im Gesicht" höre. Während des ca. 10-minütigen Fluges entwickeln wir natürlich die fürchterlichsten Vorstellungen von der Situation, die uns erwarten würde.

Wir finden am Notfallort einen jungen Arbeiter vor, der im Rahmen der Ersten Hilfe von seinen Kollegen auf einer Decke gelagert worden war. Man sieht eine breite, an den Rändern zum Teil aus offenbar von den Kettensägengliedern ausgerissene Wunde, die sich vom inneren Augenwinkel rechts, nahe der Nase über die rechte Wange zog, die Oberlippe gespalten und auch die Unterlippe und Anteile des Kinns verletzt hat. Es ist nicht sicher zu klären, ob es auch zu Verletzungen des Auges gekommen ist; ebenso wenig ist klar, ob es zu tiefen Kieferknochenverletzungen bzw. Verletzungen der Zahnreihe gekommen ist. Was war geschehen? Der Arbeiter hat bei Arbeiten mit der Kettensäge an Holzbalken nicht wie gewöhnlich von oben nach unten gesägt, sondern die Säge unter dem Balken angesetzt und nach oben durchgesägt. Beim Durchtritt der Säge nach oben ist es zu einer ruckartigen unkontrollierten Bewegung des etwa 50 cm langen Sägeblattes in Richtung des ungeschützten Gesichts des Arbeiters mit den beschriebenen Verletzungsfolgen gekommen. Die gesamte Schutzausrüstung des Verletzten besteht lediglich aus Sicherheitsschuhen und Lederhandschuhen – auf Sicherheitskleidung und einen Helm mit integriertem Gesichtsschutz hat er unglücklicherweise trotz der Gefährlichkeit verzichtet.

Da die Verletzungsschwere in der Situation vor Ort nicht genau festzustellen ist, der junge Mann bei vollem Bewusstsein und trotz erkennbar hohem Blutverlust kreislaufstabil ist, scheint eine akute Lebensgefährdung nicht gegeben. Am Notfallort sind wir insbesondere froh auf eine Sicherung der Atemwege durch eine endotracheale Intubation verzichten zu können, da nicht ausgeschlossen werden kann, dass eine notwendige starke Mundöffnung und Zug am Unterkiefer bei der Laryngoskopie zu zusätzlichen Verletzungen führen könnte. Nach steriler Wundabdeckung, legen einer venösen Verweilkanüle mit Infusion einer kristalloiden Lösung und ausreichender Analgesie zur Therapie der starken Schmerzen ist in Anbetracht des komplexen Verletzungsmusters und der zur weiteren Versorgung benötigten Fachdisziplinen (Augen, HNO, Kieferchirurgie, plastische Chirurgie) das logische Transportziel eine Klinik der Maximalversorgung mit unserem RTH, um Zeitverluste zu vermeiden. Bei der nunmehr möglichen genauen Feststellung des exakten Ausmaßes der Verletzungen unter optimalen Untersuchungsbedingungen in Narkose stellt sich heraus, dass der junge Mann enormes Glück im Unglück gehabt hat: Augapfel und Tränenkanal sind unverletzt, ebenso die Zahnreihe voll erhalten; lediglich die Kieferhöhle ist eröffnet. Ansonsten liegen nur Weichteilverletzungen vor, allerdings auch Nervenläsionen in geringerem Umfang, wodurch nur eine vorübergehende Schädigung der Mimik zu erwarten ist. Gut 2 Wochen nach dem Ereignis kann der Patient mit einem auch kosmetisch befriedigenden Ergebnis nach Hause entlassen werden.

Diskussion

Es ist erstaunlich, welche kuriosen Mechanismen sich Menschen für einen Suizid ausdenken, aber es scheint schlichtweg mit dem Zugang zur Methode zu korrelieren. In einem Land wie den USA mit ca. 200 Mio. Schusswaffen in privaten Haushalten ist das Risiko, an einem Suizid durch eine Schusswaffe zu versterben bis zu 10-mal höher als in einem Haushalt ohne Schusswaffe [2]. Ärzte neigen wiederum dazu, bei einem Suizidversuch sich mit Medikamenten zu vergiften, weil sie einfachen Zugang dazu haben und die Wirkungsmechanismen kennen [3]. Viel wichtiger an dem ersten Fall ist jedoch, angesichts der dramatischen Lage einen kühlen Kopf zu bewahren und die Situation nicht mit unüberlegten Therapieansätzen zu verschlechtern – leider gibt es eine Vielzahl von Fällen, bei denen z. B. durch verunglücktes Atemwegsmanagement Patienten verstorben sind, die überlebbare Verletzungen hatten [4].

Der zweite Fall zeigt, mit welchem täglichen Leichtsinn auch Arbeiten mit gefährlichen Werkzeugen durchgeführt werden, die immer wieder zu schweren Verletzungen führen. Der Verletzungsmechanismus bei unserem Patienten ist typisch für Kettensägeverletzungen [5], ebenso wie Verletzungen bis zu Amputationen an den unteren Extremitäten. Leichtsinniges Umgehen der Vorschriften z. B. der gesetzlichen Unfallversicherungen zu Schutzkleidung und Verletzungsprävention (www.dguv.de), unter anderem speziell beim Umgang mit Kettensägen geht zweifellos nicht immer so glücklich aus wie in unserem Fall. Übrigens bieten Forstämter häufig auch sehr empfehlenswerte, meist kostengünstige oder sogar kostenfreie Kurse für den richtigen Schutz und den sicheren Umgang mit Kettensägen für Privatpersonen an. So sehr man sich über den Leichtsinn des verunfallten Bauarbeiters wundert, so sehr ist täglicher Leichtsinn im Notarzt-Berufsleben evident: Rettungsdienstmitarbeiter oder Notärzte, die zum Dienst in Turnschuhen erscheinen, ohne Helm Motorrad fahren, ohne Schutzausrüstung in brennende Häuser laufen oder bei der Versorgung von Verletzten auf der Autobahn davon ausgehen, von anderen Verkehrsteilnehmern gut gesehen zu werden. Während die in praktisch jedem Notarztstützpunkt geschehenen Unfälle mit NAW oder NEFs meist nur in der Lokalpresse diskutiert werden, werden Unfälle mit RTH auch in der wissenschaftlichen Literatur analysiert [6, 7]. Alle Beteiligten in einem Notarztteam sollten leichtsinniges Verhalten ansprechen und versuchen zu verhindern.

7.1   Fazit

Verletzungen am Gesicht und Hals verursachen sehr schnell einen sehr starken Blutverlust; die Abwägung zwischen Schocktherapie und Atemwegsmanagement muss dann sehr durchdacht sein, um weitere Blutdruckabfälle und/oder Atemwegs-desaster zu vermeiden.

Literatur

1. Giner L, Jaussent I, Olie E, Beziat S, Guillaume S, Baca-Garcia E, Lopez-Castroman J, Courtet P (2014) Violent and serious suicide attempters: one step closer to suicide? J Clin Psychiatry 75:e191–e197
2. Miller M, Hemenway D (2008) Guns and suicide in the US. N Engl J Med 359:989–991
3. Schernhammer E (2005) Taking their own lives – the high rate of physician suicide. N Engl J Med 352:2473–2476
4. von Goedecke A, Herff H, Paal P, Dörges V, Wenzel V (2007) Field airway management disasters. Anesth Analg 104:481–483
5. Riefkohl R, Georgiade GS, Barwick WJ (1986) Chain saw injuries to the face. Ann Plast Surg 16:87–89
6. Baker SP, Grabowski JG, Dodd RS, Shanahan DF, Lamb MW, Li GH (2006) EMS helicopter crashes: what influences fatal outcome? Ann Emerg Med 47:351–356
7. Hinkelbein J, Spelten O, Neuhaus C, Hinkelbein M, Ozgur E, Wetsch WA (2013) Injury severity and seating position in accidents with German EMS helicopters. Accid Anal Prev 59:283–288

Blutdruckkrise

8

Martin Dünser

►Dieser Fall zeigt sehr anschaulich, dass eine gute Diagnostik immer auch die Symptomatik und den Allgemeinzustand des Patienten mit berücksichtigten sollte, bevor der Blick zum Monitoring wandert. Dieses ist zwar begleitend ebenfalls ein wichtiger diagnostischer Parameter, aber eben nicht der einzige.

Ich bin gerade im Nachtdienst und in eine dicke Krankengeschichte eines bereits seit Wochen auf unserer Intensivstation behandelten Patienten vertieft, als ich zu einer Aufnahme gerufen werde. Ein 82-jähriger Mann mit Fieber und dramatischer Verschlechterung seines Allgemeinzustandes wird in unsere Notaufnahme gebracht. Trotz mehrerer Vorerkrankungen (arterielle Hypertonie, koronare Herzerkrankung mit Z. n. Myokardinfarkt, chronische Herzinsuffizienz mit mittelgradig reduzierter Auswurfsfraktion, nicht Insulinpflichtiger Diabetes mellitus) lebte der Patient bis zuletzt selbstständig mit seiner Frau zu Hause. Er ist bis auf geringe Einschränkungen (Treppensteigen) im alltäglichen Leben ausreichend belastbar. Vor zwei Tagen entwickelte der Patient unspezifische Krankheitssymptome mit allgemeiner Schwäche, zeigte sich subfebril und zuletzt mit febrilen Temperaturen (bei Eintreffen in der Notaufnahme: 38,9 °C). Als der Patient heute nach dem morgendlichen Erwachen verwirrt war, alarmierte die Ehefrau den Rettungsdienst, der den Patienten in die Notaufnahme brachte. In der klinischen Untersuchung ergeben sich keine Hinweise auf ein fokales neurologisches Defizit, Nackensteifigkeit, suspekte pulmonale Rasselgeräusche, eine abdominelle Abwehrspannung, Gelenkschmerzen oder Infekt-verdächtige Hautveränderungen. Auffällig ist ein rechtsseitiger Flankenschmerz sowie ein 3/6 Systolikum über dem Erb'schen-Punkt. Bei fehlenden peripheren Endokarditiszeichen und trübem

M. Dünser (✉)
Klinik für Anästhesiologie und Intensivmedizin, Kepler Universitätsklinikum, Linz, Österreich
E-Mail: Martin.Duenser@kepleruniklinikum.at

© Der/die Autor(en), exklusiv lizenziert durch Springer-Verlag GmbH, DE, ein Teil von Springer Nature 2022
V. Wenzel (Hrsg.), *Fallbeispiele Notfallmedizin*,
https://doi.org/10.1007/978-3-662-63442-4_8

37

Harn mit Nachweis von Leukozyten (+ + +), Erythrozyten (+ + , eumorph) und positivem Nitrit wird die Verdachtsdiagnose „Sepsis bei Harnwegsinfekt" und wahrscheinlich „Pyelonephritis" gestellt. Differentialdiagnostisch kann eine Endokarditis nicht ausgeschlossen werden. Die Laboranalyse zeigt eine Leukozytose mit Linksverschiebung (17 % stabkernige Neutrophile sowie toxische Granula) sowie eine ausgeprägte Thrombopenie (67 g/l). Nach der Gewinnung von mikrobiologischen Kulturen wird die empirische Antibiose mit einem Aminopenicillin eingeleitet. Ein Ultraschall der Nieren zeigt keine Hinweise auf eine Stauung der Nierenbecken oder Nierenkelchsysteme. Klinisch präsentiert sich der Patient somnolent. Er ist zwar zur Person und Situation orientiert, weiß aber nicht, welcher Tag gerade ist oder wo er sich befindet. Seine Haut ist kühl und zeigt eine Rekapillarisierungszeit von 5 s. sowie eine geringe Hautmarmorierung über der Kniescheibe. Die Halsvenen sind nicht gestaut und die periphere Venenfüllung (z. B. am Handrücken) ist reduziert. Auch die manuelle Kompression des Leberbettes über 10 s. führt zu keiner Erweiterung der Halsvenen. Die Herzfrequenz beträgt 110/min und der arterielle Blutdruck 75/30 mmHg. Nach der fraktionierten Gabe von 1,5 l kristalloider Flüssigkeit zeigt der Patient eine gute periphere Perfusion. Seine Haut wird warm, die Rekapillarisierungszeit normalisierte sich auf Werte um 3 s. und die Hautmarmorierung verschwindet. Die Halsvenen sind bei Oberkörperhochlagerung bis 2 cm oberhalb des Jugulums sichtbar. Ein hepatojugulärer Reflux ist weiterhin nicht induzierbar. Obwohl die Herzfrequenz auf 95/min gesunken ist, bleibt der Blutdruck bei mittleren arteriellen Blutdrücken um 45 mmHg weiterhin tief. Viel zu tief, verglichen mit den internationalen Empfehlungen der Sepsisgesellschaften. Obwohl die Pflegende am Bett über den Verlauf des zunehmend wacher werdenden Patienten erfreut ist, kann ich diese Begeisterung beim besten Willen nicht teilen. Der Blutdruck ist einfach zu tief! Ein Vasopressor muss her! Ich beginne eine Noradrenalininfusion mit dem Ziel, den mittleren arteriellen Blutdruck auf Werte um 65 mmHg anzuheben. Kurz nach Beginn der Infusion beginnt der Blutdruck wie gewünscht zu steigen und ich kehre zu meiner Krankengeschichte zurück. Als ich nach 2 h den Patienten wieder beurteile, berichtet die Pflegende, dass sie, um den gewünschten mittleren arteriellen Blutdruck zu erzielen, das Noradrenalin bereits auf 0,2 µg/kg/min steigern musste. Der Patient ist nicht mehr so gut ansprechbar, wie zuvor, und beginnt unkoordiniert an seinen Kathetern zu zupfen. Die Hände und Füße sind wieder kühl und die Hautmarmorierung über den Kniescheiben wieder deutlich erkennbar geworden. Die Herzfrequenz ist auf 115/min gestiegen und die Diurese während der letzten Stunde gänzlich versiegt. Offensichtlich ist der Patient gerade dabei, in einen schweren septischen Schock zu „rutschen". Ich bitte die Pflegende, weiter bolusweise Flüssigkeit zu verabreichen. Kurz vor der Morgenübergabe ist der Patient agitiert und will aus dem Bett steigen. Das Laktat ist auf 8 mmol/L gestiegen, die Finger bereits bläulich verfärbt und die Diurese nun vollständig versiegt. Die Noradrenalindosis muss auf 0,41 µg/kg/min gesteigert werden. Darunter werden mittlere arteriellen Blutdruckwerte zwischen 60–70 mmHg erzielt, um noch das, was die Sepsis von der Niere übrig lässt, zu retten! Ich beginne eine Dobutamininfusion und stelle die Antibiose auf ein Carbapenem um. Erschöpft berichte ich in der Morgenübergabe dem übernehmenden erfahrenen Intensivmediziner von dem besagten Patienten mit progredientem schwerem Schock. Mit dem unguten Gefühl, alles richtig gemacht, aber dennoch etwas übersehen zu haben, verlasse ich das Krankenhaus. Als ich am nächsten Morgen wieder auf die Station komme, suche ich sofort den Patienten auf, der mir bis dahin nicht aus dem Kopf gegangen ist. In der Erwartung, einen intubierten, hämodynamisch instabilen Patienten an der Nierenersatztherapie anzutreffen, staune ich nicht schlecht, als ich einen wachen Patienten vorfinde. Erfreut aber gleichzeitig etwas ungläubig, reiche ich ihm die Hand und stelle mich vor. Er reagiert prompt, lächelt und reicht mir seine warme, gut perfundierte Hand zum Gruß. Der erfahrene Kollege kommt auf mich zu, lächelt und zeigt mir den Verlauf des gestrigen Tages anhand der automatischen EDV-Aufzeichnungen. Er hatte unmittelbar nach der Übernahme eine transthorakale Echokardiographie durchgeführt und gesehen, dass die Auswurfsfraktion des linken Ventrikels schwer eingeschränkt war und der Patient eine relevante Mitralinsuffizienz aufwies. Deswegen reduzierte er die Noradrenalinzufuhr sukzessiv. Obwohl der Blutdruck darunter wieder auf die Ausgangswerte von 45 mmHg mittleren arteriellen Blutdruck sank, verbesserte sich die Diurese und das Laktat fiel. Komplett erstaunt bin ich, als ein Natriumnitroprussid, also ein potenter, aber kurzwirksamer Vasodilatator, begonnen wird und der mittlere arterielle Blutdruck sogar langsam zu steigen beginnt. Dies ist mit einer weiteren Steigerung der Diurese verbunden. Am Nachmittag desselben Tages erhalte ich den mikrobiologischen Befund der Harn- bzw. Blutkultur, in denen jeweils ein pansensibler *E. coli* nachgewiesen wurde. Ich deeskaliere das Carbapenem zurück auf ein Aminopenicillin. Der Patient wird 2 Tage später in gutem Allgemeinzustand auf die Bettenstation entlassen.

Diskussion

Wie im Ohm'schen Gesetz beschrieben stellt Blutdruck das Produkt aus Fluss und Widerstand bzw. physiologisch vereinfacht aus Herzzeitvolumen und Gefäßwiderstand dar. Auch wenn der arterielle Blutdruck in der Praxis oft dem Blutfluss und damit der Organdurchblutung gleichgesetzt wird, zeigten Studien der letzten 10 Jahren eindrücklich, dass diese Einnahme in vielen Fällen nicht stimmt [1, 2]. So bestand in mehreren klinischen Untersuchungen kein Zusammenhang zwischen dem Blutdruck und der Mikrozirkulation bzw. anderen Markern der Organdurchblutung. Weiterhin zeigten klinische Untersuchungen, dass ein Großteil der Patienten mit Sepsis nach Noradrenalin-vermittelter Anhebung des mittleren arteriellen Blutdrucks auf Zielwerte um 65 mmHg weiterhin eine gestörte Gewebedurchblutung aufweist [3, 4]. Das Beispiel unseres Patienten ist besonders eindrücklich, da die Sepsis-induzierte Kreislaufdysfunktion durch eine schlechte Linksventrikelfunktion sowie eine relevante Mitralklappeninsuffizienz verschlechtert wird. Aber so ist die Klinik nun mal – nicht nur bei einzelnen Fällen, sondern wenn man genau schaut, bei einer Mehrzahl der Fälle! Beide kardialen Pathologien sind bekannt und auch, dass sie sich bei einer Erhöhung der linksventrikulären Nachlast typischerweise verschlechtern. So war es auch im Fall unseres Patienten. Nach anfänglicher Besserung infolge der Flüssigkeitstherapie führte schlussendlich die liberale und nur Blutdruckwert-gesteuerte Noradrenalininfusion zu einer deutlichen Verschlechterung des Zustandes des Patienten, der anschließend nahezu alle Zeichen der systemischen Hypoperfusion aufwies. Infolge der alpha-mimetisch vermittelten Vasokonstriktion waren der Gefäßwiderstand und somit die Nachlast des linken Ventrikels deutlich gestiegen. Darunter wurde das Herzzeitvolumen infolge Verschlechterung der Pumpleistung und Zunahme der Mitralinsuffizienz kritisch reduziert. Selbst die geringen beta-mimetischen Effekte von Noradrenalin oder die Zufuhr von Dobutamin konnten daran nichts ändern. Obwohl der Blutdruck unter dieser für den Patienten so falschen Therapie auf empfohlene Werte um 65 mmHg angestiegen war, verschlechterte sich die Gewebedurchblutung (periphere Perfusion, Laktatkonzentration) und Organfunktion (Diurese, Verwirrtheit) dramatisch. Erst nach Stoppen der Noradrenalinzufuhr war die Nachlast wieder gesunken, was die Pumpleistung wieder steigen und die Mitralinsuffizienz reduzieren ließ. Auch wenn es darunter zu einem Abfall des mittleren arteriellen Blutdrucks kam, war dies von einem Anstieg des Herzzeitvolumens und der Gewebedurchblutung begleitet. Die Therapie mit Natriumnitroprussid reduzierte den Gefäßwiderstand weiter und führte damit zu einem zusätzlichen Anstieg des Herzzeitvolumens. Die Verbesserung der (Organ)-Durchblutung unter dieser Therapie war an der Normalisierung der peripheren Perfusion, dem Wiedereinsetzen der Diurese und den abfallenden Lactatkonzentrationen zu erkennen.

8.1   Fazit

Der Fall dieses Patienten änderte meine Sicht auf die hämodynamische Therapie des akut und kritisch kranken Patienten wesentlich. Er führte mich zurück zu den Lehrbüchern der Physiologie, lehrte mich, die reale Bedeutung der kardialen Nachlast zu verstehen und verlangte mir das eigene Versprechen ab, die Echokardiographie von Grund auf zu lernen. Heute bin ich überzeugt, dass der Blutdruck bei tiefen Werten zumeist einen Marker der Erkrankungsschwere darstellt und auf keinen Fall mit Noradrenalin, im blinden Glauben an eine Zahl am Monitor, auf arbiträre Zielwerte eingestellt werden darf. Das klinische Bild und die Untersuchung des Patienten ist trotz aller technischen Neuerungen nach wie vor die wesentliche Entscheidungsgrundlage zur Steuerung der Kreislauftherapie bei hämodynamisch instabilen Patienten. Noradrenalin zur Therapie einer arteriellen Hypotonie sollte bei klinischen Zeichen eines erhöhten Gefäßwiderstandes nur in Ausnahmefällen (kritische Koronar-, Aorten- und/oder Carotisstenose, Rechtsherzversagen) verwendet werden. Es gilt das zugrunde liegende Problem, welches in der Sepsis bei vielen Fällen durch eine systemische Hypoperfusion bedingt ist, kausal und so rasch als möglich zu behandeln. Weiterhin lehrte mich die Erkenntnis, dass zwischen dem Blutdruck und der Gewebedurchblutung nur ein geringer Zusammenhang besteht, dass viele Patienten trotz normalem oder sogar erhöhtem Blutdruck schockiert sein und eine lebensbedrohliche Gewebeminderdurchblutung aufweisen können. Richten wir unseren Blick in Zukunft also primär auf den Patienten, seine klinischen Zeichen und erst dann auf den Monitor [5]!

Literatur

1. De Backer D, Creteur J, Preiser JC et al (2002) Microvascular blood flow is altered in patients with sepsis. Am J Respir Crit Care Med 166:98–104
2. Lima A, van Bommel J, Sikorska K, van Genderen M et al (2011) The relation of near-infrared spectroscopy with changes in peripheral perfusion in critically ill patients. Crit Care Med 39:1649–1654
3. Rady MY, Rivers EP, Nowak RM (1996) Resuscitation of the critically ill in the ED: responses of blood pressure, heart rate, shock index, central venous oxygen saturation, and lactate. Am J Emerg Med 14:218–225
4. Lima A, van Bommel J, Jansen TC et al (2009) Low tissue oxygen saturation at the end of early goal-directed therapy is associated with worse outcome in critically ill patients. Crit Care 13(5):S13
5. Dünser MW, Takala J, Brunauer A et al (2013) Re-thinking resuscitation: leaving blood pressure cosmetics behind and moving forward to permissive hypotension and a tissue perfusion-based approach. Crit Care 17:326

Unter Betonplatten begraben

9

Bernd Domres und Norman Hecker

▶Naturkatastrophen stellen auswärtige Rettungskräfte vor große Herausforderungen; vor allem in Entwicklungsländern. Dabei entsprechen die lokalen Behandlungsmöglichkeiten in aller Regel nicht den bei uns üblichen Versorgungsstrategien. Zwar haben Ärzte in Entwicklungsländern oft herausragendes Improvisationstalent, können aber durch Hilfe von uns z. B. bei Behandlungsalgorithmen sehr profitieren.

Eine Mutter ist gerade von der Arbeit heimgekommen und richtet den Tisch zum Abendessen. Plötzlich ist ein zunächst grollender, dann ohrenbetäubender Lärm zu hören: Wände und Fußböden der Wohnung wackeln und schwanken, Fensterscheiben und das Geschirr zerschellen, die Decke der Wohnung und das mehrstöckige Gebäude stürzen zusammen. Unsere Patientin liegt tief unter Trümmern verschüttet, eine schwere Betonplatte liegt auf ihrem linken Arm und Bein.

Ein Beben der Stärke 7,2 auf der Richterskala, mit dem Hypozentrum in 17 km Tiefe und 25 km südwestlich von Port-au-Prince in Haiti, hat weite Teile der von über 2 Mio. Einwohnern bewohnten Hauptstadt in Trümmer gelegt, mehr als 200.000 Bewohner verlieren ihr Leben und über 1,8 Mio. Menschen sind obdachlos [1]. Eine genaue Erfassung und Identifizierung der Opfer konnte aufgrund der chaotischen Verhältnisse nicht durchgeführt werden, sodass die Opferzahlen nur geschätzt werden können. Etwa 250.000 Wohnungen und 30.000 Geschäfte

B. Domres (✉)
Stiftung des Deutschen Instituts für Katastrophenmedizin, Tübingen, Deutschland

N. Hecker
Klinik für Anästhesiologie und Operative Intensivmedizin, Universitätsklinik der Rheinisch-Westfälischen Technischen Hochschule Aachen, Aachen, Deutschland
E-Mail: hecker@evk-ge.de

V. Wenzel (Hrsg.), *Fallbeispiele Notfallmedizin,*
https://doi.org/10.1007/978-3-662-63442-4_9

wurden zerstört; der entstandene Schaden betrug mehr als 5 Mrd. €, was das Bruttoinlandsprodukt Haitis überstieg- auf Deutschland übertragen wäre das ein Erdbebenschaden von 2500 Mrd. €. Damit handelt es sich in Haiti 2010 um das schwerste Erdbeben in der Geschichte Nord- und Südamerikas, sowie um das weltweit schlimmste Erdbeben des 21. Jahrhunderts. Zunächst treffen Hilfskräfte vor allem aus den Nachbarländern wie der Dominikanischen Republik und Kuba ein, bevor einige Tage später auch Hilfskräfte aus Europa eintreffen; die US-Marine entsendet ein Lazarettschiff sowie einen Flugzeugträger vor die Küste von Haiti, um mit Hubschraubern Verletzte in nicht zerstörte Krankenhäuser transportieren zu können.

Erst am 15. Januar, also 3 Tage später, gelingt es Rettungskräften, unsere Patientin aus den Trümmern zu retten und nur, indem man den unter der Betonplatte eingeklemmten, bereits leblosen Arm nach Anlegen eines Tourniquet mittels einer Betonschneidemaschine abtrennt. Der Femur des während der 3 Tage unter der Betonplatte eingeklemmten linken Beins hat eine Schrägfraktur erlitten und weist mit starker Schwellung, Parästhesien und motorischer Lähmung die Zeichen eines manifesten Kompartmentsyndroms auf. Unsere Patientin wird von dem Rettungsteam in ein Krankenhaus gebracht, um dort wegen des Kompartmentsyndroms mit beginnendem Crush-Syndrom, die Amputation ihres linken Beins durchzuführen. In dem Krankenhaus arbeitet unser Ärzteteam der Organisation Humedica aus Kaufbeuren.

Diskussion

Katastrophen richten sich nicht nach persönlichen Tagesplänen. Sie passieren unerwartet. Befindet man sich auf der anderen Seite der Welt eines katastrophalen Ereignisses, so starten sie zumeist mit Kurzmitteilungen auf dem Handy. So auch im Januar 2010: „Erdbeben in Haiti, Entsendung eines ersten Teams. Heute am Abend ab München, Rückmeldung bis in 2 h, Einsatzdauer 14 Tage. Zweites Team wird innerhalb der nächsten 2 Tagen aufgestellt".

Im konkreten Fall bedeutet diese Nachricht die unmittelbare persönliche Entscheidung über die eigene Verfügbarkeit. Für zivile Kräfte eine enorme Belastung, denn nur wenige Hilfsorganisationen haben die finanziellen Mittel, einen jederzeit verfügbaren Pool an Fachkräften zu stellen. Im Wesentlichen handelt es sich daher um etablierte Ärzte und Fachschwestern sowie speziell geschulte Organisatoren, die auf humanitärer und freiwilliger Basis bereitstehen. Diese stellen dann oft aus persönlicher Initiative notwendige medizinische Güter wie Narkotika, Spinalnadeln und Ausrüstung zum Vitalmonitoring oder OP-Besteck.

Die Anreise in ein Katastrophengebiet im Soforteinsatz ist alles andere als ein bis ins Detail geplanter Trip, sondern gleicht eher einem Fallschirmspringereinsatz. Sie führt meist per Flugzeug möglichst nahe ins Krisengebiet, um dort zusammen mit den offiziellen Frachten der Hilfsorganisation und dem persönlichen Gepäck Bodenkontakt zu erzielen. Als hilfreich kann es sich dann erweisen, persönlich gestelltes medizinisches Hilfsgut als Privatgepäck zu führen, da medizinische Materialien auf Paletten eine Tendenz zur Verzögerung beim Zoll besitzen – insbesondere dann, wenn die Einreise ins Katastrophengebiet über ein Drittland führt. Im Fall von Haiti wurden große Teile des vom Team mitgenommenen Hilfsguts in der Dominikanischen Republik 2 Tage lang festgehalten.

Katastrophen, insbesondere Erdbeben, zerstören die Infrastruktur meist dramatisch. Im Falle von Haiti traf das Beben vor allem die Region um die Hauptstadt (Port-au-Prince) und damit das Zentrum der Widerstandskraft gegenüber Katastrophen der gesamten Nation. Hier befanden sich Personal und Material von Polizei, Feuerwehr, medizinischer Einrichtungen und der Vereinten Nationen. Ebenfalls ist die Region die zentrale Achse der Verkehrsanbindung ins In- und Ausland. Daher gehörten somit zu den mehr als 200.000 Toten und Verletzten des Bebens zentrale Kräfte der Gefahrenabwehr.

Vom Flughafen ging 2010 daher, meist über weite Strecken, die Reise in Geländewagen, Bussen oder Lastkraftwagen weiter. In der zerstörten Region boten sich teilweise nur noch zerklüftetes Gelände und unwegsame Nebenstraßen. Die eigentlichen Hauptstraßen waren zerstört oder durch Flüchtlinge verstopft. Ein solch beschwerlicher Weg dauert unter Umständen trotz nur weniger 100 km Tage. Der eigentliche Einsatz für die Teams ist zu diesem Zeitpunkt noch ein Gedankenspiel, aber mit der Ankunft im Einsatzgebiet beginnt die Arbeit erst.

Hier warten neue Herausforderungen und unerwartete Hürden. Selten sind die Bedingungen vor Ort ähnlich der klinischen Realität daheim. Freiwillige zivile Teams orientieren sich dann an den bekannten klinischen Strukturen der Heimat und organisieren sich verfügbare Infrastruktur dementsprechend. Die Teams sind erfindungsreich, flexibel und gut in der Individualmedizin ausgebildet, aber zumeist nicht durch langes Training im Zusammenspiel geübt und eingeschränkt in ihren Ressourcen.

Die Indikation zur Amputation bei manifestem Kompartmentsyndrom, wie im vorliegenden Fall unserer Patientin, wurde nach dem Erdbeben in Haiti nach unserer Feststellung zu häufig gestellt. Die Untersuchung des Humedica-Ärzteteams nach der stationären Aufnahme ergab, dass die Prognose, das Bein zu erhalten, doch aussichtsreich war. Das Humedica-Team stellte die Indikation zur Dermo-Fasziotomie des linken Beins und zur operativen Stabilisierung der Femurfraktur nach Einleitung der intensiven Maßnahmen zur Behandlung des Schocks und drohenden Crush-Syndroms wie Schockbehandlung (Kalium-arme Elektrolytinfusion über 2 periphere Zugänge), Diurese (Furosemid), Azidosepufferung (Natriumbikarbonat, bis der Urin pH-Wert über 6,5 liegt), Hyperkaliämiekorrektur (Glukoseinfusion in Kombination mit Altinsulin), Thromboseprophylaxe, sowie eine Therapie der Herzrhythmusstörungen (300 mg Amiodaron). Glücklicherweise konnte

so eine Dialyse vermieden werden, die auch sonst leider schwierig zu organisieren war [2]. Nach Erfahrungen eines Ärzteteams der israelischen Armee
hatten je nach Lage unter den Erdbeben Trümmern in Haiti bis zu 25 %
der geretteten Patienten ein Crush-Syndrom, von denen wiederum 0,5–25 %
ein akutes Nierenversagen entwickeln. Bedenkt man die vielen tausenden
Verletzten und dass mehr als die Hälfte der Patienten mit einem akuten
Nierenversagen eine Dialyse benötigen und dadurch extrem gute Überlebenschancen haben so kann man abschätzen, wie viele Menschen nach einem
katastrophalen Erdbeben wie in Haiti zwar initial überlebt haben, aber durch
die nicht vorhandenen Behandlungsmöglichkeiten für ein akutes Nierenversagen verstorben sind [3]. Unsere Patientin erholte sich rasch und war
glücklich, dass sie nach Verlust ihres linken Arms nicht auch noch ihr linkes
Bein verloren hat.

9.1   Fazit

Unsere Feststellung, dass nach dem Haiti-Erdbeben bei einem Kompartmentsyndrom die Indikation zur Amputation häufig zu rigoros gestellt wurde, veranlasste
uns, einen Algorithmus zur Indikation des operativen Vorgehens bei drohendem
und bei manifestem Kompartmentsyndrom im Katastrophenfall aufzustellen. Droht
ein Kompartmentsyndrom, so ist möglichst innerhalb der ersten sechs Stunden
eine Dermo-Fasciotomie durchzuführen; sind bereits mehr als sechs Stunden ver-
strichen, sollte man alle vier Stunden eine Re-Evaluation durchführen. Bei einem
manifesten Kompartmentsyndrom innerhalb der ersten sechs Stunden kommt es
darauf an, ob ebenfalls ein irreversibler Gefäß- oder Nervenschaden, Polytrauma,
Alter über 18 Jahren, Diabetes oder Muskelnekrose vorliegt; im positiven Fall
sollte man eine Amputation durchführen, bei Nichtvorliegen kann eine Dermo-
Fasciotomie und eventuell eine Nekrektomie durchgeführt werden. Manifestiert
sich das Kompartmentsyndrom bereits mehr als sechs Stunden und ist nur eine
Gliedmasse betroffen und es besteht kein Crushsyndrom, so kann eine Dermo-
Fasciotomie und eventuell eine Nekrektomie ausreichen. Besteht jedoch zusätzlich
zum Kompartmentsyndrom eine Sepsis, sind mehrere Gliedmassen betroffen, ein
Crushsyndrom, keine Dialysemöglichkeit, ein Polytrauma, Diabetes oder Alter
über 75 Jahren, so bleibt in aller Regel nur eine Amputation.

Literatur

1. Rice MJ, Gwertzman A, Finley T, Morey TE (2010) Anesthetic practice in Haiti after the 2010
   earthquake. Anesth Analg 111(6):1445–1449
2. Vanholder R, Gibney N, Luyckx VA, Sever MS (2010) Renal disaster relief task force. Renal
   disaster relief task force in Haiti earthquake. Lancet 375(9721):1162–1163
3. Bartal C, Zeller L, Miskin I, Sebbag G, Karp E, Grossman A, Engel A, Carter D, Kreiss Y
   (2011) Crush syndrome: saving more lives in disasters: lessons learned from the early-response
   phase in Haiti. Arch Intern Med 171(7):694–696

Notfall auf dem Rummelplatz

Hans-Richard Arntz

►Notfalleinsätze sind schwierig, wenn aus scheinbar völliger Gesundheit ohne klar erkennbare oder nachvollziehbare Ursache, wie z. B. einem Unfall, eine lebensgefährliche Situation plötzlich und unerwartet eintritt. Der vorliegende Fall zeigt eindrücklich, wie ein Einsatz auch über den Dienstschluss, ja sogar viele Jahre danach hinaus beschäftigen kann.

An einem Nachmittag gegen 16:00 wird unser NAW am Klinikum Benjamin Franklin unter dem Stichwort „Plötzliche Bewusstlosigkeit" alarmiert. Einsatzadresse ist ein Fahrgeschäft auf dem Deutsch-Amerikanischen Volksfest an der Clayallee in Berlin-Zehlendorf. Wir treten die ca. 4 km lange Alarmfahrt relativ sorglos an, in der Annahme, ein kleineres, für ein solches Volksfest typisches Alkohol-bedingtes Problem versorgen zu müssen. Eine erste Schwierigkeit ergibt sich allerdings bereits bei der Ankunft, an dem sich mehrere hundert Meter langen über 2 Straßen hinziehenden, und zum Teil abgezäunten Außenbereich des großen Festplatzes mit mehreren Einfahrtmöglichkeiten. Da uns nicht mitgeteilt worden war, welche Einfahrt wir wählen sollten, nehmen wir die nächstliegende Einfahrt und fragen den dortigen Wachmann nach der genauen Einsatzstelle, von der er „natürlich" nichts weiß. Während der Wachmann sich über Funk informiert, erfahren wir von der Rettungsleitstelle, dass es sich um eine kardiopulmonale Reanimation bei einem Kind oder Jugendlichen handelt. Der Wachmann hat inzwischen herausgefunden, dass der Einsatzort praktisch am anderen Ende des Festplatzes liegt. Wir haben also eine Alarmfahrt quer über den ganzen Platz vor uns, mitten durch die zahlreichen drängenden Menschen. Manche der Volksfestbesucher halten offenbar den NAW mit Martinshorn und Blaulicht auf dem Festplatz für einen

H.-R. Arntz (✉)
Universitätsmedizin Berlin, Campus Benjamin Franklin, Berlin, Deutschland

V. Wenzel (Hrsg.), *Fallbeispiele Notfallmedizin*,
https://doi.org/10.1007/978-3-662-63442-4_10

Unterhaltungsgag und verhalten sich entsprechend verständnislos. Wir geraten derweil in Anbetracht der uns vorliegenden Informationen und des nur langsamen Vorankommens zunehmend unter Druck.

Endlich, nach sicher mehr als 15 min nach Alarmauslösung an der Einsatzstelle eingetroffen, bietet sich uns folgendes Bild: am Einsatzort hat sich eine größere Zahl von Neugierigen versammelt, die von der ebenfalls eingetroffenen Polizei zurückgedrängt werden. Auf dem Boden liegt ein Junge im Alter von 11 Jahren. Die zuvor bereits eingetroffene Rettungswagenbesatzung hatte von 2 Ersthelfern die kardiopulmonale Reanimation übernommen und das Kind auf eine Trage gelagert. Wie sich herausstellt, sind beide Ersthelfer Begleiter des Jungen: einer ein Onkel, der von Beruf Rettungsassistent ist, der andere Helfer ist der Lebensgefährte der Mutter des Jungen. Beide haben den Wiederbelebungsversuch unmittelbar nach Feststellung des Kreislaufstillstands an der Ausfahrt des Fahrgeschäfts begonnen. Die vor uns eingetroffene Rettungswagenbesatzung hat bereits 2-mal mit dem halbautomatischen Defibrillator defibrilliert – Kammerflimmern besteht jedoch weiter. Nach einem sofortigen 3. Schock mit maximaler Energieabgabe ist das Kammerflimmern zwar beseitigt, es besteht jedoch eine Asystolie.

Die weiteren Standardmaßnahmen, wie orotracheale Intubation und venöser Zugang, lassen sich unter fortlaufender Thoraxkompression problemlos durchführen; die Injektion von Adrenalin zeigt allerdings zunächst keinen Effekt. Nach mehrminütiger Fortführung der kardiopulmonalen Reanimation zeigt die erneute Injektion von 1 mg Adrenalin nach weiterer konsequenter Thoraxkompression über einige Minuten Wirkung in Form eines koordinierten Rhythmus mit zunächst schwachem, dann besser tastbarem Puls und Anstieg der endexpiratorischen Kohlendioxidkonzentration. Bei scheinbarer Stabilisierung treffen wir Vorbereitungen zum Abtransport, als im Monitor zunächst eine zunehmende Bradykardie mit schnellem Übergang in eine erneute Asystolie zu beobachten ist. Der erneute Wiederbelebungsversuch führt innerhalb der nächsten 15 min zu keiner Kreislaufreaktion. Da die Asystolie trotz aller Bemühungen unverändert persistierte, brechen wir die Reanimation schließlich um 16:50 h ab. Jeder Notarzt kennt das: es fällt umso schwerer, den Tod zu akzeptieren, je jünger der Verstorbene ist. Zu einem Ereignis, das man nie vergisst, wird es oft dann, wenn der Tod eines Kindes dazu noch aus scheinbar völliger Gesundheit ohne klar erkennbare oder nachvollziehbare Ursache, wie z. B. einem Unfall, eintritt.

Diskussion

Was war geschehen? Bei dem Fahrgeschäft handelt es sich um eine Kleinachterbahn „für die ganze Familie" mit einer Fahrgeschwindigkeit von maximal 50 km/h und zum Teil engen Kurven. Am Ende der Fahrt wurde von den Passagieren in jedem Wagen automatisch ein Polaroid-Foto zur Erinnerung geschossen. Die gesamte Anlage war wenige Tage zuvor vom TÜV auf technische und andere elektrische Sicherheit überprüft und freigegeben worden.

Der 11-jährige Verunglückte fuhr auf den Vordersitzen eines der 4-sitzigen, durch Bügel gesicherten Wagen neben seiner 10-jährigen Schwester. Ein hinter den Geschwistern sitzender Erwachsener hatte beobachtet, dass der Junge während der Fahrt offenbar in sich zusammensackte. In der Tat zeigte das am Ende der Fahrt aufgenommene Polaroid-Foto den Jungen zusammengesunken, mit dem Kopf an die Brust seiner Schwester gelehnt. Der Onkel des Jungen erkannte als Rettungsassistent die Situation sofort und begann unmittelbar nach Befreiung des Kindes aus dem Wagen mit der kardiopulmonalen Reanimation mithilfe des Lebensgefährten der Mutter. Der Fahrgeschäftsbetreiber alarmierte inzwischen die Feuerwehr und Polizei. Eine gründliche Untersuchung des normal entwickelten Verstorbenen wies keine körperlichen Auffälligkeiten, keine Verletzungen und insbesondere keine Strommarken auf, die bei dem elektrisch betriebenen Fahrsystem möglich gewesen wären. Das Fahrgeschäft wurde im Übrigen sofort geschlossen und einer Prüfung durch einen Sachverständigen unterzogen, der keine Mängel fand. Die Befragung des Onkels des Jungen und des Lebensgefährten der Mutter ergab keine Hinweise auf eine akute oder chronische Erkrankung. Der Junge habe auch vor der Fahrt nicht über irgendwelche Beschwerden geklagt, man habe im Gegenteil viel Spaß gehabt.

Da man mich bat, der Mutter des verstorbenen Kindes die traurige Mitteilung des plötzlichen und völlig unerwarteten Todes ihres Sohnes zu überbringen, versuchte ich diese schwierige Aufgabe mit einer Befragung zur eventuellen Auffälligkeiten in der Anamnese des Verstorbenen und der Familienanamnese zu verbinden; z. B. hinsichtlich unerklärter Ohnmachts- oder sogar Todesfälle in jungen Jahren oder bei Kindern. Bei der nachvollziehbaren Aufregung durch die Fahrt mit der Achterbahn als potenziellem Auslöser einer Herzrhythmusstörung war auf jeden Fall an eine genetisch-bedingte Neigung zu malignen Rhythmusstörungen, wie z. B. an das Long-QT-Syndrom oder die katecholaminerge polymorphe Tachykardie zu denken [1]. Wir waren durch einen unglücklichen Verlauf bei 2 jugendlichen Schwestern dahingehend besonders sensibilisiert [2]. Von den Schwestern war die jüngere plötzlich mit initialem Kammerflimmern bei vergeblichem Reanimationsversuch verstorben. In der Anamnese war von einem Epilepsieverdacht bei wiederholten Kollapszuständen die Rede. Die Obduktion ergab keinerlei pathologischen Befund. Wenige Wochen später starb die etwas ältere Schwester der Verstorbenen nach zunächst erfolgreicher Reanimation bei Kammerflimmern ebenfalls: auch bei ihr bestand ein Epilepsieverdacht. Am Monitor der zunächst Überlebenden sahen wir auf der Intensivstation Torsade de Pointes und im EKG die typischen Zeichen des Long-QT-Syndroms. Die Familienanamnese ergab weitere Fälle unerwarteten frühen, einschließlich kindlichen Todes und betroffene Personen mit Kollapsanamnese und dem Nachweis einer für das Long-QT-Syndrom typischen genetischen Aberration [2].

In unserem Fall ergab die Befragung der Mutter allerdings keine verdächtigen Hinweise; auch nicht in der Familie des geschiedenen Ehemanns. Beide Kinder seien im Übrigen bisher ohne gesundheitliche Auffälligkeiten aufgewachsen. Zumindest konnte ich die Mutter davon überzeugen, bei sich, ihrer Tochter und möglichst weiteren näheren Verwandten ein EKG registrieren zu lassen – ich habe allerdings von den Ergebnissen nichts mehr gehört. Der Leichnam des verstorbenen Kindes wurde beschlagnahmt und eine gerichtliche Obduktion angeordnet. Diese ergab nach Auskunft des obduzierenden Arztes keinerlei pathologische Befunde oder Hinweise, die den plötzlichen Tod des 11-jährigen Jungen erklären konnten. Meine eindringliche Bitte, auch aus präventivmedizinischen Gründen, eine molekulargenetische Untersuchung zu veranlassen, stieß aus Kostengründen und mangelnder Zuständigkeit auf Ablehnung. Nachträglich war allerdings über das Institut für Rechtsmedizin zu erfahren, dass bei einigen Familienmitgliedern EKGs registriert worden waren, die allerdings unauffällig gewesen seien. Es blieb also die Frage nach einer möglichen Todesursache in diesem tragischen Fall eines unerwarteten plötzlichen Todes unbeantwortet – insbesondere wurde nicht geklärt, ob eine im EKG nur schwer oder nur unter medikamentöser Provokation mit Ajmalin erkennbare Störungen wie das Brugada-Syndrom oder die unter Belastung unter Umständen erkennbaren polymorphen Rhythmusstörungen bei der adrenergen polymorphen ventrikulären Tachykardie (APVT) als Ursache infrage kam. Der Gedanke an diese unbeantwortete Frage bedrückt mich bis heute. Vielleicht wäre es möglich gewesen, über die Mutter entsprechende genetische Untersuchungen an dem verstorbenen Kind und im Zweifelsfall auch an Verwandten in die Wege zu leiten. Alle bekannten, genetisch bedingten potenziell tödlichen Rhythmusstörungen können in der Tat durch Beeinflussung des Lebensstils (Stressvermeidung), medikamentös (ß-Blocker bei Long-QT-Syndrom bzw. APVT) und bei dokumentiertem Hochrisiko- bzw. überlebtem Kreislaufstillstand durch Implantation eines implantierbaren Defibrillators erfolgreich behandelt werden.

10.1   Fazit

Bei unerklärbaren Todesfällen bei Kleinkindern, Jugendlichen bis zu jungen Erwachsenen muss an eine genetisch bedingte kardiale Störung gedacht werden. Die Erhebung der Familienanamnese ist unerlässlich (weitere ungeklärte Todesfälle, atypische Epilepsie, rezidivierende Kollapszustände?).

Einfache ergänzende Untersuchungen, wie ein 12-Kanal-EKG, können hilfreich sein, sind aber nicht sonderlich verlässlich, wie z. B. bei einem Long-QT-Syndrom. Bedrohliche QT-Verlängerungen werden bei manchen Patienten – vor allem bei Frauen – erst unter dem Einfluss bestimmter Medikamente manifest; z. B.

unter einer Vielzahl von Antiarrhythmika, Makrolidantibiotika, Antidepressiva und anderen Psychopharmaka, Malariamitteln etc. Eine sorgfältige Medikamentenanamnese ist deshalb ebenfalls wichtig. Bei Verdacht auf Brugada-Syndrom ist ein Ajmalin-Provokationstest notwendig. Belastungstests können ebenfalls bei der Aufdeckung der Neigung zu malignen Rhythmusstörungen hilfreich sein.

Spätestens bei zusätzlichen verdächtigen Fällen in der Familienanamnese sollten aus Gründen einer potenziell lebensrettenden Prophylaxe gezielte diagnostische Schritte bei Angehörigen eingeleitet und auf eine genetische Untersuchung bei einem jüngeren Patienten mit unklarer Todesursache gedrungen werden.

Literatur

1. Beckmann MB, Pfeufer A, Kääb S (2011) Erbliche Herzrhythmusstörungen. Dtsch Ärztetbl 108:623–634
2. Witzenbichler B, Schulze-Bahr E, Haverkamp W, Breithardt G, Sticherling C, Behrens S, Schultheiss HP (2003) An 18 year old patient with anti-epileptic therapy and sudden cardiac death. Z Kardiol 93:747–753

Inferno auf der Autobahn

11

Peter Hilbert-Carius

►Der geschilderte Fall demonstriert, wie das Außerachtlassen von grundlegenden notfallmedizinischen/taktischen Maßnahmen schnell zu einer sehr unübersichtlichen Situation führen kann. Eine Schadenslage mit mehreren Verletzten stellt das ersteintreffende Rettungsteam immer vor besondere Aufgaben.

An einem klaren, warmen und wolkenlosem Sommervormittag erhält das Team eines RTHs von der Rettungsleitstelle einen Einsatz auf eine Autobahn mit dem Alarmierungsgrund „Verkehrsunfall mit mehreren Fahrzeugen, Fahrzeuge brennen, bodengebundene Rettungskräfte und Feuerwehr vor Ort". Es handelt sich also offensichtlich um eine klassische Nachalarmierung durch den bodengebundenen Rettungsdienst zum schnellen Patiententransport, so die Vermutung der Rettungshubschrauberbesatzung. Bereits beim Anflug auf die Unfallstelle kann man schon von mehreren Kilometern Entfernung aus eine schwarze Rauchfahne aufsteigen sehen und beim Landeanflug ist zu erkennen, dass 2 LKW und 3 PKW in den Unfall verwickelt waren. Der LKW-Anhänger des auf den ersten LKW aufgefahrenen LKW und ein PKW stehen in Flammen. Es ist also davon auszugehen, dass mehrere Verletzte zu versorgen sind.

Der RTH landet in sicherer Entfernung zum Unfallgeschehen und in der Nähe der bereits vor Ort befindlichen zwei RTW. Nach der Landung begibt sich der Notarzt des RTH zum bereits vor Ort befindlichen bodengebundenen Notarzt, der als ersteintreffender Notarzt die Rolle des leitenden Notarztes übernehmen soll, um Informationen zur Anzahl der Verletzten, zur Sichtungskategorie und zum weiteren Vorgehen einzuholen. Der ersteintreffende Notarzt versorgt zu diesem Zeitpunkt

P. Hilbert-Carius (✉)
Klinik für Anästhesiologie, Intensiv-, Notfallmedizin und Schmerztherapie, Bergmannstrost
BG-Klinikum Halle gGmbH, Halle/Saale, Deutschland
E-Mail: Dr.PeterHilbert@web.de

V. Wenzel (Hrsg.), *Fallbeispiele Notfallmedizin*,
https://doi.org/10.1007/978-3-662-63442-4_11

einen Patienten in einem der beiden RTW. Auf die Nachfrage, wie viele Verletzte es gäbe und um welchen sich die Rettungshubschrauberbesatzung kümmern soll, antwortet der ersteintreffende Notarzt, dass er das nicht wüsste und er sich jetzt um diesen Patienten kümmern müsse. Dies führt bei der Rettungshubschrauberbesatzung zu entsprechender Irritierung. Daraufhin erfolgt die Nachfrage, ob denn eine Sichtung und eventuelle Triage stattgefunden hat, worauf mit „Nein" geantwortet wird. Man erhält den Eindruck, dass jegliches weitere Nachfragen keinen Informationsgewinn mit sich bringen würde. Es ist den vor Ort befindlichen Rettungskräften bis dato also nicht möglich, bzw. nicht gelungen, sich einen schnellen Überblick über die Lage, die Anzahl der Verletzten und die Sichtungskategorie der Verletzten zu machen. Da dies also nicht geschehen konnte, übernimmt das Rettungshubschrauberteam die Sichtung, was schwerer ist als erwartet. Es sind offensichtlich 5 Fahrzeuge in den Unfall verwickelt, wie oben erwähnt brennen ein LKW-Anhänger und ein PKW, wobei die Feuerwehr den Brand gerade löscht. Die Autobahn ist durch die Polizei bereits in Fahrtrichtung des Unfalls voll gesperrt, der Verkehr auf der Gegenrichtung läuft noch normal. Der vom ersteintreffenden Notarzt versorgte Patient ist offensichtlich der LKW-Fahrer des zweiten, aufgefahrenen LKW, dessen Anhänger brennt. Der Fahrer des ersten LKW, auf den die anderen Fahrzeuge aufgefahren waren, ist offensichtlich unverletzt. Für die 4 Insassen des ersten auf den brennenden LKW aufgefahrenen PKW's (Kleinwagen) kommt jede Hilfe zu spät; diese sind bereits verbrannt. Ein zweiter PKW (Mittelklasse Kombi), welcher ebenfalls aufgefahren war, kann durch die Feuerwehr vor der Entzündung bewahrt werden. Der Airbag des Fahrzeugs hatte ausgelöst. In diesem PKW sind aber keine Insassen mehr und auf dem Rücksitz befindet sich ein leerer Kindersitz (Gruppe 1, 9–18 kg, Altersklasse 1 bis ca. 4 Jahre). Zunächst ist nicht zu eruieren, wer in dem Wagen saß und ob ein Kind Insasse war oder nicht. Ein fünftes Fahrzeug, ebenfalls ein PKW (Mittelklasse Limousine), welcher offensichtlich versucht hatte, dem Auffahrunfall zu entgehen und dabei in die Leitplanke am Randstreifen geriet, ist nur leicht beschädigt. Der Airbag dieses Fahrzeugs hatte nicht ausgelöst. Der Fahrer befindet sich neben seinem Fahrzeug und macht einen unverletzten Eindruck. Bestandsaufnahme ist also bis dato: ein verletzter und ein unverletzter LKW-Fahrer, ein offensichtlich unverletzter PKW-Fahrer, 4 verbrannte PKW-Insassen und ein verunfalltes Fahrzeug mit Kindersitz, von dem bisher keine Insassen bekannt sind. Da, wenn Kinder in einen Unfall involviert sind, die Emotionen immer etwas angespannter sind, werden durch die Rettungshubschrauberbesatzung die Kollegen der bereits vor Ort befindlichen Autobahnpolizei und einige Feuerwehrleute gebeten, die Insassen des PKW zu suchen und ausfindig zu machen. Nach kurzer Zeit kann die völlig verängstigte ältere Fahrerin des PKW gefunden werden. Diese hatte den Kindersitz für ihren Enkel im Auto, den sie zuvor bei ihrer Tochter abgegeben hatte, und die somit allein im Auto saß. Dies führt zur Erleichterung aller Beteiligten, da es offensichtlich kein verletztes Kind gibt. Die Patientin hat einige kleine Abschürfungen über Stirn und Nase, die möglicherweise vom Airbag herrühren. Nach Ende der Sichtung und Weiterleitung dieser Informationen an die lokale Rettungsleitstelle, wird der verletzte LKW-Fahrer, der mittlerweile mittels Vakuummatratze und Stiff

Neck immobilisiert ist, in ein regionales Traumazentrum geflogen. Die verängstigte Fahrerin des zweiten PKW mit dem Kindersitz wird in Begleitung des bodengebundenen Notarztes ebenfalls in ein regionales Traumazentrum transportiert. Die hier durchgeführte Diagnostik erbringt für den LKW-Fahrer ein Thoraxtrauma mit Lungenkontusion, Rippenfraktur 2–4 links und Brustwirbelquerfortsatzfraktur der Brustwirbelkörper 2 und 3. Die Fahrerin des PKW hat außer ihren Schürfwunden und dem psychischen Trauma keine weiteren Verletzungen.

Diskussion
Der geschilderte Fall demonstriert, wie das Außerachtlassen von grundlegenden notfallmedizinischen/taktischen Maßnahmen schnell zu einer sehr unübersichtlichen Situation führen kann, obwohl eigentlich ausreichend Rettungskräfte und Personal am Unfallort zur Verfügung standen. Eine Schadenslage mit mehreren Verletzten stellt das ersteintreffende Rettungsteam immer vor besondere Aufgaben [1]. In solchen Situationen muss von der gewohnten individualmedizinischen Versorgung, wie man sie aus dem Notarztdienst gewohnt ist, sprich: ein Verletzter/Erkrankter, ein Versorgungsteam, abweichen. In diesem Fall geht es darum zu sichten, wie viele Verletzte/Erkrankte vorliegen, wie schwer die Verletzung/Erkrankung ist, um schnellstmöglich eine entsprechende Anzahl geeigneter Rettungsmittel und eventuell einen leitenden Notarzt und organisatorischen Leiter nachträglich zu alarmieren. Erst wenn ausreichende Rettungskräfte verfügbar sind, sollte mit der Versorgung jedes einzelnen Verletzten begonnen werden. Bei Schadenslagen mit mehreren Verletzten können zunächst nicht die individualmedizinischen Kriterien angewendet werden [2]. Vielmehr gilt es hier, Prioritäten zu setzen und initial die Patienten zu versorgen, die eine hohe Überlebenswahrscheinlichkeit haben. Um dies kenntlich zu machen, werden die Patienten im Rahmen der Sichtung in 5 Sichtungskategorien eingeteilt und jeder Kategorie eine bestimmte Farbe, die auch die Versorgungspriorität darstellt, zugeordnet:

- Bei der Sichtungskategorie 1 (Farbe Rot) handelt es sich um Schwerverletzte mit vitaler Gefährdung.
- Die Sichtungskategorie 2 (Farbe Gelb) beinhaltet Schwerverletzte ohne vitale Gefährdung.
- Die Sichtungskategorie 3 (Farbe Grün) bezieht sich auf leichtverletzte Patienten.
- Die Sichtungskategorie 4 (Farbe Blau) ist für Schwerstverletzte ohne Überlebenschance (Sterbende) vorgesehen.
- In der letzten Sichtungskategorie 5 (Farbe Schwarz) werden tote Patienten eingestuft.

In der oben beschriebenen Situation hätte der ersteintreffende Notarzt sich einen Überblick über die Lage verschaffen müssen. Nach entsprechender Sichtung wäre frühzeitig klar gewesen, dass hier 4 Patienten der Sichtungskategorie 5 (schwarz), ein Patient der Sichtungskategorie 2 (gelb) und eine Patientin der Sichtungskategorie 3 (grün) am Unfallort waren. In diesem Zusammenhang wäre mehr oder weniger schnell klar geworden, dass die ursprünglich alarmierten Rettungskräfte (2 RTW, NEF und die Feuerwehr) für die Bewältigung der Schadenslage ausreichend gewesen wären. Die Nachforderung des RTHs erscheint bei Verkehrsunfällen oder unklaren Schadenslagen jedoch grundlegend sinnvoll. Obwohl der beschriebene Fall weit davon entfernt war, einen Massenanfall von Verletzten darzustellen, sollten sich Notfallmediziner dennoch im Vorfeld mit den Gegebenheiten eines solchen Szenarios befassen, da es meist unverhofft kommt und dann grundlegende Kenntnisse von Vorteil sind. Auch wenn es sich nicht um einen Massenanfall von Verletzten handelte, zeigt der Fall dennoch, wie wichtig es ist, sich über eine Notfallsituation einen ersten Eindruck zu verschaffen. Um diesen zu erhalten, ist ein strukturiertes Vorgehen hilfreich. „Strukturiert" heißt in diesem Fall: Eigenschutz beachten, Unfallgeschehen und Patienten sichten und kategorisieren und nach Abschluss der ersten Sichtung entscheiden, ob die zur Verfügung stehenden Rettungsmittel ausreichen (wie in diesem Fall) oder nicht. Sollten diese nicht ausreichend sein, sind entsprechende Rettungsmittel über die Rettungsleitstelle nachzufordern.

Für den Fall eines wirklichen Massenanfall von Verletzten, haben sich einige Algorithmen bei den Versorgungsstrategien bewährt [3, 4], die jedoch an dieser Stelle nicht weiter diskutiert werden sollen.

11.1 Fazit

Neben der Eigensicherung sowie der Verschaffung eines schnellen Überblicks in Form einer Sichtung muss zeitnah entschieden werden, ob die zur Verfügung stehenden Ressourcen ausreichend sind oder falls nicht, müssen entsprechende Kräfte nachgefordert werden. Diese Aufgabe und die Leitung der medizinischen Versorgung gehört zunächst zu den Aufgaben des ersteintreffenden Notarztes.

Literatur

1. Beck A, Bayeff-Filloff M, Kanz K-G, Sauerland S (2005) Algorithmus für den Massenanfall von Verletzten an der Unfallstelle. Notfall + Rettungsmedizin 8:466–473
2. Beneker J, Marx FA, Mieck F, Reinhold T, Ekkernkamp A (2014) Großunfälle – Erfahrungen aus drei Realeinsätzen. Notarzt 30:206–217

3. Paul AO, Kay MV, Hornburger P, Kanz KG (2008) Mass casualty incident management by mSTaRT. MMW Fortschr Med 150:40–41
4. Wolf P, Bigalke M, Graf BM, Birkholz T, Dittmar MS (2014) Evaluation of a novel algorithm for primary mass casualty triage by paramedics in a physician manned EMS system: a dummy based trial. Scand J Trauma Resusc Emerg Med 22:50

Kollaps bei der Stallarbeit

Martin Dünser

▶Was in der Klinik häufig ist, ist häufig – wenn man Hufgetrappel hört, sollte man nach Pferden Ausschau halten, nicht nach Zebras – das erleichtert oft die Diagnose, sagen amerikanische Kollegen. Aber: es gibt auch immer die Ausnahme davon. Man kann zwar von einer statistischen Zahl ausgehen, aber darf dabei nicht vergessen, dass auch immer ein „Plus-Minus" oder eben ein Zebra existiert.

Donnerstag, später Vormittag auf einer unserer Intensivstationen. Die Verlegungs-berichte sind geschrieben, die Visite fast fertig. Alles sieht nach Mittagessen aus, bevor die Aufnahmen aus dem OP kommen. Doch dann meldet sich die Not-aufnahme: eine Patientin nach kardiopulmonaler Reanimation soll übernommen werden. Die 43-jährige kollabierte bei der bäuerlichen Stallarbeit. Nach Angaben des Notarztes wurde rasch mit der Laienreanimation begonnen, die nach kurzer Zeit von den Sanitätern des Rettungsdienstes fortgeführt wurde. Bei Eintreffen des Notarztes lag eine pulslose elektrische Aktivität vor. Angesichts des jungen Alters der Patientin und fehlender Vorerkrankungen (einzig erhebbar: Synkope 1 Woche vor dem Ereignis) wurde die kardiopulmonale Reanimation für insgesamt 60 min fortgeführt. Nach der 13. Injektion von Adrenalin, konvertierte eine Asy-stolie in ein Kammerflimmern, das erfolgreich defibrilliert werden konnte. Die Kreislauffunktion ist trotz der prolongierten kardiopulmonalen Reanimation stabil. Bei unauffälligem ST-Streckenbefund im EKG, fehlenden regionalen Wandbewe-gungsstörungen oder Rechtsherzbelastungszeichen in der Echokardiographie sowie blandem Schädel-CT (mit Kontrastmittel zum Ausschluss einer Basilaristhrom-bose) ist eine Reizleitungsstörung bei vorbestehendem Linksschenkelblock die

M. Dünser (✉)
Klinik für Anästhesiologie und Intensivmedizin, Kepler Universitätsklinikum, Linz, Österreich
E-Mail: Martin.Duenser@kepleruniklinikum.at

© Der/die Autor(en), exklusiv lizenziert durch Springer-Verlag GmbH, DE, ein Teil von
Springer Nature 2022
V. Wenzel (Hrsg.), *Fallbeispiele Notfallmedizin*,
https://doi.org/10.1007/978-3-662-63442-4_12

wahrscheinlichste Ursache des Kreislaufstillstandes. Das „Angenehme" bei Aufnahmen von Patienten nach kardiopulmonaler Reanimation ist der standardisierte
Ablauf, den uns die internationalen Leitlinien in die Hand geben: 1) Induktion
der Hypothermie auf 33.°C, 2) Zugänge legen, 3) Sedierung und Aufrechterhaltung der therapeutischen Hypothermie für 24 h, 4) langsame Wiedererwärmung
und 5) Stopp der Sedation zumeist 30–36 h nach der Aufnahme. Anschließend
kommt dieser Moment der Ungewissheit: die Hoffnung auf das Erwachen eines
neurologisch intakten Patienten, die leider allzu oft durch fehlende Reaktionen
des Patienten schwindet und nach 1–2 Tagen dem tristen, ja nahezu nihilisti-
schem Gefühl, ein weiteres Mal die Diagnose eines hypoxischen Hirnschadens
stellen zu müssen, Platz macht. Oft wird diese Phase des bangen Wartens noch
früher unterbrochen, nämlich durch einen zerebralen Krampfanfall – so wie bei
unserer Patientin. Wenige Minuten nach dem Sedierungsstopp entwickelt die Patientin einen generalisierten tonisch-klonischen Anfall, der zwar durch die Injektion
von Lorazepam durchbrochen werden kann, aber anschließend in einen nicht-
konvulsiven Status epilepticus übergeht. Dieser lässt sich erst nach 48 h durch
eine antiepileptische Dreiertherapie (Levetiracetam, Valproinsäure, Lacosamid)
unterbrechen. Die weiteren EEG-Befunde zeigen das, was alle bereits befürchtet
haben: langsame Theta-Delta-Aktivität ohne Reaktion auf exogene Reize. Auch die
Medianus-SSEP-evozierten Potenziale können lediglich auf einer Seite mit deutlicher Amplitudenminderung abgeleitet werden. All diese elektrophysiologischen
Befunde decken sich mit dem klinischen Bild der Patientin, die bei erhaltenen
Hirnstammreflexen tief komatös blieb. Nach der MRT-Diagnose von generalisierten Diffusionsstörungen in nahezu allen Kortexarealen und den Stammganglien
sowie der Attestierung einer infausten Prognose durch den neurologischen Kon-
siliararzt werden die bislang offen über den schlechten Verlauf aufgeklärten
Angehörigen mit der Option eines Therapieabbruches konfrontiert. Die gläubige
mehrköpfige Familie kann sich jedoch im Sinne der Patientin nicht zu einem
solchen Therapieabbruch entscheiden und wünscht die Fortsetzung der intensivmedizinischen Therapie inklusive Tracheotomie und PEG-Ernährungssonden-Anlage.
In der Gewissheit, die Patientin werde einen (persistierenden) vegetativen Status
entwickeln, werden wiederholte Angehörigengespräche geführt, in denen auf die
fehlenden Möglichkeiten einer neurologischen Erholung hingewiesen wird. Eines
dieser stets offenen und in freundlicher Atmosphäre geführten Gespräche verläuft
wie folgt. Ich höre mich den folgenden Satz sagen: „Wenn es meine Angehörige
wäre, würde ich nicht wollen, dass sie in einem solchen Zustand überlebt." Der
tiefe Glaube der Familie ist letztlich stärker als all unsere medizinische Gewissheit
eines nicht rehabilitierbaren hypoxischen Hirnschadens. 22 Tage nach Aufnahme
wird die Patientin auf die Neurorehabilitation verlegt. Im gesamten Team macht
sich das Gefühl breit, nicht alles getan zu haben, um die Patientin und insbesondere die Angehörige vor dem Schicksal eines vegetativen Zustandes bewahrt zu
haben. Dieses Gefühl bleibt bei einigen von uns noch längere Zeit bestehen bis –
ca. 2 Wochen später – der Neurologe überrascht und erfreut zugleich berichtet,
dass die Patientin auf ihr Umfeld zu reagieren beginnen würde. Kurze Zeit später ist sie kontaktfähig und kann die Rehabilitation nach 2 Monaten ins häusliche

Umfeld verlassen. Das einzige nachweisbare neurologische Defizit bei der Entlassung ist eine kortikale Sehstörung. Die Patientin hat uns seither zweimal mit
ihrer Familie besucht und zuletzt sogar berichtet, dass sie ihrer Arbeit am Bauern-
hof wieder nachgehen kann. Und beide Male habe ich mich für meine Aussage
entschuldigt, denn noch nie lagen wir bei der Abschätzung der neurologischen
Prognose so weit daneben.

Diskussion

Das therapeutische Temperaturmanagement nach kardiopulmonaler Reanimation verbesserte die neurologische Prognose wesentlich [1]. Gleichzeitig
wurde aber auch die Abschätzung der neurologischen Prognose verglichen mit der Zeit vor der Einführung der therapeutischen Hypothermie
deutlich komplexer [2]. Während früher klinische Zeichen, wie ein Status myoclonicus oder epilepticus, nach kardiopulmonaler Reanimation mit
einer falsch-positiven Rate von nahezu 0 % ein schlechtes Outcome vorhersagen konnten [3], waren nach Durchführung einer therapeutischen Hypothermie selbst vormals sichere Zeichen für ein schlechtes neurologisches
Outcome kaum mehr zu verwerten. Somit konnte die Wahrscheinlichkeit
einer funktionellen Erholung nur durch Interpretation der neurophysiologi-
schen Untersuchungsergebnisse gemeinsam mit der wiederholten klinischen
Untersuchung abgeschätzt werden. Erst mit der Zeit und durch die Analyse großer internationaler Datenbanken lernte man die Neuroprognose nach
kardiopulmonaler Reanimation mit anschließender therapeutischer Hypothermie besser abschätzen [4]. Nach derzeitigem Stand des Wissens weisen
gewisse Konstellationen aus klinisch-neurologischen, elektrophysiologischen
und laborchemischen Befunden auf ein sehr schlechtes Erholungspotenzial
(definiert als Tod, vegetativer Status oder schwere körperliche Behinderung)
hin [4, 5]. Damit liegt die falsch-positiv Rate wieder in vergleichbaren
Bereichen wie vor der Einführung der therapeutischen Hypothermie.

12.1   Fazit

Der geschilderte Verlauf der Patientin lässt aber auch an den Erkenntnissen zu
einer falsch-positiven Rate bei der Prädiktion einer neurologischen Erholung Zweifel aufkommen. Dennoch widerspricht er nicht der Literatur, die zwar für die
beobachtete Befundkonstellation im Mittelwert eine falsch-positive Rate (also die
Chance ein gutes Outcome für ein schlechtes zu halten) von 0 % beschreibt, aber
einen Konfidenzintervall von 0–3 % angibt [4–6]. Dies bedeutet, dass ein kleiner
Teil aller Patienten, die diese Symptomkonstellationen aufweisen, dennoch eine
gute neurologische Prognose haben. Es gibt derzeit keinen Hinweis, wie man
diese einzelnen Patienten identifizieren kann. Vielleicht sind es subtile klinische
Hinweise, die wir noch nicht zu erkennen oder interpretieren wissen, die aber

dennoch eine so wertvolle Information liefern, dass kein Therapieabbruch durchgeführt werden sollte. Gäbe es solche klinischen oder andersartigen Zeichen, so haben wir diese bei der beschriebenen Patientin ganz offensichtlich übersehen.

Literatur

1. Arrich J, Holzer M, Havel C et al (2012) Hypothermia for neuroprotection in adults after cardiopulmonary resuscitation. Cochrane Database Syst Rev 9:CD004128
2. Rossetti AO, Oddo M, Logroscino G et al (2010) Prognostication after cardiac arrest and hypothermia: a prospective study. Ann Neurol 67:301–307
3. Young GB (2009) Clinical practice. Neurologic prognosis after cardiac arrest. N Engl J Med 361:605–611
4. Sandroni C, Cavallaro F, Callaway CW et al (2013) Predictors of poor neurological outcome in adults of cardiac arrest: a systematic review and meta-anylsis. Part 2. Patients treated with therapeutic hypothermia. Resuscitation 84:1324–1338
5. Oddo M, Rossetti AO (2014) Early multimodal prediction after cardiac arrest in patients treated with hypothermia. Crit Care Med 42:1340–1347
6. Kamps MJ, Horn J, Oddo M et al (2013) Prognostication of neurologic outcome in cardiac arrest patients after mild therapeutic hypothermia: a meta-analysis of the current literature. Intensive Care Med 39:1671–1682

Sturz in eisiges Wasser

13

Luise Schnitzer

►Bei einem Unfall ist neben den Fragen der Verletzung auch der auslösende Mechanismus wichtig um nicht nur das Symptom zu behandeln, sondern auch kausal therapieren zu können. Manchmal ist Verletzung und Mechanismus völlig evident, manchmal muss man hartnäckig fragen- wie in diesem Fall.

Unsere Einsatzmeldung lautet: „Person im Wasser". Es ist ein kalter Novembertag, es wird langsam dunkel. Passanten haben in einem Kanal eine Person entdeckt und die Feuerwehr alarmiert. Die Person treibt still im Wasser und bewegt sich nicht. Ein zugeworfener Rettungsring schwimmt schon im Wasser, ist aber schon zu weit von der Person abgetrieben. Die Rettungskräfte vom RTW haben ein Rettungsboot von der Feuerwehr nachalarmiert und versuchen nun, der im Wasser treibenden Person zu helfen, indem sie ihr eine Leine zuwerfen, was aber nicht gelingt. Nach ca. 8 min erreicht uns die Mannschaft vom Rettungsboot, das rasch zu Wasser gelassen wird. Sie steuern schnell auf die Person im Wasser zu und rufen sie. Doch zu unserem Erstaunen regt sich nun die Patientin und schwimmt dem Rettungsboot davon. Es dauert noch eine geraume Zeit, bis die Bootsmannschaft die Person im Wasser letztendlich erreicht und sie mit vereinten Kräften in das Boot ziehen kann. Völlig durchnässt und unterkühlt sitzt die Patientin auf der Trage – wir ziehen ihr die nassen Kleider aus und hüllen sie in eine warme Decke. Die körperliche Untersuchung ergibt keine schwerwiegenden Befunde: der Kreislauf ist stabil, der Blutdruck 120/70 mmHg, die Herzfrequenz liegt bei 57/min, die Körpertemperatur bei 35,4.°C. Nachdem die Frau sich etwas von der Aufregung erholt hat, kann sie, immer noch schlotternd, auf unsere vielen Fragen antworten.

L. Schnitzer (✉)
Medizinische Klinik für Kardiologie und Pulmologie, Charité Universitätsmedizin Berlin, Berlin, Deutschland
E-Mail: l.schnitzer@gmx.de

V. Wenzel (Hrsg.), *Fallbeispiele Notfallmedizin*,
https://doi.org/10.1007/978-3-662-63442-4_13

Sie sei unverheiratet und hat keine näheren Angehörigen. Sie hatte einen schönen Beruf, der ihr eine ausreichend gute Rente ermöglicht. Sie hat wenige, aber gute Freunde, die meisten in ihrem Alter, die aber auch schon etwas gebrechlich sind und von ihren Familien versorgt werden. Sie ist immer gesund und sportlich gewesen, doch nun lassen ihre Kräfte nach und die Versorgung ihres Haushalts wird immer beschwerlicher. Da sie niemandem zur Last fallen will, hat sie beschlossen, sich das Leben zu nehmen. Da sie immer eine begeisterte Schwimmerin war und in ihrer Jugend an vielen Wettbewerben teilgenommen hat, empfand sie das Wasser als das richtige Element für ihr Vorhaben. Sie wollte untergehen – und war doch selbst sehr erstaunt, dass ihr dies nicht gelang. Immer, wenn sie untergetaucht war, sei der Impuls zu neuen Schwimmstößen stärker gewesen und sie hatte gehofft, irgendwann zu ermüden und unterzugehen, wenn sie lange genug im Wasser bliebe. Aber dann kamen das Rettungsboot und die Notärztin…
Während der Erzählung wird die Patientin immer lebhafter, sie wundert sich über sich selbst und freut sich auch sehr über die Fürsorge und das Interesse der gesamten Rettungsmannschaft. Mit einem schelmischen Lächeln bemerkt sie dann, dass sie froh darüber ist, ihre Zahnprothesen Zuhause gelassen zu haben – denn: „Die kann ich jetzt doch noch ganz gut gebrauchen!"

Im Krankenhaus wird die Patientin weiter versorgt, spezielle Maßnahmen sind bei der mäßigen Unterkühlung nicht erforderlich. Mehrere Gespräche mit dem Sozialdienst führen dann dazu, dass die Patientin anschließend in einem Seniorenheim untergebracht wird. Dort lebt sie sich schnell ein und freut sich bis heute, dass ihr Selbstmordversuch nicht erfolgreich war.

Diskussion
Die Rettung eines Patienten nach einem missglückten Suizid ist ein trauriger Grund für einen Einsatz, der aber – zumindest hier – seine humorvollen Seiten aufweist und ein gutes Ende gefunden hat. Das macht es für mich leichter, einem Patienten in einer scheinbar aussichtslosen Situation geholfen zu haben. Selbstmord ist immer ein doppelt trauriger Anlass und gelegentlich werde ich den Gedanken nicht los, ob ich wirklich im Sinne des Patienten handle, wenn ich versuche, ihn zu retten. Dies trifft umso mehr auf einen alten Menschen zu, der in seiner Vorstellung sein Leben gelebt hat und nun zu dem Schluss gekommen ist, dass es genug sei. Dennoch darf man nicht außer Acht lassen, dass gerade in dieser Situation oft nicht im Vordergrund steht, dass der Patient wirklich „lebensmüde" ist, sondern dass äußerliche Faktoren – wie etwa hier der Wunsch, niemandem zur Last zu fallen – oft Motivation für den Suizidversuch sind. Und wir müssen hierbei im Auge behalten, dass durch Aufmerksamkeit, Information und menschliches Interesse diese Faktoren leicht verändert werden können – sei es durch die Unterkunft in einem fürsorglichen Seniorenheim, durch das Herstellen von Kontakten zu relevanten Hilfsorganisationen oder durch therapeutische Maßnahmen. Bei vielen Suiziden – ob von jungen oder alten Menschen – stellt

sich anschließend heraus, dass die auslösenden Faktoren mithilfe von außen beherrschbar gewesen wären, der Patient aber entweder diese Hilfe nicht zur Verfügung oder nicht den Mut oder die Kraft hatte, danach zu fragen. Zwar wird man einen zum äußersten entschlossenen Suizidenten nicht vom Suizidversuch abhalten können; viele Suizidenten arbeiten aber nach einem erfolglosen Suizidversuch ihre Situation erfolgreich auf und haben danach eine normale Lebenserwartung.

Eine Studie der WHO zeigt: je älter Menschen werden, desto höher ist das Risiko, dass sie sich suizidieren. Im Jahr 2011 nahmen sich in Deutschland 10.000 Menschen das Leben, der Anteil der Menschen über 60 Jahren lag bei 40 %. Als Gründe, weshalb insbesondere ältere Menschen Selbstmord begehen wollen, werden in einer schwedischen Studie [1] Familienkonflikte, schwere Erkrankungen, Einsamkeit und eine depressive Erkrankungen genannt. Diese Gründe findet auch M. Wehr in ihrer Diplomarbeit [2]. Diese Ängste sind nachvollziehbar, denn sie betreffen unsere Selbstständigkeit und unsere menschliche Würde.

13.1   Fazit

Durch Suizide sterben in Deutschland jedes Jahr mehr als doppelt so viele Menschen wie durch Verkehrsunfälle. Die Hauptgründe eines Suizids beschreibt die Gotlandstudie [3]; in dieser Untersuchung konnte nachgewiesen werden, dass diagnostizierte Depressionen oftmals gut therapierbar sind und dadurch die Selbstmordrate deutlich gesenkt werden kann – 90 % der Suizidenten haben eine psychiatrische Diagnose oder ein entsprechendes Leiden. N. Erlemeier [4] kommt in seinem Buch zu dem Schluss:

Wir können Menschen nicht versprechen, sie von ihren Leiden im Alter zu befreien; aber ihnen anzubieten, sie in ihrer Not zu begleiten, würde vieles schon enorm erleichtern.

Literatur

1. Waern M, Rubenowitz E, Wilhelmson K (2003) Predictor of suicide in the old and elderly. Gerontology 49:328–334
2. Wehr M (2007) Suizid im Alter. DIPLOMARBEIT im Fachhochschulstudiengang Soziale Arbeit. Otto-Friedrich-Universität, Bamberg
3. Rihmer Z, Rutz W, Pihlgren H (1995) Depression and suicide on Gotland. An intensive study of all suicides before and after a depression-training programm for general practitioners. J Affec Disord 35(4):147–152.
4. Erlemeier N (Jahr) Suizidalität und Suizidprävention im höheren Lebensalter (Taschenbuch 29. Sep 2011), Kohlhammerverlag.

Erstickungsanfall im Seniorenheim

Peter Hilbert-Carius

▶Wie soll man sich verhalten, wenn man nicht sicher sein kann, dass etwas anderes verfügt ist, als das, was man in der Notfallsituation als erstes für richtig halten würde? Der vorliegende Fall greift ein wichtiges Problem auf, auf das die Rettungskräfte treffen können und für das es keinen universalen Lösungsansatz gibt.

An einem Sonntagmorgen wird die Besatzung eines RTHs mit der Einsatzmeldung „bewusstlose Person" von der Rettungsleitstelle alarmiert. Der Einsatz geht in ein Pflegeheim am Randgebiet einer größeren Stadt. Auf dem Flug zum Einsatzort, der ca. 5 min dauert, sind – außer dass ein RTW ebenfalls zum Einsatzort geschickt wurde – keine weiteren Informationen zu erfahren. Die Landung des RTHs ist direkt neben dem Heim möglich und aus der Luft kann man sehen, dass der RTW bereits eingetroffen ist. Beim Eintreffen des Notarztes beim Patienten zeigt sich folgendes Bild: Ein ca. 70-jähriger Mann liegt am Boden und ist zyanotisch. Durch die ersteingetroffene Rettungswagenbesatzung wird bereits eine kardiopulmonale Reanimation mittels Thoraxkompression und Maskenbeatmung mit Reservoirbeutel und Sauerstoffapplikation durchgeführt. Der Patient ist bereits an das EKG-Monitoring angeschlossen, in dem sich eine Asytolie in allen Ableitungen zeigte. Unter laufender kardiopulmonaler Reanimation ist vom Pflegepersonal folgendes zu erfahren: Der Patient habe gefrühstückt und plötzlich über Hustenreiz und Luftnot geklagt; kurz danach sei er bewusstlos geworden. Weiterhin bestünde eine Zuckerkrankheit und ein Bluthochdruck. Der Patient habe eine Patientenverfügung und wünsche keine Krankenhausbehandlung. Die Nachfrage,

P. Hilbert-Carius (✉)
Klinik für Anästhesiologie, Intensiv-, Notfallmedizin und Schmerztherapie, Bergmannstrost
BG-Klinikum Halle gGmbH, Halle/Saale, Deutschland
E-Mail: Dr.PeterHilbert@web.de

67

V. Wenzel (Hrsg.), *Fallbeispiele Notfallmedizin*,
https://doi.org/10.1007/978-3-662-63442-4_14

ob der Patient denn ein „bettlägeriger Pflegefall" sei, wird verneint und geäußert, dass der Patient noch sehr rüstig sei und sich im Pflegeheim weitgehend selbst versorgt. Während der kurzen Erhebung der Fremdanamnese wird unter Fortführung der kardiopulmonalen Reanimation durch den Notarzt ein venöser Zugang angelegt. An diesen werden eine balancierte Kristalloidinfusionslösung angehängt und 1 mg Adrenalin injiziert. Kurz danach zeigen sich im EKG einzelne Kammerkomplexe. Der Patient wurde nun mit einem 8,0 mm ID Tubus unter Sicht intubiert, wobei der Intubationssitus einem Cormack/Lehane Score II entspricht und die Intubation problemlos durchgeführt werden kann. Es zeigt sich jedoch, dass beim Vorschieben des Tubus bei ca. 18 cm Zahnreihe ein deutlicher Widerstand zu verspüren ist und der Tubus nicht weiter gegen den Widerstand vorgeschoben werden kann. Beim Versuch mittels Ambubeutel via Tubus zu beatmen, zeigt sich ein extrem hoher Beatmungswiderstand, der auch nach leichtem Zurückziehen weiterbesteht; es kann keine suffiziente Thoraxexkursion erreicht werden. Da der Tubus sicher in der Trachea liegt (Intubation unter Sicht) und die Fremdanamnese auf eine mögliche Aspiration schließen lässt, wird sich für folgendes weiteres Vorgehen entschieden: Es wird der Beatmungskonnektor des Tubus entfernt, der Tubus mit dem Fingertipp des Absaugschlauches der Absaugpumpe konnektiert und der Tubus unter maximalem Sog der Absaugpumpe entfernt.

Auf diese Art können 2 Scheiben Schinken, die direkt in den Tubus gesaugt werden, entfernt werden. Nach erneutem Einstellen zur Intubation können nochmals 2 Scheiben Schinken mittels Magill-Zange entfernt werden. Danach kann der Patient erneut problemlos intubiert werden und der Tubus lässt sich ohne Widerstand vorschieben. Auch eine Beatmung mit seitengleicher Belüftung der Lunge ist nun möglich. Nach Tubusfixierung und Beatmungseinstellung zeigt sich im EKG erneut eine Asystolie. Nach erneuter Injektion von 1 mg Adrenalin und Fortführung der kardiopulmonalen Reanimation mit 100 % Sauerstoffbeatmung via Tubus kann ca. 2 min nach Adrenalin-Injektion ein Spontankreislauf mit deutlich tastbarem Karotispuls verzeichnet werden. Im EKG zeigen sich zunächst supraventrikuläre und ventrikuläre Herzaktionen, die kurze Zeit später zu einem Sinusrhythmus konvertieren. Das endtidale Kohlendioxid steigt von 15–18 mmHg während der kardiopulmonalen Reanimation (nach erfolgreichem zweitem Intubationsversuch) auf 35–40 mmHg während dem wiedererlangten Spontankreislauf an. Es wird bereits präklinisch mit der Kühlung des Patienten durch entsprechende Kühlpacks begonnen, eine Analgosedierung mit Diazepam und Fentanyl eingeleitet und der Patient mittels RTW und Notarzt in eine Klinik der Maximalversorgung transportiert. Hier wird der Patient kreislaufstabil, ohne Katecholamine bei bestehendem Sinusrhythmus, übergeben. Die in der Klinik veranlasste kardiale Diagnostik zeigt eine mittelgradige koronare Herzkrankheit ohne massive Stenosen oder Herzinfarkt. Der Patient kann am 4. Tag nach dem Ereignis extubiert und nach 3 Wochen Krankenhausaufenthalt in eine Rehabilitationseinrichtung verlegt werden. Zum Verlegungszeitpunkt ist der Patienten wach, orientiert, jedoch in den kognitiven Leistungen noch verlangsamt.

Diskussion

Der geschilderte Fall demonstriert mehrere wichtige Aspekte, die man notfallmedizinisch beachten sollte. Zunächst trifft man einen betagten Patienten mit vorliegendem Kreislaufstillstand und bestehender Patientenverfügung an. Hier stellt sich die Frage, ob der Beginn oder auch die Fortführung einer kardiopulmonalen Reanimation überhaupt gerechtfertigt ist? Diese Frage ist grundsätzlich schwer zu beantworten und es gibt hierfür kein „Allheilmittel". Es sollen nur einige Argumente aufgeführt werden, die aus Sicht des Autors auch in der genannten oder einer ähnlichen Situation für den Beginn oder die Fortführung einer kardiopulmonalen Reanimation sprechen. Das Ereignis wurde beobachtet und das Zeitfenster bis zum Beginn der kardiopulmonalen Reanimation durch die Rettungswagenbesatzung war kurz, was für die Prognose grundsätzlich günstig erscheint, wobei die im EKG beobachtete initiale Asystolie eher eine ungünstige Prognose erwarten ließ [1]. Der Patient war zwar betagt, aber laut Aussage der Pflege noch selbstständig und aktiv. Aus den fremdanamnestischen Angaben und der bestehenden Dauermedikation ergab sich kein Hinweis auf limitierende Grunderkrankungen. Auch das Vorliegen einer möglichen Patientenverfügung sollte nicht grundsätzlich als Anlass genommen werden, eine kardiopulmonale Reanimation nicht einzuleiten. Weiterhin wird man in einer Reanimationssituation wohl kaum Zeit haben, sich der Patientenverfügung zu widmen, diese durchzulesen und zu entscheiden, ob die Verfügung jetzt auch gerade die vorliegende Situation abdeckt. Wie bereits oben erwähnt, gibt es kein „Allheilmittel" bezüglich Beginn und/oder Abbruch einer Reanimation und dies ist ein extrem situationsbezogener, individueller und teilweise schwieriger Prozess. Auch die aktuellen Leitlinien empfehlen zunächst grundsätzlich, mit der kardiopulmonalen Reanimation zu beginnen, um sie eventuell dann abzubrechen, wenn den Helfern eine Patientenverfügung präsentiert wird, die die Behandlung begrenzt [2]. In der geschilderten Situation (betagter Patient mit bestehender Patientenverfügung) waren wir im Nachhinein froh, die kardiopulmonale Reanimation konsequent durchgeführt zu haben.

Ein zweiter wichtiger Aspekt, der durch den Fall veranschaulicht wird, ist die Tatsache, dass Kreislaufstillstände auch im älteren Patientenkollektiv nicht zwangsläufig eine kardiale Ursache haben müssen. Neben den reinen kardialen Ursachen sollten leicht therapierbare reversible Ursachen immer in Betracht gezogen werden. Diese Ursachen werden mit den 4 Hs „Hypoxie, Hypovolämie, Hypo-/Hyperkalämie, Hypothermie" und den 4 Ts „tamponade (cardiac), toxins, thrombosis (coronary and pulmonary), tension pneumothorax" zusammengefasst [3]. Der vorliegende Fall zeigt eindrucksvoll, dass bei diesem Patienten die Ursache des Kreislaufstillstandes hypoxischer Natur aufgrund einer massiven Aspiration war. Dass dies nicht so selten ist, zeigt die Arbeit von Sakai et al. [4], die zeigen konnte, dass es bei 466 (19,8 %) von 2354 Patienten mit einer Aspiration zum Kreislaufstillstand kam. Wenn es zeitnah gelingt, durch die eingeleiteten Reanimationsmaßnahmen die Hypoxie zu beseitigen, sind die Aussichten auf eine erfolgreiche Reanimation oft sehr gut. So konnte auch in der bereits genannten Arbeit von Sakai et al. gezeigt werden, dass, wenn es präklinisch durch den Einsatz der Magill-Zange gelang, die Atemwegsverlegung zu beseitigen, dies ein Prädiktor für ein Überleben mit gutem neurologischem Outcome war [4]. Der geschilderte Fall bestätigt dies eindrücklich. Der fremdanamnestisch zu erhebende Befund, dass der Patient im Rahmen des Frühstücks plötzlich eine starke Hustenattacke mit folgender Luftnot entwickelte und kurze Zeit später bewusstlos wurde, muss zwangsläufig den Verdacht auf eine mögliche Aspiration lenken. Auch unter diesem Aspekt wäre ein Abbruch der laufenden kardiopulmonalen Reanimation, mit dem Wissen, dass eventuell eine leicht zu behebende reversible Ursache für den Kreislaufstillstand vorliegt, nicht zu rechtfertigen.

Die im vorliegenden Fall beschriebene Aspiration muss als massiv und ungewöhnlich bezeichnet werden. 4 Scheiben Schinken so tief in die Trachea zu aspirieren, dass diese bei der Laryngoskopie für die Intubation nicht sichtbar waren, wobei der beschriebene Cormack/Lehane-II-Score nur eine Sicht auf einen kleinen subglottischen Teil der Trachealhinterwand zulässt, ist schon erstaunlich. Dies zeigt, wie intensiv die Atembemühungen des Patienten gewesen sein müssen, dass ein derart hoher Unterdruck entwickelt wurde, dass der Schinken so tief in die Trachea gelangte. Da bei der Laryngoskopie kein Fremdkörper sichtbar war, machte auch der Primäreinsatz der Magill-Zange zur Beseitigung der beschriebenen Atemwegsobstruktion keinen Sinn. Es blieben daher in der Situation, als feststand, dass über den liegenden Tubus keine sinnvolle Ventilation möglich war, nur 2 Alternativen übrig. Einerseits hätte man mit viel Kraft versuchen können, den Tubus weiter vorzuschieben, um das Atemwegshindernis bis in den rechten Hauptbronchus zu schieben, um die Ventilation über die linke Lunge zu ermöglichen. Da aber der am Tubus spürbare Widerstand sehr hoch erschien, wurde von dieser Variante Abstand genommen, um nach der oben beschriebenen Methode vorzugehen. Die Entfernung des Tubus unter Sog erwies sich als erfolgreich und kann bei ähnlichen Fällen in Erwägung gezogen werden. Das beschriebene Verfahren hat sich während der notärztlichen und intensivmedizinischen Tätigkeit des Autors bereits mehrfach bewährt.

14.1   Fazit

Auch das Vorliegen einer Patientenverfügung muss nicht unweigerlich den Verzicht auf lebensrettende Maßnahmen bedeuten, besonders, wenn diese mit einer hohen Erfolgsaussicht behaftet sind. Bei einer massiven Aspiration von fester Nahrung bis tief in die Trachea wie im geschilderten Fall, sollte an die Möglichkeit der

Fremdkörperentfernung mittels kontinuierlichen Sogs am Tubus und langsamen Entfernen des Tubus gedacht werden.

Literatur

1. Andrew E, Nehme Z, Lijovic M, Bernard S, Smith K (2014) Outcomes following out-of-hospital cardiac arrest with an initial cardiac rhythm of asystole or pulseless electrical activity in Victoria. Australia. Resuscitation 85(11):1633–1639
2. Lippert FK, Raffay V, Georgiou M, Steen PA, Bossaert L (2010) Ethik der Reanimation und Entscheidungen am Lebensende. Notfall Rettungsmed 13:737–744
3. Deakin CD, Nolan JP, Soar J, Sunde K, Koster RW, Smith GB, Perkins GD (2010) Erweiterte Reanimationsmaßnahmen für Erwachsene („advanced life support"). Notfall Rettungsmed 13:559–620
4. Sakai T, Kitamura T, Iwami T, Nishiyama C, Tanigawa-Sugihara K, Hayashida S, Nishiuchi T, Kajino K, Irisawa T, Shiozaki T, Ogura H, Tasaki O, Kuwagata Y, Hiraide A, Shimazu T (2014) Effectiveness of prehospital Magill forceps use for out-of-hospital cardiac arrest due to foreign body airway obstruction in Osaka City. Scand J Trauma Resusc Emerg Med 22:53

Verkehrsunfall im Baustellenbereich

15

Sven Wolf

▶Es gibt Handgriffe und Vorgehensweisen, die in keinem Lehrbuch stehen, sondern aus der jahre- bzw. jahrzehntelangen Erfahrung anderer Notfallmediziner hervorgehen. Dieser Fall zeigt, dass genau diese Fertigkeiten im entscheidenden Moment Leben retten können.

Auf einer Bundesstraße kollidieren spätabends in einem Baustellenbereich ein LKW mit Auflieger frontal mit einem Niederflurgelenkbuss auf Leerfahrt. Beide Fahrer sind jeweils schwerverletzt und eingeklemmt, aber ansprechbar. An Rettungsmitteln wurden 2 NEFs, 2 RTWs, 2 Rüstzüge sowie ein Kranwagen alarmiert. Nach Ausleuchtung einer geeigneten Landestelle wird später auch ein RTH nachalarmiert. Beide Fahrzeuge kollidierten halbüberdeckt frontal auf Höhe der Fahrzeugführer mit einer Eindringtiefe von etwa 1 m. Der Busfahrer ist im Bein-/Beckenbereich eingeklemmt, kreislaufstabil, prima vista liegt eine geschlossene Oberarmschaftfraktur links, eine geschlossene Unterschenkelschaftfraktur rechts und eine Decollementverletzung am linken Oberschenkel vor. Der Lkw-Fahrer ist im linken Schulter-, Thorax- und Beckenbereich eingeklemmt, der linke Arm steckt bis über die Schulter (Akromioklavikular-Gelenk) in den zerstörten Dachaufbauten des Busses. Prima vista liegt eine Stirnplatzwunde, Schädel-Hirn-Trauma (Glasgow Coma Scale 13; bedingt ansprechbar), eine offene Oberarmverletzung links (in Höhe des Oberarmes zeigt sich unterhalb des zerstörten Busdaches ein stetiges Rinnsal offensichtlich gemischt arteriovenösen Blutes als Hinweis auf eine fulminante Gefäßverletzung) vor; der Blutdruck liegt bei 110/70 mmHg, die Herzfrequenz bei 118 und die Sauerstoffsättigung bei 95 % bei Raumluft.

S. Wolf (✉)
Notaufnahmezentrum, DIAKOVERE Friederikenstift, Hannover, Deutschland
E-Mail: drsvenwolf@web.de

© Der/die Autor(en), exklusiv lizenziert durch Springer-Verlag GmbH, DE, ein Teil von
Springer Nature 2022
V. Wenzel (Hrsg.), *Fallbeispiele Notfallmedizin*,
https://doi.org/10.1007/978-3-662-63442-4_15

Die Ersteinschätzung der medizinisch-technischen Einsatzleitung geht davon aus, dass eine technische Rettung und medizinische Versorgung des Busfahrers dringlich, aber ohne wesentliche zu erwartende Probleme ist. Die Gefäßverletzung am linken Arm des LKW-Fahrers ist primär überhaupt nicht zugänglich; es gibt daher keine Möglichkeit einer manuellen Blutstillung oder Anlegen eines Tourniquets. Eine Crash-Rettung ist deshalb absolut indiziert; ein unkritisches schnelles Auseinanderziehen beider Fahrzeuge ist aufgrund der unübersichtlichen Impact-Situation im Bereich LKW/Busdach/Arm des Fahrers jedoch nicht möglich – die ungefähre Zeit zum Abtragen des Busdaches im Bereich des Armes durch die Feuerwehr beträgt ca. 30–45 min.

Nach der technischen Rettung und der medizinischen Erstversorgung des kreislaufstabilen, ansprechbaren und orientierten Busfahrers erfolgt der Abtransport mit einem RTW und NEF in ein Haus der Schwerpunktversorgung. Die Versorgung des LKW-Fahrers erfolgt zunächst mit zwei 14-G-Zugängen (venös) am rechten Arm (2000 ml Ringer-Lösung) und Immobilisierung der Halswirbelsäule. Bei zunehmender Kreislaufdepression (Blutdruck 90/00 mmHg Herzfrequenz 135, Sauerstoff-Sättigung 95 % unter 2 l/min O_2 über Nasenbrille) wird eine Indikation zur Intubation des sitzenden Patienten gestellt, was problemlos mit 15 mg Midazolam und 0,2 mg Fentanyl gelingt. Nach kurzer Diskussion und Abwägung der medizinisch-technischen Optionen (unkontrollierte, nicht zugängliche Blutung bei einem eingeklemmten Patienten) entschließt sich der Notarzt zu einer offen-chirurgischen Intervention im Bereich des linken Armes. Nach einer Sprühdesinfektion an der linken Schulter misslingt zunächst das Ankleben eines sterilen Lochtuchs an der Klavikula aufgrund der liegenden Halswirbelsäulen-Orthese (Stiff-neck); das sterile Lochtuch wird dann hinter den Thorax gestopft. Nach Palpation der Klavikula und der lateralen Begrenzung des M. sternocleidomastoideus wird ein längs verlaufender, 5 cm langer Hautschnitt mit dem Skalpell direkt auf die kraniale Klavikulakante lateral des Sternocleidomastoideus mit Durchtrennung von Platysma/Faszie vorgenommen. Anschließend wird stumpf präpariert bzw. mit dem Zeigefinger nach dorsal-medial-caudal bis auf die pulsierende A. subclavia/brachialis „gebohrt"; dann wird die Arterie mit dem Finger auf die darunterliegende erste Rippe komprimiert. Daraufhin sistiert die unkontrollierte Blutung sofort. Diese Position wird vom Notarzt für 23 min beibehalten, wobei er während der technischen Rettung wegen Verkrampfung des Fingers diesen 3 Mal wechseln muss. Die Kreislaufsituation bleibt auf niedrigem Niveau stabil. Ein Perfusor mit Arterenol wird vorbereitet, kommt aber im Verlauf nicht mehr zum Einsatz. Nach dem schrittweisen Abtrennen der zerstörten Dachteile mit Schere und Spreizer zeigt sich neben einer geschlossenen Ellenbogenluxationsfraktur eine tiefe Schnittwunde am Übergang vom medialen proximalen Oberarm zur vorderen Axillarlinie, die durch eine aufgerissene Blechkante des Daches verursacht wurde. Die gemischte Blutung aus der A. und V. brachialis kann dann durch manuelle Kompression mit dem Daumen bzw. der Faust axillär gegen den Humeruskopf bis in die Klinik kontrolliert werden. Die zuvor versuchte Anlage eines Tourniquets fast im Bereich der vorderen Axillarlinie scheitert an den anatomischen Gegebenheiten. Nach weiteren 19 min ist der Patient technisch befreit und wird mit einem Spineboard über die Arbeitsplattform gerettet. Der nachgeforderte RTH transportiert ihn dann in eine ca. 50 km entfernte Klinik der Maximalversorgung bei durchgehend stabilen Kreislaufverhältnissen. Nach initialer operativer Rekonstruktion der beiden Gefäße und Teilen des Plexus brachialis zeigt sich ein Jahr später ein gutes Outcome mit mäßigen neurologischen, motorisch-sensiblen Defiziten des linken Armes.

Diskussion

Die beschriebene chirurgische Intervention des Notarztes erinnert eher an ein abstraktes „live-saving-procedure" der Kriegschirurgie [3, 5], denn an eine Problemstellung mitten in einer der weltbesten rettungsdienstlichen Infrastrukturen. Unbestreitbar stand der Notarzt vor einer extremen „ultima-ratio-Situation" [4]. Im Rahmen des Curriculums unserer notärztlichen Ausbildung und in interdisziplinären, teilweise internationalen Kursformaten wie zum Beispiel ATLS© werden eingängige Entscheidungsparadigmen für präklinisches Vorgehen und Schockraummanagement vermittelt; etwa „stop the bleeding", „life before limb", und „treat first what kills first". Und daher wissen wir auch um die relativ hohe Mortalität offener, arterieller Extremitätenverletzungen [2]. Der oben beschriebene notfallchirurgische Zugang zu einer zentralen Extremitätenarterie findet sich in keinem gängigen Lehrbuch oder OP-Atlanten. Vermittelt wurde er unserem Notarzt im Rahmen eines DSTC©-Kurses [Definitive Surgical Trauma Care; ATLS©- und DSTC©-Kurse werden im deutschsprachigen Raum zum Beispiel von der Deutschen Gesellschaft für Unfallchirurgie (www.dgu-online.de) angeboten]. Begründet durch den charismatischen Johannesburger Traumachirurgen Kenneth D. Boffard richtet sich der 3-tägige Kurs grundsätzlich an alle akut-chirurgisch tätigen Ärzte [1]. Aufgrund des taktischen Schwerpunktes finden sich im Auditorium häufig Ärzte der Bundeswehr im geplanten Auslandseinsatz. Es werden teilweise unkonventionelle Tipps und Tricks auf Basis eines sehr großen Erfahrungsschatzes mit Hieb-, Stich- und Schussverletzungen theoretisch und praktisch vermittelt. Die meisten „skills", wie zum Beispiel die Schockraum-Thorakotomie mit temporärer Kontrolle einer perforierenden kardialen Verletzung mittels eines handelsüblichen Blasenkatheters, erfordern unabdingbar chirurgische Grundfertigkeiten und mindestens die Infrastruktur eines Schockraumes. Tourniquet und auch Notfallamputationen werden in unserer Rettungsdienstlandschaft immer wieder diskutiert und in Einzelfall-Kasuistiken beschrieben [6, 7]. Im konkreten Einzelfall wurde nach chirurgischer Intervention die zentrale Extremitätenarterie manuell gegen die erste Rippe komprimiert. Dieses „live-saving-procedure" ist und bleibt ein Extrembeispiel; es wird wohl niemals Einzug in unser reguläres Curriculum Notfallmedizin finden. Und dennoch war es in diesem Fall eine mutige ultima-ratio-Entscheidung ohne erkennbare Alternativen.

Während der Einsatznachbesprechung kam die Frage auf, warum die Arterie, wenn denn schon eine notfallchirurgische Intervention erfolgte, nicht gleich „abgeklemmt" wurde? Dies wurde im konkreten Einzelfall aus 3 Gründen nicht durchgeführt: In unmittelbarer anatomischer Nachbarschaft der A. subclavia befindet sich der Plexus brachialis und die Pleurakuppel, die Licht- bzw. Sichtverhältnisse lassen dies kaum zu, und der anatomische Situs liegt mindestens 5 cm unter Hautniveau und ist, selbst unter optimalen OP-Bedingungen (Langenbeckhaken, Sauger, 2 erfahrene Assistenten, OP-Leuchte, Gefäßsieb, Blutstillung) nur schwer darzustellen.

15.1   Fazit

Es lohnt sich grundsätzlich auch im Rettungsdienst, über den „Tellerrand" hinwegzuschauen. Sicherlich sind Ideen zur alternativen Blutungskontrolle bei Weitem nicht so essentiell wie Kenntnisse im alternativen Airway-Management. Aber selbst, wenn nur ein Notfall-Patient innerhalb von 10 Jahren davon profitieren sollte, ist man auf der Siegerseite!

Literatur

1. Boffard KD (2007) Manual of definitive surgical trauma care. Hodder Arnold, London
2. Gümbel D, Naundorf M, Napp M, Ekkernkamp A, Seifert J (2014) Diagnosis and management of peripheral vascular injuries. Unfallchirurg 117(5):445–459
3. Hodgetts TJ, Mahoney PF, Evans G, Brooks A (2002) Battlefield advanced life support. J R Army Med Corps 152(2 suppl):4–64
4. Holcomb JB, Champion HR (2001) Military damage control. Arch Surg 136:965–966
5. Husum H, Gilbert M, Wisborg T (2000) Save lives, save limbs: life support for victims of mines, wars and accidents. Third World Network, Penag
6. Johansen K, Daines M, Howey T, Helfet D, Hansen ST Jr (1990) Objective criteria accurately predict amputation following lower extremity trauma. J Trauma 30:568–572
7. Raines A, Lees J, Fry W, Parks A, Tuggle D (2014) Field amputation: response planning and legal considerations inspired by three separate amputaions. Am J Disaster Med 9(1):53–58

Bewusstlose Frau im Badezimmer

16

Martin Messelken

▶In diesem Fall steht das Hypothermie-Management im Mittelpunkt. Dabei spielt die Situation des Auffindens am Einsatzort eine entscheidende Rolle, die den Rettungsdienst und den Notarzt hier erwartet. Aus den Begebenheiten die richtigen Schlüsse zu ziehen, ist auch in diesem Fall mit Hindernissen verbunden.

Angehörige alarmieren an einem Januarmorgen 1984 Notarzt und Rettungsdienst. Der Notarzt und sein Team finden eine tief bewusstlose, wenig bekleidete adipöse junge Frau in Rückenlage auf dem Kachelboden eines nicht geheizten Badezimmers vor; sie war 13 h zuvor zuletzt gesehen worden. Wegen Depressionen sei sie in psychiatrischer Behandlung und habe bereits mehrere Selbstmordversuche hinter sich. Im Badezimmer finden sich leere Schachteln von Atosil®⁻, Saroten®⁻ und Ludiomil®-Tabletten (trizyklische Antidepressiva) und lassen abermals eine Intoxikation vermuten. Alle klinischen Befunde deuten auf eine vita minima bei stärkster Unterkühlung hin (eine genaue Temperaturmessung ist nicht machbar): mittelweite reaktionslose Pupillen, Bradykardie und schwacher zentraler Puls sowie Schnappatmung. Unter der Maßgabe einer äußerst schonenden Behandlung, zur Therapie der insuffizienten Atmung und zum Aspirationsschutz wird die Patientin zügig intubiert und kontrolliert beatmet. Wegen der vorherrschenden Kreislauf-Zentralisierung muss ein zentralvenöser Zugang gelegt werden, was ohne Probleme in der V. jugularis interna gelingt. Die anschließende intravenöse Injektion von Atropin zeigt aber keine Wirkung. Da man auf externe Wärmezufuhr im Rettungsdienst zum damaligen Zeitpunkt nicht vorbereitet ist, wird die Patientin lediglich in Decken eingepackt und unter Vermeidung von aktiver und

M. Messelken (✉)
Bad Boll, Deutschland

© Der/die Autor(en), exklusiv lizenziert durch Springer-Verlag GmbH, DE, ein Teil von
Springer Nature 2022
V. Wenzel (Hrsg.), *Fallbeispiele Notfallmedizin*,
https://doi.org/10.1007/978-3-662-63442-4_16

passiver Bewegung in den RTW gebracht, um in die internistisch geführte Intensivstation der nahegelegenen Klinik transportiert zu werden. Dort ergibt eine tief rektale Messung der Körpertemperatur 24,9°C.

Unter Fortführung der kontrollierten Beatmung findet eine allmähliche Wiedererwärmung statt, die mithilfe einer Hämofiltrationstechnik und einer Magenspülung mit 50 L warmen Wassers durchgeführt wird. So gelingt es innerhalb von 24 h, die Patientin unter Balancierung einer Flüssigkeitsbilanz und Wiederherstellung der kardiovaskulären und thermischen Homöostase ohne Probleme rasch zu weanen und zu extubieren. Abgesehen von einem kurzen Durchgangssyndrom weist die Patientin keine pathologische zentral neurologische Symptomatik auf. Da mittlerweile auch keine somatischen Störungen eingetreten sind und die Patientin in der nahegelegenen Klinik für Neurologie und Psychiatrie aufgrund ihrer Vorgeschichte bekannt ist, wird eine baldige Verlegung dorthin veranlasst [1].

Diskussion
Für den Rettungsdienst und die Notärzte stellen Patienten mit tiefer Hypothermie zu jeder Zeit ein erhebliches Problem dar, da die unbeabsichtigte Vermischung von Kern- und Schalenblut unter den Rettungsmaßnahmen zu dem gefürchteten Bergungstod (Afterdrop) führen kann. Daher ist der schonende Umgang mit dem Patienten bei allen Manipulationen von erheblicher Bedeutung. In erster Linie muss aber so früh wie möglich die zentrale Körpertemperatur bestimmt werden, um den Gefährdungsgrad einschätzen zu können. Hypothermie-Thermometer sind heute verfügbar, zur damaligen Zeit jedoch nicht. Daher war die Ausprägung der klinischen Symptome allein maßgebend für den Gefährdungsgrad. Unter Berücksichtigung der Umgebungsbedingungen und des klinischen Befundes war eine entsprechend tiefe Hypothermie zu erwarten. Die Anlage eines zentralvenösen Katheters unter diesen präklinischen Bedingungen wird heutzutage ebenfalls anders bewertet, steht doch mit der intraossären Punktionsmöglichkeit eine effiziente Technik zur Medikamentenapplikation zur Verfügung. Grundsätzlich wird die Injektion von kardiovaskulär wirksamen Medikamenten aber wegen einer schlecht kalkulierbaren Wirkung bei der Hypothermie kritisch gesehen.

Der Umgang mit derartig unterkühlten Patienten stellte viele Kliniken damals vor erhebliche Probleme, da die ausgefeilten Techniken und technische Unterstützungen zum Temperaturerhalt (noch) nicht regelhaft zur Verfügung standen. Insofern waren der klinische Einsatz und die Anwendung eines moderaten veno-venösen Hämofiltrationsverfahrens damals wie heute eine effektive und zielführende Maßnahme. Man wird heute zudem größten Wert auf die Zuweisung in eine geeignete Klinik legen, womöglich unter Inanspruchnahme der Luftrettung. Sollte es vorher oder während der Versorgung der Hypothermie zu einem Kreislaufstillstand kommen, sind in jedem Fall sofortige Reanimationsmaßnahmen angezeigt, die bei gleichzeitiger Anwendung extrakorporaler Unterstützungssysteme das Mittel der Wahl darstellen [2].

16.1   Fazit

Auch in unseren Breiten kommen lebensbedrohliche Unterkühlungen vor allem bei Patienten mit Intoxikationen durch Alkohol oder Medikamente immer wieder vor. Eine vita minima zu erkennen, sollte keine Schwierigkeit bereiten, eher sind es Patienten mit hypothermiebedingten Symptomen der Erschöpfung und Lähmung. Dabei spielt die Situation des Auffindens eine entscheidende Rolle, die den Rettungsdienst und den Notarzt auch an diese Differentialdiagnose denken lassen sollte.

Literatur

1. Meßelken M (1986) Tiefe Hypothermie bei suicidaler Tablettenintoxikation. Notfallmedizin 12:379–382
2. Brugger H, Putzer G, Paal P (2013) Accidental hypothermia. Anaesthesist 62(8):624–631

Zusammenbruch beim Tennisspiel

17

Hans-Richard Arntz

►Dieses Fallbeispiel zeigt auf, wie wichtig eine konsequente CPR sein kann, und wie überraschend ein Notfall seinen Lauf nehmen kann – auch noch über Jahre nach dem Ereignis.

Der Julitag ist ein brütend heißer Tag mit Temperaturen von etwa 39°C im Schatten. Dies hindert den damals 58-jährigen Patienten nicht daran, im Freien auf einem Sportgelände in Berlin Tennis zu spielen. Er ist bis auf eine mäßige arterielle Hypertonie bis zu diesem Tage nie ernsthaft krank gewesen und leistungsfähig. Am frühen Nachmittag, zur Zeit der größten Hitze, wird der RTH unter dem Stichwort „Reanimation" alarmiert – es ist ein Nachalarm durch einen bereits vor Ort befindlichen RTW der Berliner Feuerwehr. Nach wenigen Minuten Flugzeit übersehen wir bereits aus der Luft die Situation: die RTW-Besatzung ist dabei, eine auf dem Tennisplatz liegende Person zu reanimieren. Zwei weitere Personen stehen daneben. Eine Landemöglichkeit ist auf dem Platz nahe der Einsatzstelle gegeben und wird sofort von unserem Piloten genutzt. Beim Eintreffen am in der Sonnenhitze auf dem Tennisplatz liegenden Patienten wird uns von den weiter reanimierenden Feuerwehrleuten (Thoraxkompression, Maskenbeatmung) mitgeteilt, dass sie den Patienten bereits mehrfach erfolglos mit ihren automatischen externen Defibrillator defibrilliert hätten. Unter Einleitung der üblichen ersten erweiterten Reanimationsmaßnahmen (orotracheale Intubation, venöser Zugang über die V. jugularis externa) können wir weiteres in Erfahrung bringen: der Patient ist während des Tennisspiels plötzlich leblos zusammengebrochen. Eine Arzthelferin, die sich auf einem Nachbarplatz aufhielt, ist sofort zu Hilfe geeilt und hat mit einer weiteren Person die Laienreanimation eingeleitet. Beide Personen haben die Einsatzstelle kurz nach Eintreffen des RTWs bereits verlassen. Wer den Rettungsdienst alarmiert

H.-R. Arntz (✉)
Campus Benjamin Franklin, Charité, Universitätsmedizin Berlin, Berlin, Deutschland

V. Wenzel (Hrsg.), *Fallbeispiele Notfallmedizin*,
https://doi.org/10.1007/978-3-662-63442-4_17

hat, ist unklar. Die Lebensgefährtin des Patienten sitzt, da sie nicht weiterhelfen kann, im Schatten eines Baumes am Rande des Sportplatzes.

Diskussion

Die weiteren Maßnahmen folgten zunächst den Advanced-Cardiac-Life-Support-Leitlinien [1]: Adrenalin, wiederholt Amiodarion, erneute Defibrillationsversuche, die teilweise zu einem kurzen Erfolg mit nachweislich perfundierenden sehr langsamen Rhythmus (Karotispuls intermittierend sicher tastbar) führten. Ein Kreislauf war allerdings jeweils nur weniger als eine Minute nachweisbar und endete in erneutem Kammerflimmern. Spontanatmung war nicht zu beobachten. In der verzweifelten Lage wurde auch ein Versuch unternommen mit Lidocain das rezidivierende Kammerflimmern zu beeinflussen, was jedoch nicht gelang. Als weiteres Problem erwies sich, dass die gesamte anwesende Mannschaft schweißtriefend in der Gluthitze der Sonne trotz Abwechslung bei der Thoraxkompression langsam in einen Erschöpfungszustand geriet mit potenziellen negativen Auswirkungen auf die Effizienz der Kompressionen. Nicht nur die Mannschaft, auch der bisher benutzte Defibrillator des RTW wies Erschöpfungszeichen in Form immer längerer werdender Aufladephasen bis zur Defibrillationsbereitschaft auf. Nach Wechsel zum Defibrillator des RTH entschlossen wir uns unter Fortführung der o. g. Maßnahmen ein 12-Ableitungs-EKG vorzubereiten (d. h. einige Brustwandableitungen zunächst noch wegzulassen), um bei einer der nächsten Phasen mit perfundierendem Rhythmus ein komplettes EKG zu registrieren (die fehlenden Elektroden sollten dann schnell nachgeklebt werden). Die RTH-Besatzung war zu diesem Zeitpunkt bereits 30 min an der kardiopulmonalen Reanimation beteiligt, die RTW-Mannschaft ca. 40 min am reanimieren. Hinzu kam die geschätzte Zeit zwischen Kollaps und Eintreffen des RTWs von ebenfalls ca. 10 min, teilweise überbrückt durch Laienhelfer. Insgesamt näherte sich die Dauer der Reanimationsbemühungen zu diesem Zeitpunkt also bereits 1 h. Der Status war unverändert gekennzeichnet von der Reihenfolge Kammerflimmern–Defibrillation–gelegentlich kurze Kreislaufphasen mit auffällig langsamen Puls–erneutes Kammerflimmern. Wir sahen eine, wenn auch geringe Chance, darin mithilfe des EKG einen frischen Myokardinfarkt diagnostizieren zu können und den Patienten mit einer Lysetherapie zu stabilisieren. Wir hatten zu dieser Zeit bei einigen frisch reanimierten Patienten mit Infarktzeichen im noch vor Ort registrierten EKG sehr vielversprechende Verläufe gesehen – allerdings keine Erfahrung bei einem Fall, der wie der dieses Patienten gelagert war [2]. In der Tat bot sich kurz darauf die Gelegenheit zur EKG Registrierung in einer Periode mit tastbarem Puls von gut 1 min Dauer: Im EKG waren die charakteristischen Zeichen eines frischen inferioren Myokardinfarkts mit massiven ST-Streckenhebungen in den Ableitungen II, III und AvF sowie gegensinnige Senkungen in I und AvL erkennbar. Darüber hinaus bestand

ein totaler AV-Block mit einer Kammerfrequenz von ca. 30 Schlägen/min –
die Erklärung für den bereits vorher gefühlten auffällig langsamen Puls. Die
systemische Lysetherapie mit Begleitmedikation (Heparin + ASS) wurde
daraufhin sofort eingeleitet und der Reanimationsversuch unverändert fort-
gesetzt. Nach nochmaligem zwei oder dreimaligen Defibrillationsversuchen
stellte sich dann endlich ein stabiler, allerdings sehr bradykarder Ersatzrhythmus bei im Monitor erkennbarem persistierendem totalen AV-Block
ein. Da der systolische Blutdruck bei nur 70 mmHg lag, entschlossen wir
uns zur externen Ventrikelstimulation, die auch nach einigen Mühen stabil
gelang. Halb vergraben unter der aufwendigen, aber notwendigen appara-
tiven Ausstattung konnte der Patient dann zum Abtransport per RTW zu
der nächsten geeigneten Klinik mit invasiver Kardiologie gebracht werden.
Allerdings kam es dabei noch zu einer denkwürdigen Szene: die Lebensgefährtin des Patienten hatte während der ganzen Zeit im Schatten am Rande
des Sportplatzes gesessen. Als wir nun mit dem tief bewusstlosen beatmeten
Patienten auf der Trage an ihr vorbeigingen, fragte sie mit großen Augen,
ob sie nochmal kurz mit ihrem Mann sprechen könne. Ziemlich entgeis-
tert konnte ich ihr nur sagen, dass das jetzt nicht ginge, dass ihr Mann
wiederbelebt worden war mit einer sehr geringen, aber nicht ausgeschlos-
senen Überlebenschance und nannte ihr das Zielkrankenhaus. Der Verlauf
dort war nach initialer Standardversorgung u. a. mit einem passageren invasiven Schrittmacher wirklich ungewöhnlich. Da sich die ST-Streckenhebung
bereits deutlich zurückgebildet hatte, wurde auf eine koronare Akutinter-
vention verzichtet (was heutzutage sicher nicht mehr als optimal angesehen
würde [3]). Im EKG unter Einbeziehung der Ableitung V4rc zeigte sich
auch dort eine ST-Streckenhebung als Hinweis für eine rechtsventriku-
läre Infarktbeteiligung, die echokardiographisch und auch klinisch bestätigt
wurde. Der Patient entwickelte unter bereits wieder stabilen Kreislaufverhältnissen ein septisches Krankheitsbild auf dem Boden einer linksbasalen
Pneumonie, sodass er erst am 9. Tag extubiert werden konnte. Erstaunlich
war die neurologische Entwicklung, zumal in Anbetracht der Reanimati-
onsdauer von ca. 1 h: der Patient zeigt nur kurz geringe Zeichen eines
Durchgangssyndroms mit begrenzter retrograder Amnesie. Erst 15 Tage nach
Ereignis erfolgte eine Koronarographie. Sie ergab bei weitgehend unauffälligem Befund im Bereich der linken Koronararterie eine hochgradige
konzentrische Stenose im Bereich des distalen Drittels der rechten Koronararterie, die mit PTCA ohne Stent versorgt wurde. Im Echo fand sich bei
Entlassung eine Hypokinesie inferposterolateral als Relikt des Infarktes, alle
übrigen Befunde waren weitgehend normal. Eine Belastung war mit 75 W
am Ergometer bei Entlassung ohne Beschwerden möglich. Der Patient wurde
in die Anschlussheilbehandlung in eine Reha-Klinik entlassen.

   Umso erstaunter war ich, als ich einige Monate später einen Brief von
der inzwischen zur Ehefrau des Patienten gewordenen Begleiterin auf dem

Tennisplatz erhielt. Neben der erfreulichen Information über die Heirat berichtete sie von einem ohne Behinderung geführten, sehr aktiven gemeinsamen Leben. In Abständen von 3–4 Monaten bekomme ich von dem Ehepaar seither Ansichtskarten aus den verschiedensten Urlaubsgebieten einschließlich Berichten vom Skiurlaub etc. – zuletzt im Oktober 2014, mehr als 16 Jahre nach diesem für alle Beteiligten glücklichen Ausgang.

17.1   Fazit

So lange ein Patient Kammerflimmern hat, hat er eine Chance zu überleben.

Der Schlüssel zum Überleben liegt in der Hand von potenziellen Ersthelfern. Ohne das tatkräftige initiale Eingreifen der Arzthelferin und eines weiteren Helfers hätte der Patient vermutlich nicht überlebt. Dass die Arzthelferin oder die zweite Person Reanimationskenntnisse hatten, ist unklar, aber wahrscheinlich.

Ebenso wichtig ist die konsequente Weiterführung der Basismaßnahmen der CPR. Ohne die offensichtlich optimale Durchführung der CPR durch die beteiligten Rettungskräfte wäre das weitgehend schadlose Überleben des Patienten bei einer ca. 1 h dauernden Reanimation kaum vorstellbar.

Dass der Patient immer wieder kurze Phasen eines tastbaren Kreislaufs entwickelt hat, war sicher auch wichtig für sein Überleben. Es ist vorstellbar, dass zumindest bei einigen dieser z. B. längeren Phasen die „Uhr wieder auf 0" gestellt wurde.

Die Lysetherapie ist als unkontrollierte Routine bei der Reanimation nicht generell indiziert [3]. An sie sollte jedoch in bestimmten Situationen, z. B. bei Patienten, die zwischenzeitlich einen instabilen Kreislauf entwickeln, gedacht werden. Besonders sinnvoll erscheint der Lyseversuch bei Patienten, bei denen es gelingt ein 12-Ableitungs-EKG zu registrieren und einen ST-Streckenhebungsinfarkt nachzuweisen (natürlich ist die Lyse auch die Standardtherapie bei fulminanter Lungenarterienembolie im Schock oder bei Reanimationsnotwendigkeit).

Literatur

1. Wenzel V, Russo SG, Arntz HR, Bahr J, Baubin MA, Böttiger BW, Dirks B, Kreimeier U, Fries M, Eich C (2010) Comments on the 2010 guidelines on cardiopulmonary resuscitation of the European Resuscitation Council. Anaesthesist 59(12):1105–1123
2. Arntz HR, Wenzel V, Dissmann R, Marschalk A, Breckwoldt J, Müller D (2008) Out-of-hospital thrombolysis during cardiopulmonary resuscitation in patients with high likelihood of ST-elevation myocardial infarction. Resuscitation 76(2):180–184
3. Böttiger BW, Arntz HR, Chamberlain DA, Bluhmki E, Belmans A, Danays T, Carli PA, Adgey JA, Bode C, Wenzel V, TROICA Trial Investigators, European , Resuscitation Council Study Group (2008) Thrombolysis during resuscitation for out-of-hospital cardiac arrest. N Engl J Med 359(25):2651–2662

Busunglück in Südtirol

18

Hermann Brugger

►Ein Busunglück in den Bergen kann die Rettungskräfte vor eine große Herausforderung stellen und kaum vorhersehbare Probleme mit sich bringen. Dieser Fall zeigt zudem, wie wichtig die Prävention von Großereignissen ist.

Als ich Österreich verließ und mich im Pustertal in Südtirol niederließ, gab es in Südtirol noch keinen geregelten Notarztdienst, obwohl die Unfallzahlen schockierend waren. Täglich ereigneten sich schwere Verkehrsunfälle auf den engen, schlecht gekennzeichneten und ungesicherten Straßen, Arbeitsunfälle auf entlegenen Berghöfen, oder Bergunfälle. Verletzte mussten oft lange auf Erste Hilfe warten und der Transport aus den Gebirgstälern ins Krankenhaus konnte Stunden dauern. In Einzelfällen wurden Militärhubschrauber eingesetzt, die eher als Truppentransporter, denn als RTH geeignet waren. Kurz nach meiner Niederlassung begann ich mithilfe der örtlichen Feuerwehr einen behelfsmäßigen Notarztdienst aufzubauen und bildete die Besten der Brandschutztruppe zu Notarztassistenten aus. Die Männer, die bisher das Brandlöschen gewohnt waren, übten tagelang in Autowracks, lernten Abseilen und andere Rettungstechniken, Reanimationsmaßnahmen und das Vorbereiten von Infusionen und Intubationen und halfen, einen Einsatzwagen notfallmedizinisch auszurüsten. Zu den Einsätzen wurde ich telefonisch tagsüber aus der Praxis und nachts aus dem Schlaf gerissen, nach wenigen Minuten befand ich mich im Rüstwagen, umgeben von meinen Sanitätern der Freiwilligen Feuerwehr, ein kurzes Briefing, dann ging es zur Unfallstelle.

Nur wenige Tage nach Abschluss der Ausbildung und Beginn dieses improvisierten Dienstes schrillt um 14 Uhr das Telefon: „Hier die Feuerwehr, Motorradfahrer in eine Schlucht gestürzt. Wir sind in einer Minute bei Dir!". Die tiefe Schlucht des Einsatzortes vor Augen hole ich meinen vorbereiteten Bergrettungsrucksack

H. Brugger (✉)
Eurac Research, Bozen, Italien, Medizinische Universität Innsbruck, Innsbruck, Österreich

aus dem Lager und steige in die Einsatzkleidung. Im bereits wartenden Rüstwagen frage ich nach den ersten Details. Nun heißt es, ein PKW sei abgestürzt, weitere Einzelheiten sind unbekannt. Das Tal mit unserem Einsatzort ist eine tief ins Gebirge geschnittene Schlucht zur Entwässerung der Dolomiten. Die Straße verläuft kurvenreich am Flusslauf entlang, ist in der gesamten Länge im Freien in den Felsen gehauen, ohne Tunnel oder sonstigen Schutz vor Steinschlag und Lawinen, hoch über dem Wasserlauf. Kurz bevor wir das Pustertal verlassen, um in das Tal einzubiegen, erreicht uns der Funkspruch: „Vollbesetzter Reisebus 100 m tief abgestürzt, Zahl der Unfallopfer nicht bekannt". Es sind nur noch wenige Meter bis zum Eingang in die Schlucht, in der es keine Telefon- und Funkverbindung mehr gibt: die letzte Chance, einen Notruf abzusetzen, um zusätzliche Einsatzkräfte zu alarmieren. Ich gebe Anweisung, weitere Ärzte aus dem Krankenhaus zu rekrutieren, setze den Helm auf und lege den Klettergurt an.

Auf der Fahrt durch die Schlucht sehen wir im Abgrund leblose Körper im Hochwasser aus der Schlucht treiben. Wir befürchten das Schlimmste. Nach wenigen Kilometern erreichen wir den Unfallort: eine durchbrochene Leitplanke, einen steilen felsdurchsetzten Hang mit abgeknickten Bäumen und Sträuchern und circa 50 m in der Tiefe einen total zertrümmerten Reisebus. Er liegt im reißenden Wildbach, die Sitze frei, das Dach hängt seitlich an einem Felsblock. Einige Überlebende haben die Straße erreicht und wanken ziellos umher, andere versuchen den steilen Hang heraufzuklettern, eine größere Anzahl von Menschen hingegen liegt tief unten am Flussufer, teilweise leblos, teilweise umgeben von Überlebenden, die versuchen, sie am Ufer festzumachen, damit sie nicht von den Fluten fortgerissen werden. Außer dem lauten Rauschen des Wildbaches ist kein Laut zu vernehmen. Kein Weinen, kein Jammern, verzweifelte Totenstille, Schockzustand.

Ich fordere alle Anwesenden auf, die Straße nicht zu verlassen, lasse Fixseile anbringen und Bergrettung, Rettungspersonal und Ärzte mobilisieren. Ich fixiere mein Seil an einem Rüstwagen und seile mich mit dem Notarztrucksack zur Unfallstelle ab. Dort sehe ich, dass der Großteil der Unfallopfer Kinder und Jugendliche sind. Zahlreiche Menschen hatten keine Lebenszeichen mehr. Der Bus liegt unerreichbar mehrere Meter vom Ufer des Flusses entfernt in der reißenden Flut. Vom Ufer aus kann ich einige leblose Körper zwischen den Sitzen erkennen. Inzwischen erreichen die ersten Bergretter den Ort und beginnen, Personal und Gerät abzuseilen. Nun wird durch die erst kürzlich in Bozen eingerichtete Landesnotrufzentrale Südtirolweit Katastrophenalarm ausgerufen, was eine Kette von ungeordneten lokalen Alarmierungen zur Folge hat. Aus allen Richtungen werden Mannschaften in Bewegung gesetzt, sodass die enge Straße die zahlreichen Fahrzeuge nicht mehr fassen kann. Umkehrmöglichkeiten gibt es so gut wie keine, so entsteht beim An- und Abtransport der Verletzten ein immenses Chaos, das die Rettung stark behindert. In der Luft hört man Helikopter kreisen, aber in der Schlucht gibt es keine Landemöglichkeit und der Einsatz der Rettungswinde direkt am Unfallort erscheint wegen der Enge der Schlucht zu riskant. Zu allem Überfluss gibt es aufgrund der Topographie absolut keinen Funk- oder Telefonkontakt nach außen. Die ersten Lageberichte, Nachforderungen und Anweisungen müssen über

Kuriere abgegeben werden. Es gibt weder einen organisierten Patientenablageplatz noch einen Behandlungsplatz.

Am Flussufer versuche ich, grob zu triagieren und lasse die ersten Schwerverletzten von meinen Feuerwehrsanitätern auf die Straße hieven, wo sie dann von den Ärzten des Krankenhauses übernommen werden. Über Leitern können wir angeseilt erstmals den Bus erreichen, was beim Hochwasser gefährlich ist. Zusammen mit 2 Feuerwehrleuten durchsuche ich das Wrack, allerdings weisen die meisten Menschen keine Lebenszeichen mehr auf, nur eine ältere Person liegt tief bewusstlos ohne Schmerzreaktion auf dem Mittelgang des Busses, hat Puls, einen Blutdruck von 80/40 mmHg und insuffiziente Spontanatmung. Nach Narkoseeinleitung, Intubation und Beatmung bringen wir die Frau an Land, hieven sie auf die Straße, wo sie einen Kreislaufstillstand erleidet und nach einem Reanimationsversuch verstirbt. Ich steige noch einmal zum Fluss hinab, suche ein weiteres Mal das Ufer ab und finde, eigenartigerweise mehrere Meter flussaufwärts, ein circa 12-jähriges Mädchen, tief bewusstlos, leichenblass und flach atmend. Inzwischen funktioniert die Rettungskette besser und das Kind wird auf einer Verletztentrage gelagert und im Flaschenzug nach oben gebracht. Zu zweit versuchen ein Anästhesist und ich das Menschenmögliche, um das Mädchen zu retten. Wir intubieren, geben Sauerstoff, Volumen und Vasopressoren. Wir können das Kind stabilisieren und mit einem RTW zum Landeplatz des Helikopters bringen, von wo es ins Krankenhaus geflogen wird. Leider überlebt auch dieses Opfer den Unfall nicht, sondern erliegt wenige Stunden später einer Ruptur der Vena cava inferior.

Diskussion

Insgesamt starben an diesem Unfall 18 Mitglieder einer Reisegruppe. 20 Personen überlebten, zum Teil schwer verletzt. Berücksichtigt man die schwierige Topographie des Unfallortes, die mangelhafte logistische Vorbereitung und das vollkommen fehlende Katastrophenmanagement, verlief die notfallmedizinische Versorgung zwar ohne Koordination, aber so improvisiert, dass nach etwa einer Stunde alle schwer und mittelschwer Verletzten geborgen, erstversorgt und auf dem Weg in ein Krankenhaus waren. Die gesamte Aktion wurde vor allem dadurch erschwert, dass RTH den Unfallort in der Schlucht nicht direkt erreichen konnten und einen Landeplatz anfliegen mussten, der sich circa 5 km entfernt an einer Talmündung befand. Dorthin mussten die Schwerverletzten zuerst mit der Krankentransportwagen gebracht werden, bevor sie ausgeflogen werden konnten.

In Südtirol wirkte der schwere Unfall wie ein Erdbeben, das die Verantwortlichen wachrüttelte. Zum einen wurde mit einem Schlag ersichtlich, wie gefährlich die Fahrt in eine der größten und weltbekanntesten Ferienregionen war. Die internationale Presse war voll von Negativschlagzeilen: „Katastrophaler Straßenzustand, riskanter Zugang zu einem der berühmtesten Skigebiete Europas". Das alarmierte die Tourismusbranche und die Forderung nach Abhilfe wurde aufgenommen. In den folgenden Jahren wurde das gesamte Straßenstück neu projektiert und eine völlig neue Trasse angelegt, zum großen Teil in Tunnels. Heute ist dieses Straßenstück eines der sichersten im Land und ein Absturz in die Schlucht so gut wie ausgeschlossen.

Zum anderen entstand nach dem Unfall eine heftige Diskussion über die notärztliche Versorgung in Südtirol; diese war jahrelang sträflich vernachlässigt worden. Kein Politiker hatte auf die zahlreichen nächtlichen Unfälle reagiert, Alkohol am Steuer war ein Kavaliersdelikt und ein Bergunfall selbstverschuldetes Schicksal. Erst ein Jahr vor dem Unfall war per Staatsgesetz die Einrichtung von Einsatzzentralen in allen Provinzen angeordnet worden; ein Jahr danach wurden landesweit Notarztdienste in den Krankenhäusern rund um die Uhr eingerichtet und nun rückten erstmals medizinisch ausgerüstete NEFs zu Notfällen aus.

18.1 Fazit

Es ist u. a. eine Frage der statistischen Häufigkeit und Geographie, wann es in einem bevölkerungsreichen Land zum nächsten Katastropheneinsatz kommt [1]. In diesem beschriebenen Fall waren wir absolut nicht darauf vorbereitet. Das Beispiel führt uns vor Augen, wie wichtig es ist, vorausschauend in Sicherheit und notfallmedizinische Versorgung zu investieren. Ob wir heute für einen Massenanfall von Verletzten jeder Größenordnung gerüstet sind, ist immer noch zweifelhaft. Die Öffentlichkeit ist nicht gewohnt zu agieren, sondern reagiert häufig erst dann, wenn etwas schiefgelaufen ist. Der Begriff Prävention hat zwar seinen Platz in der Medizin, weniger häufig aber in den politischen Gremien. Nach wie vor werden Gesetze oft erst dann formuliert, wenn es zu spät ist.

Literatur

1. Ciottone G (2006) Disaster medicine, 1. Aufl. Elsevier-Mosby, Philadelphia

Atemnot im Pflegeheim

19

Luise Schnitzer

▶Dieser Fall zeigt sehr eindrücklich, wie schwierig – für alle Beteiligten – der Umgang mit dem Thema Patientenverfügung und deren Umsetzung sein kann. Oft gibt es Diskrepanzen zwischen dem was gewünscht, und dem was gewollt ist.

Unser Alarmstichwort ist „Atemnot". Von der Pflegerin im Altenheim werden wir schon dringend erwartet – sie ist etwas hektisch und aufgeregt und führt uns zu einer 96-jährigen Patientin, die schwer atmend im Bett liegt. Sie hat die Augen geschlossen, ist zyanotisch und reagiert nicht auf Ansprache. Wir versorgen die Patientin zunächst mit Sauerstoff, was ihr schnell etwas Erleichterung bringt und ich versuche nun, etwas über den Krankheitsverlauf von der Patientin zu erfahren. Die Pflegerin berichtet, dass die Hausärztin schon vor einer Woche eine Antibiotikatherapie verordnet hat, die aber am Zustand der Patientin nichts veränderte – im Gegenteil sei es nun doch schlechter geworden und deshalb habe sie uns alarmiert. Sie kann die Versorgung der Patientin im Altenheim nicht mehr gewährleisten und bittet uns daher um eine Krankenhauseinweisung. Die Tochter der Patientin, die den Bericht bisher stillschweigend mitverfolgt hat, ergreift nun mit zitternder Stimme das Wort. Man merkt ihr an, dass sie sich nur schwer beherrschen kann. Sie berichtet, dass die Mutter in den letzten 3 Monaten mehrfach ins Krankenhaus eingeliefert worden war. Nach jeweils 1 Woche bis 10 Tagen wurde sie wieder ins Altenheim entlassen, um dann erneut nach wenigen Tagen ins Krankenhaus zurückverlegt zu werden. Sie leidet unter einer schweren biventrikulären Herzinsuffizienz, einer Niereninsuffizienz und bei ausgeprägter Adipositas unter massiven Stauungsödemen an beiden Beinen mit nässenden Ulzera an beiden Unterschenkeln. Schon bei ihrem Einzug in das Altersheim vor 2 Jahren wurde

L. Schnitzer (✉)
Charité Universitätsmedizin Berlin, Medizinische Klinik für Kardiologie und Pulmologie, Berlin, Deutschland

eine Patientenverfügung erstellt, in der festgelegt wurde, dass die Patientin nicht mehr auf einer Intensivstation behandelt werden möchte, dass sie weder künstlich beatmet noch künstlich ernährt werden will und bei einem Zustand, der keine Besserung mehr verspricht, auch jede weitere Behandlung ablehnt. Sie habe auch in der letzten Zeit immer häufiger den Wunsch geäußert, sterben zu dürfen.

Erst auf meine Bitte holt die Pflegerin die Patientenverfügung und ich bin nun doch sehr verwundert, dass wir überhaupt gerufen wurden. Die Pflegerin besteht gegen den Wunsch der Patientin und gegen den Wunsch der Tochter weiter auf einer Krankenhauseinweisung, weil sie die Patientin nicht leiden lassen möchte und „man ihr im Krankenhaus doch bisher immer ganz gut helfen konnte". Sie sei immer wieder im gebesserten Zustand zurückgekommen. In der Zwischenzeit haben wir die Sauerstoffgabe eingestellt, die Patientin atmet ruhig weiter, die Hautfarbe bleibt leicht livide verfärbt. Die Pflegerin wendet sich entrüstet ab und verlässt das Zimmer. Ich spreche mit der Tochter, sage ihr, dass ich den Wunsch der Patientin respektiere und sie nicht mehr ins Krankenhaus bringen werde. Da die Patientin offensichtlich keine Schmerzen hat, ist auch keine Medikation erforderlich. Die Tochter will bei der Mutter bleiben und im Sterbeprozess begleiten. Wir verlassen das Zimmer der Patientin.

Auf dem Flur treffe ich auf die entrüstete Pflegerin und versuche, sie etwas zu beruhigen. Ich frage sie, warum sie den Wunsch der Patientin nicht akzeptieren kann. Ich erkläre ihr, dass wir der Patientin nicht mehr wirklich helfen können, da keine Heilung mehr möglich sei. Dem widerspricht sie heftig. „Die Medizin habe durchaus Möglichkeiten" sagt sie, und jetzt, da die Patientin nicht in der Lage sei, die Situation zu erfassen und nicht mehr für sich selbst sprechen könne, fühle sie sich als Pflegerin verpflichtet, als ihr Anwalt zu handeln. Sie argumentiert, dass sie während ihrer Zeit auf der Intensivstation schon scheinbar aussichtslose Fälle erlebt hätte, die sich dann aber wieder gut erholt hätten und dasselbe könne auch bei dieser Patientin der Fall sein. Mir liegen viele Fragen auf der Zunge, die ich dann aber doch nicht stelle, da ich bei der jungen Frau keine Einsicht erwarten kann, und verlasse aufgewühlt das Heim. Obwohl ich meine Entscheidung nicht infrage stelle, bleibt das unbefriedigende Gefühl zurück, den Einsatz nicht optimal beendet zu haben, da es mir nicht gelang, der Pflegerin Einsicht in meine Entscheidung zu verschaffen. Ich hatte wohl den Eindruck, dass die Pflegerin „etwas Gutes" für die Patientin wollte. Auf der anderen Seite war allerdings auch nicht auszuschließen, dass man die sterbende Patientin „loswerden wollte" bzw. die Pflegerin mit dem Sterbeprozess überfordert war. Die Patientin verstarb in der gleichen Nacht; von weiteren Kommentaren der Pflegerin habe ich nichts mehr gehört.

Diskussion
Der unerschütterliche Glaube der jungen Pflegerin und das vermeintliche Vertrauen in die medizinischen Möglichkeiten haben mich verwirrt, aber auch frustriert. Ärzte können heilen, korrigieren, Lebenszeiten verlängern,

aber genauso gut können wir oft unnötig Krankenverläufe und Leiden verlängern [1–4]. Nicht umsonst hat sich der Begriff der „chronic critical illness"
entwickelt, da bestimmte Erkrankungen zwar therapiert werden können, aber
der Patient nicht mehr in ein selbst bestimmtes Leben rehabilitiert werden
kann [5]. Diese Patienten können zum Beispiel von einer Intensivstation in
eine Bettenstation verlegt werden, müssen dann aber oft wegen einer akuten
Verschlechterung schnell wieder auf der Intensivstation aufgenommen werden. Dieses „Karussell" zwischen Klinik und Altenheim bestand auch bei
dieser Patientin und ist menschenunwürdig, geht aber meist weiter, solange
niemand eine Entscheidung trifft. Die Grenzen, wann wir über das Ziel hin-
ausschießen und des Guten zu viel tun, sind fließend und schleichen sich oft
unauffällig ein [6, 7].

Als Ärzte haben wir die Aufgabe für das Wohlergehen („beneficence")
des Menschen zu sorgen, das Verbot zu schaden („Primum non nocere")
und das Recht auf Selbstbestimmung der Patienten (Prinzip der Autonomie)
einzuhalten. Das Prinzip der Schadensvermeidung („nonmaleficence") fordert, schädliche Eingriffe zu unterlassen. Auch die Gerechtigkeit („justice")
zu beachten, d. h. die generell knappen Ressourcen nur sinnvoll und gezielt
einzusetzen, ist notwendig. Durch die vielen Entwicklungen in der Medizin
und die enormen Möglichkeiten, die uns zur Verfügung stehen, sehen sich
Ärzte zunehmend insbesondere auch ethischen Herausforderungen gegenüber. Müssen wir jeden Patienten behandeln – jede Antibiotikatherapie
einsetzen, jede Dialyse durchführen, muss jeder Herzschrittmacher implantiert werden, jede Herzkathether-Untersuchung durchgeführt werden?[8] Wer
entscheidet über das Wohlergehen des Patienten, wenn er selbst nicht mehr
dazu in der Lage ist? Sehr oft erlebe ich die Situation, dass Patienten von
einem Bevollmächtigten vertreten werden, der weder den Patienten kennt,
noch über seinen Zustand ausreichend Bescheid weiß – aber in einer kritischen Situation entscheiden muss, ob eine Behandlung unterbleibt oder
durchgeführt wird. In den allermeisten Fällen, die ich bisher erlebt habe,
wird sich der (gesetzlich bestellte) Bevollmächtigte für eine Weiterbehand-
lung entscheiden, damit er rechtlich abgesichert ist – und nicht immer zu
Unrecht, wie in der Presse zu lesen ist [9].

19.1 Fazit

Wie weit geht das Prinzip des Nichtschadens („Primum non nocere") – ab wann
„schaden" Therapien oder Unterlassungen dem Patienten? Ich denke, hier kommt
der Aufklärungspflicht eine sehr bedeutende Rolle zu. Dem Patienten und den
Angehörigen die Grenzen aufzuzeigen, das wahrscheinliche Ende anzusprechen
und entsprechende Möglichkeiten durchzusprechen, ist wesentlich. Dass dies gut
gelingen kann, zeigt die Aufnahme in einem Hospiz. Hier ist Sterben kein Tabu,

der Tod wird erwartet und ist ein normaler Vorgang. Die Ängste dürfen ausgesprochen werden, sie werden verstanden und somit bleibt Raum für einen würdevollen Abschied. Ein solch offenes Gesprächsangebot über den zu erwartenden Verlauf der Erkrankung, über die Wünsche der Patienten sollte für alle schwer chronisch kranken Patienten eingefordert werden. Allein die Möglichkeit, darüber sprechen zu können, erleichtert dem Patienten (und den Angehörigen) die Entscheidung, wie weit die Behandlung vorangetrieben werden soll oder auch nicht. Im Krankenhaus ist oft zu beobachten, dass außerhalb der normalen Dienstzeiten Intensivstationen um Übernahme von austherapierten Patienten gebeten werden, die bei näherer Betrachtung bereits im Sterbeprozess sind. Selten findet man dabei eine „do-not-resuscitate"-Order, obwohl ausreichend Zeit gewesen war, dies mit dem Patienten zu besprechen. Ursache ist oft ein Verdrängen des Todes durch das medizinische Personal, den Patienten und den Angehörigen bzw. die Überforderung das Sterben zu akzeptieren. Durch unkritisches Fortführen der Therapie werden so bei Patienten und Angehörigen neue Hoffnungen geweckt, die aber keineswegs berechtigt sind. Es erscheint mir unwürdig einen sterbenden Patient sinnlos noch hektisch zu verlegen; jeder von uns stellt sich ein würdiges Sterben sicher anders vor. Das sollte medizinischem Fachpersonal immer bewusst sein: der Sterbeprozess ist Teil unseres Lebens. Den Angehörigen, die in der Regel nicht über ein ausreichendes Wissen der medizinischen Grundlagen verfügen, kann durch ein solches Gespräch auch die Angst genommen werden, etwas zu unterlassen oder sich schuldig gemacht zu haben.

Literatur

1. Girshovich J (2014) Wem gehört der Tod? Vom Recht auf Leben und Sterbehilfe. Kein & Aber, Zürich. ISBN 978-3-0369-5648-0
2. Bayertz K, Frewer A (2002) Ethische Kontroversen am Ende des menschlichen Lebens. Palm & Enke, Erlangen. ISBN 3-7896-0584-0
3. Barmeyer J (2003) Praktische Medizinethik: die moderne Medizin im Spannungsfeld zwischen naturwissenschaftlichem Denken und humanitärem Auftrag – ein Leitfaden für Studenten und Ärzte, 2. stark überarb. Aufl. LIT-Verl., Münster, S 175. ISBN 3-8258-4984-8
4. Coors M, Grützmann T, Peters T (Hrsg) (2014) Interkulturalität und Ethik. Der Umgang mit Fremdheit in Medizin und Pflege, Edition Ethik Band 13, Edition Ruprecht, Göttingen. ISBN 978-3-8469-0162-5
5. Janssens U et al (2013) Therapiezieländerung und Therapiebegleitung in der Intensivmedizin – Deutsche interdisziplinäre Vereinigung für Intensiv- und Notfallmedizin. Med Klin Intensivmed Notfmed 108:47–52
6. Trzeczak S (2013) Notfallmedizin: Ethische Kompetenz und praktische Erfahrung. Dtsch Ärztebl 110:A706
7. Trzeczak S (2014) Das medizinisch-ethische Dilemma von Reanimationsentscheidungen bei Notfallpatienten. Notfall Rettungsmed 17:613–619
8. Bathe J (2012) Notarzteinsätze in Alten- und Pflegeheimen – der NAW als Lückenbüßer. Dissertation, Medizinische Fakultät Charité – Universitätsmedizin Berlin
9. Applebaum GE, King JE, Finucane TE (1990) The outcome of CPR initated in nursing homes. J Am Geriatr Soc 37:197–200

Ein schwarzer Tag für den Rettungsdienst

20

Martin Messelken

►Wie viel kann ein Notarzt wirklich an einem Tag erleben und tragen? In diesem Fall wird deutlich, dass eine Serie von schlimmen Notfällen an einem Tag möglich ist und eine enorme Herausforderung darstellt, die auch die anwesenden helfenden Personen verarbeiten müssen, um keine psychisch langwirksamen Traumen davonzutragen; auch Notärzte dürfen um Hilfe bitten.

Es ist Wahlsonntag in den 1990er Jahren; der Amtsinhaber wird wiedergewählt. In einem einer Behörde angegliederten Haus lebt die Familie des Hausmeisters, der zugleich bei der Behörde als Hilfspolizist arbeitet. Er hätte längst im Wahllokal helfen sollen; da auf mehrfaches Klingeln seine Wohnungstür verschlossen bleibt, wird sie mittags gewaltsam geöffnet. Aufgrund der dramatischen Ersteindrücke wird gegen 14:00 Uhr ein Notarzt alarmiert. 7 min später bietet sich dem Notarzt und seinem Rettungswagenteam folgendes Bild: In der großen Dachgeschosswohnung herrscht eine atemberaubende Stille, der erste Blick fällt auf eine riesige Märklin-Modellbahnanlage. Danach werden in verschiedenen Zimmern 4 Kinder tot aufgefunden, sie sind zwischen 8 und 15 Jahre alt. Alle liegen bäuchlings in ihren Betten und weisen Einschussmarken an Kopf und Nacken auf. Ein Abwehrkampf scheint nirgends stattgefunden zu haben, ausgetretene Blutspuren sind bereits verkrustet. Im Schlafzimmerbett der Eltern findet man in halbsitzender Position den toten Ehemann mit einer Pistole in der Hand, er hat sich vermutlich selbst mit einem Kopfschuss getötet. Neben ihm sitzt seine reglose Ehefrau, sie scheint am Leben zu sein, wenngleich ohne jede sensomotorische Reaktion auf die nun anwesenden Menschen. Die ihr zugefügte Schusswunde befindet sich im Bereich der linken Augenhöhle, wo das dort ausgetretene Blut bereits verkrustet

M. Messelken (✉)
Bad Boll, Deutschland

© Der/die Autor(en), exklusiv lizenziert durch Springer-Verlag GmbH, DE, ein Teil von
Springer Nature 2022
V. Wenzel (Hrsg.), *Fallbeispiele Notfallmedizin*,
https://doi.org/10.1007/978-3-662-63442-4_20

ist. Sie bleibt reaktionslos und spricht kein Wort, weist aber normale Vitalfunktionen auf. Es erfolgt eine Rückmeldung an die Rettungsleitstelle mit dem Hinweis, dass in der voralarmierten Klinik lediglich mit einem Patienten gerechnet werden muss. Die ca. 50-jährige adipöse Patientin wird vom Notarzt nach rascher Erstversorgung in den Schockraum der zuständigen Klinik der Zentralversorgung transportiert; von dort wird sie später sekundär in eine Neurochirurgische Klinik verlegt. Anschließend begibt sich das Notarztteam zurück an den Einsatzort, um gemeinsam mit den Beamten der Kriminalpolizei die Leichenschau bei den 5 erschossenen Personen vorzunehmen. Die polizeilichen Ermittlungen ergeben später, dass der Hilfspolizist nachts vom Schichteinsatz kommend seine Familie mit der Dienstwaffe quasi exekutiert hat. Warum das ohne weiteres Aufsehen möglich war, wurde nie geklärt.

Für das Notarztteam kommt es unmittelbar danach zu einem Folgeeinsatz mit dem Meldebild „Kind liegt unter eingestürzter Mauer". Während einer Feier einer Familie mit Migrationshintergrund spielen Kinder an und auf einer brüchigen Mauer, die zusammenstürzt und eines der Kinder unter sich begräbt. Die Erwachsenen haben das leblose 5-jährige Kind bei Eintreffen des Notarztes bereits befreit. Man beginnt sofort mit der kardiopulmonalen Reanimation, die nach 30 min erfolglos abgebrochen wird, ohne jemals zumindest kurzzeitig einen Spontankreislauf hergestellt zu haben. Die anwesende Großfamilie begleitet die Maßnahmen mit lautstarker Anteilnahme, was die rettungsdienstlichen Kräfte und den Notarzt natürlich nicht unbeeindruckt lässt. Wegen der offensichtlich nicht natürlichen Todesursache muss auch hier die Polizei ermitteln.

Kurz nach Mitternacht wird ein weiterer Notarzteinsatz auf einer Landstraße zwischen 2 Ortschaften erforderlich, da ein Fußgänger angefahren worden ist. Nach dem Eintreffen am Einsatzort kann der Notarzt nur noch den Tod bei mit dem Leben nicht vereinbaren Verletzungen feststellen. Da der Unfallverursacher flüchtig ist, bleibt es bei der Dokumentation der Todesfeststellung und dem Leichenschauergebnis; auch hier ermittelt die Polizei.

Diskussion

Befinden sich Schusswaffen in einem Haushalt, ist natürlich die Gefahr gegeben, dass sie in kritischen Situationen auch eingesetzt werden. Nicht nur zu einer am ehesten zu rechtfertigenden Selbstverteidigung, sondern auch in Situationen von Verzweiflung und Selbstaufgabe [1]. Familiendramen ereignen sich bei derartigen Konstellationen immer wieder. Abgesehen davon, dass bei den hier geschilderten Einsätzen durch notärztliche Maßnahmen nur ein Menschenleben gerettet werden konnte, bestand für die Einsatzkräfte von Rettungsdienst und Notarztteam eine erhebliche psychische Belastungssituation. Zum damaligen Zeitpunkt in den 1990er Jahren waren Notfallseelsorge oder ähnlich professionelle Hilfe wie Kriseninterventionsteams noch nicht oder nicht überall verfügbar. Notärzte, Rettungssanitäter und Polizisten mussten mehr oder weniger allein mit der

Bewältigung derartig belastender Situationen fertig werden. Dies geschah auf unterschiedliche Art und Weise und hing eher vom Sozialisationsgrad als von der Bedürftigkeit ab. Heute gibt es für den Rettungs- und Notarztdienst hervorragende Ansätze zur Vorbeugung und Abwendung psychischer Belastungen. Dabei spielt interessanterweise auch die psychische Hilfe für Notfallpatienten eine wesentliche Rolle, denn je professioneller der Umgang mit Betroffenen, desto geringer sind die Belastungen für die Einsatzkräfte selbst. Das Akzeptieren psychischer Belastungen in der Arbeitswelt hat im betrieblichen Gesundheitsmanagement den angemessen hohen Stellenwert bekommen [2, 3].

Weiter kommt der Leichenschau im Zusammenhang mit nicht natürlichen Todesursachen wie Verbrechen oder Unfalltod eine erhebliche Bedeutung zu. Dabei sollte der Notarzt objektiv festzustellende Patienten- und Umgebungsbefunde sowie prämortal durchgeführte Maßnahmen suffizient dokumentieren und die Bestimmung des Todeszeitpunkts eher der Rechtsmedizin überlassen [4]. Auf keinen Fall sollte man sich dazu verleiten lassen, einen natürlichen Tod zu attestieren, wenn auch nur der geringste Anhalt für ein mögliches Gegenteil besteht. Gerade im Zusammenhang mit dem Tod älterer Menschen neigen einzelne Polizeibeamte gern dazu, die „Akten schnell schließen" zu wollen.

20.1   Fazit

Notärzte müssen auch für hohe psychische Belastungen, wie zum Beispiel mehrere Todesfeststellungen von Kindern, gut gerüstet sein, auch wenn der Anteil von Todesfeststellungen nur ca. 3–5 % aller Notarzteinsätze beträgt. Neben einer professionellen Anwendung rechtsmedizinischer Grundsätze und Beachtung der jeweils geltenden Bestattungsgesetze sollte eine Ereignis-orientierte psychosoziale Nachbereitung nicht nur in ausgewiesenen Fällen, sondern auch im Alltag stattfinden. Auch Notärzte dürfen um Hilfe bitten.

Literatur

1. Wintemute GJ (2008) Guns, fear, the constitution, and the public's health. N Engl J Med 358(14):1421–1424
2. D'Amelio RAC, Falkai P, Pajonk FG (2006) Psychologische Konzepte und Möglichkeiten der Krisenintervention in der Notfallmedizin. Notfall & Rettungsmedizin 9:194–204
3. Steil M (2010) Einsatzstress? So helfen Sie sich und anderen. ecomed SICHERHEIT, Landsberg am Lech
4. Nowak R (2013) Medikolegale Grundlagen. In: Dirks B (Hrsg) Die Notfallmedizin. Springer, Berlin, S 589–593

Die vier Entwicklungsphasen eines Mediziners

Joachim Koppenberg

►Welche Entwicklungsphasen durchläuft ein Mediziner nach seiner Ausbildung in der Praxis? Und wie kann er damit umgehen, wenn er sich noch in einer der ersten Phasen befindet, während er vor einem schwierigen medizinischen Problem steht? Dieser Fall zeigt sehr anschaulich, dass sich auch Ärzte ihrer Menschlich- und Fehlbarkeit bewusst sein sollten, um ihre Entscheidungen mit der nötigen Selbstreflexion zu fällen.

Die üblichen Entwicklungszustände eines Mediziners nach dem Studium lassen sich grob in vier Phasen einteilen, welche durchaus auch Relevanz für die Art der Behandlung und das Ergebnis unserer Patienten haben. Man beginnt nach dem Studium üblicherweise mit der Phase der „berechtigten Unsicherheit" (1), die nach einigen Jahren und in der Nähe der Facharztreife meist in die Phase der „unberechtigten Sicherheit" (2) übergeht. Nachdem man in dieser Phase dann die ein oder andere Beinahe- oder gar echte Katastrophe erlebt, rutschen die meisten (abgesehen von ein paar ganz Hartgesottenen) in die Phase der „unberechtigten Unsicherheit" (3). Erst wenn man dann dahingehend geläutert wird, dass man neben all dem Fachwissen und den technischen Fertigkeiten auch als Mediziner noch andere Dinge zwischen Himmel und Erde mit in die Entscheidungen einbeziehen muss, erreicht man hoffentlich irgendwann die Phase der „berechtigten Sicherheit" (4), wohl wissend, dass es eine 100 %tige Sicherheit nie geben wird.

Gerne berichte ich aus meiner persönlichen „Phase 2": Nach einem anstrengenden Routine-OP-Tag in der Kardioanästhesie springe ich kurzfristig für einen

J. Koppenberg (✉)
Abteilung für Anästhesiologie, Schmerztherapie und Rettungsmedizin, OSPIDAL – Center da sandà Engiadina Bassa, Scuol, Schweiz
E-Mail: Joachim.Koppenberg@cseb.ch

© Der/die Autor(en), exklusiv lizenziert durch Springer-Verlag GmbH, DE, ein Teil von Springer Nature 2022
V. Wenzel (Hrsg.), *Fallbeispiele Notfallmedizin*,
https://doi.org/10.1007/978-3-662-63442-4_21

erkrankten Kollegen für die städtische NAW-Nachtschicht im gleichen Krankenhaus ein. Einerseits schulde ich dem Kollegen einen getauschten Dienst,
andererseits habe ich gerade mit Bravour die Facharztprüfung absolviert und: Wer
tagsüber todkranke und hochkomplexe Patienten in der Kardioanästhesie betreut,
wird wohl auch nachts einen präklinischen, städtischen Notfallpatienten suffizient
versorgen können! Somit bin ich auch nicht besonders aufgeregt, als mich nach 3 h
Schlaf gegen 2 Uhr die Einsatzmeldung „Asthmaanfall" aus dem Bett holt. Nach
ca. 7 min Anfahrtszeit betrete ich noch etwas verschlafen die eher unordentlich
wirkende Wohnung der allein wohnenden 57-jährigen Patientin, die im Abendman-
tel sitzend am Küchentisch um Luft ringt. Sie wirkt stark agitiert, in der rechten
Hand hält sie ein Asthmaspray (Fenoterol). Parallel zur ersten Anamneseerhebung
werden ein 12-Kanal-EKG (Sinusrhythmus, Herzfrequenz 138/min, keine Hinweise für einen STEMI) und ein Pulsoximeter (SpO_2 = 97 %) angelegt sowie
der Blutdruck gemessen (RR = 180/100 mmHg). Die Patientin kann aufgrund
der schweren Atemnot nur „häppchenweise" Auskunft geben und bestätigt das
Meldebild „Asthmaanfall" bei langjährigem Asthmaleiden (Grundmedikation mit
inhalativem Kortikoid, langwirksamem $ß_2$-Mimetikum und oralem Theophyllin).
Parallel zur Anamnese werden via Nasensonde 4 l/min Sauerstoff appliziert.

Laut Auskunft der Patientin ist sie schon gegen 23 Uhr ins Bett gegangen
und dann gegen Mitternacht spontan aufgrund zunehmender Atemnot aufgewacht.
Das sei zwar eher ungewöhnlich, aber die Asthmaanfälle kämen sowieso recht
unregelmäßig und seien nicht vorhersehbar. Daher habe sie eine weitere Dosis
orales Theophyllin eingenommen, da sie sich in der Regel damit „ganz gut selbst
einstellen" könne. Zudem habe sie seitdem mehrfach mit dem kurzwirksamen
$ß_2$-Mimetikum (Fenoterol) inhaliert, allerdings sei der Anfall trotzdem immer
schlimmer geworden. Zudem lässt sich eine immer noch anhaltende Nikotinan-
amnese von 70 Packjahren ermitteln, was für mich als Nichtraucher als „Quittung"
für den aktuellen Anfall herhalten muss. Die Lungenauskultation ergibt ein abgeschwächtes Atemgeräusch beidseits, jedoch ohne Anzeichen einer Spastik oder
eines Brummens bzw. Pfeifens. Ein Anfänger wäre hier wohl stutzig geworden –
aber ich interpretiere dies natürlich im Rahmen des schweren Asthmaanfalls als
„silent lung" – ganz Profi eben! Nachdem sich die Patientin praktisch schon fast
alle Asthmamedikamente selbst verabreicht hat, lege ich einen i.-v.-Zugang und
überlege, was noch für Therapieoptionen bei einem derart schweren Asthmaanfall
übrig bleiben (Prednisolon? Terbutalin s.c.? Reproterol i.v.? Intubation mit Ketamin?). Nebenbei erkundige ich mich noch nach Allergien (keine) sowie weiteren
Begleiterkrankungen (schlecht eingestellter Hypertonus – wie auch gemessen –
und Hypercholesterinämie). Ganz beiläufig erwähnt die Patientin im Gespräch
dann noch links thorakale Schmerzen, welche sie jedoch mit der forcierten Atmung
in Verbindung bringt. Erstmals werde ich bei diesem Einsatz hellhörig und frage
genauer nach. Die Schmerzen seien kontinuierlich, nicht atemabhängig und ließen
sich auch durch Palpation nicht beeinflussen. Die Schmerzen hätten seit Beginn
des „Asthmaanfalls" stetig zugenommen und werden aktuell mit einer Stärke von
6/10 auf der Verbal Rating Scale angegeben. Zudem hätten diese einen brennenden

Charakter, eine Ausstrahlung wird jedoch verneint. Eine erneute Blutdruckmessung ergibt weiterhin Werte von 190/100 mmHg. Erstmals verlasse ich meinen nächtlichen „Autopilotmodus" und gehe mögliche Differenzialdiagnosen durch: Natürlich könnte es auch ein akutes Koronarsyndrom oder eine Lungenembolie sein. Wie also weiter? Vielleicht ist dies sogar wahrscheinlicher – liegt die Raumluftsättigung nicht bei 97 %? Wieso fällt mir jetzt erst auf, dass dies per se nicht zu einem schweren Asthmaanfall passt! Nun überlege ich mir v. a. die Schnittmenge der weiteren Therapieoptionen, welche beiden Diagnosen gerecht werden kann. Zunächst wäre es sicher keine schlechte Idee, den Blutdruck zu senken. Nach Gabe von zwei Hüben Nitro sublingual reduziert sich der Blutdruck auf 148/90 mmHg und die Patientin berichtet gleichzeitig über eine leichte Verbesserung der Schmerzen und der Atemnot – ein Asthmaanfall spricht in der Regel nicht auf Nitrospray an! Daraufhin verabreiche ich der Patientin fraktioniert (je 2 mg) Morphin i.v. zur Analgesie bis zu einer Beschwerdebesserung auf der Verbal Rating Scale von 6 auf 2. Gleichzeitig wird bei weiterhin erhöhten Blutdruckwerten ein Nitroperfusor installiert, da ich aufgrund der bekannten Asthmaanamnese auf die Injektion eines beta-Blockers, ebenso wie auf die Injektion von Aspirin, verzichten möchte.

Während mir einerseits das eigentliche Problem der Patientin (akutes Koronarsyndrom) immer deutlicher vor Augen geführt wird, desto mehr kommt in mir andererseits der Ärger über meine bisherige eigene Blindheit und Ignoranz hoch. Parallel wird der Transport in die internistische Notaufnahme mit dem V. a. ein akutes Koronarsyndrom vorbereitet und durchgeführt. Dort bestätigt sich laborchemisch ein Non-STEMI-Infarkt, welcher umgehend mithilfe einer perkutanen koronaren Intervention behandelt wird.

Diskussion

Was war passiert? Nun zunächst ganz einfach – die Patientin hatte initial ein nächtliches ischämisches kardiales Ereignis, dessen Beschwerden sie mit ihrem langjährigem Asthmaleiden in Verbindung brachte und deshalb auch entsprechend therapierte – und zwar mit β-mimetischen (Fenoterol) und koffeinähnlichen (Theophyllin) Medikamenten, die die Ischämie zunehmend verschlechterten – diese Medikamente sind nicht ohne Grund bei einem akuten Koronarsyndrom kontraindiziert! Und je schlechter es der Patientin ging, desto mehr Medikamente benutzte sie – ein echter iatrogener und exogener Teufelskreislauf! Aber wieso hatte ich diesen Mechanismus nicht früher durchschaut, mich solange täuschen lassen und trotz meiner aktuellen Tätigkeit in der Kardioanästhesie das akute Koronarsyndrom nicht sofort erkannt oder zumindest in Erwägung gezogen? Auch ganz einfach – weil es menschlich ist! Tatsächlich sind eben auch wir Ärzte nur allzu menschlich und fallen gerne wie alle anderen Menschen auf typische kognitive Fehlurteile herein. Der Grund dafür liegt in der sog. Heuristik begründet. Dabei werden aus Erfahrungswerten informelle bzw. unscharfe Regeln erstellt, was in komplexen Situationen dazu führt, kognitive Abkürzungen zu nehmen und so mit begrenztem Wissen unter Zeitdruck schnelle und pragmatische Lösungen zu finden [1, 2]. Dies führt zwar einerseits tatsächlich häufig zu adäquaten Lösungen, unglücklicherweise können diese Heuristiken aber auch schlicht und ergreifend grundlegend falsch sein. Wir wollen einige typische Fallstricke an dem geschilderten Fall genauer betrachten.

Zunächst beginnt alles mit der inneren Haltung, welche ich typischerweise in der Phase 2 („unberechtigten Sicherheit") einnahm. Selbstsicher und davon überzeugt, erfahren und sattelfest zu sein, förderte nicht gerade die kritische Selbstreflexion, welcher es im ärztlichen Beruf stets bedarf. Zunächst wurde das Meldebild „Asthmaanfall" durch die angetroffene Situation vor Ort und der Patientin selbst bestätigt. Hier tappte ich als erstes in die „Verfügbarkeitsfehler"-Falle („availability bias"), die die Tendenz beschreibt, die kognitiv „verfügbarste" Möglichkeit – also einfach das Offensichtlichste – anzunehmen [4]. Dazu gesellte sich praktisch parallel der „Ankereffekt" („anchoring bias"), einer der häufigen kognitiven Fallstricke. Dieser besagt, dass der als erstes gewonnene Eindruck einen übergroßen Einfluss auf das weitere Denkverhalten hat und man nur ungern von der ersten angebotenen Hypothese abweicht. Dies geht sogar so weit, dass widersprüchliche Informationen ignoriert werden – wie z. B. in diesem Fall eine völlig normale Raumluftsauerstoffsättigung von 97 % bei einem angeblich schweren Asthmaanfall. Im Gegenteil wurde gleich darauf der sogenannte „Bestätigungsfehler" („confirmation bias") begangen: Hier werden v. a. Hinweise gesucht und wahrgenommen, die die eigene Arbeitsdiagnose bestätigen – in diesem Fall der blande pulmonale Auskultationsbefund, welchen ich im Rahmen meiner Arbeitsdiagnose „Asthmaanfall" zu einer „silent lung" umdeutete, um ja nicht meine Arbeitshypothese infrage stellen zu müssen. Erst ein ganz klar nicht mehr passendes Symptom (Thoraxschmerzen) hatte mich aus meiner Selbstsicherheit und im wahrsten Sinne „aus dem Schlaf" gerissen und zum Nachdenken bzw. der Suche nach möglichen Differentialdiagnosen gebracht.

21.1   Fazit

Die wichtigste Lehre aus diesem Einsatz war für mich die Erkenntnis, dass es für eine optimale Versorgung unserer Patientin, neben dem rein fachlichen Wissen und handwerklichen Können, auch weitere Fähigkeiten braucht, von denen ich im Studium und meiner bisherigen ärztlichen Ausbildung rein gar nichts gehört, respektive gelernt hatte. Das wirklich Fatale daran ist, dass diese heuristischen Fehltritte tagtäglich unsere medizinische Denkweise beeinflussen und damit entscheidenden Einfluss auf das Outcome unserer Patienten haben. Wenngleich es natürlich extrem schwierig ist, sich nicht von diesen ein Leben lang antrainierten Heuristiken auf das Glatteis führen zu lassen, so lohnt es sich – übrigens auch für andere Lebensbereiche – sich mit diesen Denk- und Fehlermodellen intensiv auseinanderzusetzen. Die schärfste Waffe, die wir diesen geistigen Fehltritten entgegensetzen können, ist das „situationale Bewusstsein" („situational awareness"). Damit wird der Grad an Übereinstimmung zwischen unserer Sichtweise und der Realität in bestimmten Situationen beschrieben, die wir nur erhöhen können, indem wir die Situation und unsere Arbeitshypothese immer wieder kritisch hinterfragen und auf den Prüfstein stellen. Man könnte auch banal sagen: mit einem gewissen inneren Abstand und einem kühlen Kopf den Überblick behalten [3].

Um letztlich also die Phase 4 der „berechtigten Sicherheit" zu erreichen, empfiehlt es sich, folgenden Spruch zu beherzigen, welcher seitdem an meiner Umkleidetür zur täglichen Mahnung hängt: „Glaube nicht alles, was Du denkst!".

Literatur

1. Gausmann P, Henninger M, Koppenberg J (2015) Patientensicherheitsmanagement. De Gruyter, Berlin
2. St. Pierre M, Hofinger G (2014) Human Factors und Patientensicherheit in der Akutmedizin. Springer Verlag, Heidelberg
3. Dobelli R (2011) Die Kunst des klaren Denkens. Hanser, München
4. Wachter RM (2010) Fokus Patientensicherheit: Fehler vermeiden, Risiken managen. In: Koppenberg J, Gausmann P, Henninger M (Hrsg). ABW-Wissenschaftsverlag, Berlin

Sturz in den Gartenteich

22

Luise Schnitzer

▶Einsätze, bei denen die Patienten sehr klein sind, sind für alle Beteiligten immer sehr emotional und durchaus auch in der Nachverarbeitung belastend. Dieser Fall greift eine solche Situation auf und geht auch auf die Entwicklungen ein, die sich im Laufe der Zeit geändert haben.

2-jährige Zwillinge stürzen in einen Gartenteich – nach maximal 10 min, in denen die Kinder unbeobachtet sind, findet der ältere Bruder die beiden leblos und alarmiert den Vater, der die Kinder aus dem Wasser rettet und dann sofort die Feuerwehr alarmiert. Bei Eintreffen finde ich zwei leblose Kinder vor, die deutlich unterkühlt sind. Das EKG weist eine Asystolieauf, die Pupillen sind bei beiden Kindern maximal weit und reagieren nicht auf Licht. Von der Feuerwehr werden sehr engagiert bei beiden Kindern Thoraxkompressionen durchgeführt – meine Rettungsassistenten arbeiten mit Hochdruck – ich intubiere zuerst den Jungen, dann das Mädchen, lege nacheinander bei beiden einen intravenösen Zugang und injiziere Suprarenin. Bei beiden erscheint nach kurzer Zeit ein Sinusrhythmus, allerdings nur mit einer Frequenz von 80/min und sie bleiben noch drucklos, auch die Pupillen bleiben maximal weit. In der Zwischenzeit ist Verstärkung angekommen – eine Notarztkollegin übernimmt die Reanimation des Jungen und ich kümmere mich weiterhin um das Mädchen. Beide erhalten erneut Suprarenin injiziert und werden unentwegt mit Thoraxkompressionen weiterbehandelt und beatmet – immer wieder unterbrochen durch Absaugen des vielen Wassers, das die Kinder aspiriert haben.

L. Schnitzer (✉)
Medizinische Klinik für Kardiologie und Pulmologie, Charité Universitätsmedizin Berlin, Berlin, Deutschland

V. Wenzel (Hrsg.), *Fallbeispiele Notfallmedizin*,
https://doi.org/10.1007/978-3-662-63442-4_22

Nach ca. 15 min kardiopulmonaler Reanimation können wir einen Puls tasten, aber die Herzfrequenz bleibt ungenügend mit ca. 80/min, sodass die Thoraxkompressionen weiter durchgeführt wird. Viele Helfer sind in der Zwischenzeit angekommen – auch die Presse hat sich eingefunden. Ich habe noch nie eine so konzentrierte und harmonische Zusammenarbeit von Helfern und Feuerwehr erlebt: die Medienvertreter werden abgeschirmt, die Tragen werden vorbereitet, die die Thoraxkompressionen durchführenden Retter werden übergangslos abgewechselt, neue Sauerstoffflaschen sind da, bevor die alten verbraucht sind. Da die Kinder beide deutlich unterkühlt sind, beschließen wir, sie unter laufender Thoraxkompressionen zu transportieren und bringen sie in zwei verschiedene Krankenhäuser. Nach meiner Übergabe ernte ich skeptische Blicke, aber die Kollegen reanimieren engagiert noch 2 h weiter – insgesamt wird das Mädchen 3 h reanimiert – bis der Kreislauf stabil bleibt und die Frequenz ausreichend ist. Die Kerntemperatur bei dem Mädchen bei Aufnahme beträgt <28 °C und wird im Verlauf bei 32–34 °C belassen und erst im Verlauf langsam angehoben, sodass sie erst 72 h nach der Klinikaufnahme wieder eine normale Temperatur hat. Nach anfänglich erfreulichem Verlauf bei ihr und stabiler Atmungsfunktion verschlechtert sich die Oxygenierung dramatisch: im CT werden zunehmende bilaterale pulmonale Infiltrate festgestellt, es bildet sich eine Sepsis mit Multiorganversagen aus und letztendlich wird das Mädchen mit einer Hochfrequenz-Oszillationsbeatmung behandelt. Am 7. Tag kann man aufatmen; die Atem- und die Organfunktionen verbessern sich und die Sedierung kann reduziert werden. Sie erholt sich erstaunlich schnell und kann am 11. Tag gesund und ohne neurologische Schäden auf eine Bettenstation verlegt werden.

Im anderen Krankenhaus ist das Vorgehen ebenso dramatisch – auch der Junge muss noch weitere 1½ h reanimiert werden, seine Kerntemperatur beträgt bei Aufnahme <27 °C, die Pupillen bleiben ebenfalls weit und reagieren nicht auf Licht. Der einzige wesentliche Unterschied zum aktuellen Verlauf seiner Schwester ist, dass er einen Krampfanfall erleidet, der auch in der Folge noch gelegentlich auftritt. Sein intensivmedizinischer Verlauf gestaltet sich wesentlich einfacher als bei seiner Schwester; die Temperatur wird relativ rasch auf 37 °C angehoben. Er wird komplikationslos beatmet, der Kreislauf wird wie bei seiner Schwester milde mit Katecholaminen unterstützt. Er kann nach 6 Tagen extubiert werden. Dramatisch ist, dass nach Beendigung der Sedierung bei dem Jungen ein schweres neurologisches Defizitsyndrom mit Beuge- und Streckkrämpfen diagnostiziert wird.

Bei allen Helfern hat dieses Ereignis eine tiefe Bestürzung hinterlassen. Von einem beteiligten Feuerwehrmann habe ich erfahren, dass er sich nicht mehr in der Lage sah, weiter Einsatzdienst zu machen. Er ließ sich in die Rettungsleitstelle versetzen, um vom direkten Einsatzgeschehen nicht mehr betroffen zu sein. Die Familie schreibt mir jedes Jahr einen kleinen Gruß, berichtet vom Wohlergehen und den Fortschritten der Kinder. Sie laden mich und meinen Rettungsassistenten vom NAW ein, sie zu besuchen, dem wir gerne auch Folge leisten. Tief beeindruckt von der aufopferungs- und liebevollen Betreuung der Eltern können wir ein munteres 5 Jahre altes kleines Mädchen erleben, die gerne in den Kindergarten geht und ihren Bruder sehr lieb hat. Der Junge leidet unter einer Spastik, schaut sehr wach und neugierig, kann aber für uns nur unverständliche Worte formulieren. Ca. 16 Jahre später erhalte ich eine Einladung zu einem Vortrag, den die beiden „Kinder" – in der Zwischenzeit junge Erwachsene – vor einem Fachpublikum halten sollen; Thema: Kommunikation untereinander – wie wir uns verständigen. Es ist Ehrensache, dass ich zu diesem Vortrag gehe. Ehrfürchtig sitze ich im Hörsaal und erlebe, wie die Schwester den kleinen Vortrag einleitet und kommentiert und der Junge uns mithilfe technischer Mittel von seinen Hobbys berichtet, wie er mit der Mutter frühzeitig mit Bildertafeln geübt hat und später vom Vater im Umgang mit Computern geschult wurde. Der junge Mann ist in der Lage, seine Gedanken und Empfindungen zum Ausdruck zu bringen; z. B. seinen Ärger, dass ihn die Leute nicht ausreden lassen. Er tippt seine Sätze in einen Computer, was tatsächlich etwas dauert, und ein Sprachcomputer übersetzt seine Texte dann für die Umgebung in Sprache. Ich wünsche mir und allen anderen das kleine bisschen Geduld zum Zuhören – denn er und ähnlich Betroffene haben uns sicher viel zu sagen.

Diskussion
Die Kinder sind unterschiedlich behandelt worden – bei dem Mädchen wurde eine therapeutische Hypothermie beibehalten, bei dem Jungen wurde dies nicht durchgeführt; es ist möglich, dass dies einen Unterschied in der neurologischen Erholung ausgemacht hat. Wir wissen allerdings nichts Genaues über den zeitlichen Unfallhergang bei den beiden Kindern. Es wäre möglich, dass tatsächlich Zeitunterschiede der Hypoxiezeit entscheidend waren. Das Mädchen hatte einen komplizierten Verlauf mit einer schweren Sepsis mit Multiorganversagen [1], möglicherweise der Hypothermie geschuldet. Die Entwicklung und Verbesserung der therapeutischen Hypothermie schützen oder mindern neurologische Schäden [2, 3] und sind heute Standard bei der Nachbehandlung von kardiopulmonal reanimierten Patienten [2–4]. Es ist denkbar, dass die Unterschiede der Wiedererwärmung den unterschiedlichen Verlauf erklären. Die Leitlinien zur kardiopulmonalen Reanimation empfehlen eine Wiedererwärmung nach therapeutischer Hypothermie in einer Größenordnung von $\leq$0,5 °C/Stunde, eine Grenze, die (natürlich unter anderen Bedingungen) bei dem Mädchen wohl, bei dem Jungen allerdings nicht eingehalten wurde. Es wird aber auch eine schnellere Wiedererwärmung mittels Herzlungenmaschine oder einer extrakorporalen Membranoxygenierung bei starker Unterkühlung zum Beispiel nach Lawinenunfall diskutiert [5]. Der Junge hat sich nach den anfänglichen schlimmen neurologischen Befürchtungen doch noch recht gut erholt. Eine entscheidende Rolle hat sicher auch die unermüdliche Fürsorge der Eltern und Geschwister gespielt.

Ein weiterer Aspekt ist der posttraumatische Stress dieses Einsatzes bei den Helfern. Die Reanimation von zwei kleinen Kindern ist für jeden Betroffenen eine besondere Herausforderung, nicht nur im technischen Ablauf, sondern auch im Verarbeiten des Geschehen. „Das hätte auch mein Kind sein können!" hat sicher jeder der Beteiligten gedacht; aber auch: „Habe ich alles richtig gemacht?", „Habe ich etwas übersehen?" „War es meine Schuld?" Diese Fragen belasten und müssen verarbeitet werden. Glücklicherweise besteht heute die Möglichkeit – viel besser als früher – solche traumatischen Ereignisse durch Gespräche mit geschultem Personal von Kriseninterventionsteams besser zu bewältigen und nicht zu verdrängen.

22.1 Fazit

Neben der Annahme, dass unerwartet hervorragende Verläufe immer wieder passieren, ist es aber immer auch schwer, neurologische Befunde gerade bei Kindern in eine langfristige Perspektive einzuordnen und zu beurteilen. Heute sind wir zusätzlich in der Lage, mit technischen Hilfsmitteln verdeckte Talente zu entwickeln und Behinderungen zu kompensieren. Nur ein Jahrzehnt früher hätte der Junge wohl keinen Weg zu einer Kommunikation mit der Außenwelt finden können und wäre auf das vertraute häusliche Dasein beschränkt gewesen. Heute hat er die Möglichkeit, sich allen mitzuteilen und einen Beruf entsprechend seinen persönlichen Möglichkeiten zu erlernen.

Literatur

1. Vargas Hein O, Tritsch A, von Buch C, Kox WJ, Spies C (2004) Mild hypothermia after near drowning in twin toddlers. Crit Care 8:R353–357
2. Rittenberger JC, Callaway CW (2013) Temperature management and modern post-cardiac arrest care. N Engl J Med 369:2262–2263
3. Pwberdy MA, Callaway CW, Neumar RW et al (2010) Post-cardiac arrest care: 2010 American Heart Association guidelines foe cardiopulmonary resuciation and emergency cardiovascular care. Circulation 122(Suppl 3):S768–786 (Errata, Circulation 2011; 123(6):e237, 124(15):e403
4. Palmers PJ, Hiltrop N, Ameloot K, Timmermans P, Derdinande B, Sinnaeve P, Nieuwendijk R, Malbrain ML (2014) From therapeutic hypothermia towards targeted temperature management: a decade of evolution. Anaesthesiol Intensive Ther 47(2):156–161
5. Mair P, Brugger H, Mair B, Moroder L, Ruttmann E (2014) Is extracorporeal rewarming indicated in avalanche victims with unwitnessed hypothermic cardiorespiratory arrest? High Alt Med Biol 15(4):500–503. https://doi.org/10.1089/ham.2014.1066

Zwei Pathologien

Hans-Richard Arntz

▶Nicht immer, wie dieser Fall zeigt, sind die Symptome eindeutig auf ein Krankheitsbild zurückzuführen und nicht immer liegt nur ein Krankheitsbild vor – aber zum Glück gibt es, wie in dieser Situation, eine Therapie, die zwei Pathologien gleichzeitig behandeln kann.

Eine 58-jährige Patientin – wie wir am Einsatzort erfahren Ärztin – ist nach einer ca. 6-stündigen, von nur kurzen Pausen unterbrochenen Autofahrt beim Aussteigen aus ihrem Auto zusammengebrochen und nicht in der Lage, wieder aufzustehen. Wir werden unter dem Stichwort „plötzliche Bewusstlosigkeit" an einem Sommertag am frühen Abend alarmiert und treffen nach kurzer Flugzeit mit dem RTH etwa 15 min nach dem Ereignis bei der Patientin ein. Anamnestisch ist eine leichte Hypertonie sowie gelegentliche Migräneanfälle zu eruieren. Beides sei unter einer Beta-Blocker-Therapie seit längerer Zeit völlig stabil, so die Patientin. Wir sehen eine wache, schmerzfreie, zeitlich und örtlich, nicht jedoch bezüglich ihrer Symptomatik orientierte Patientin. Es bestehen eine offensichtlich akut aufgetretene komplette Hemiparese links und eine angedeutete Dysarthrie. Die Patientin gibt an, dass sie während der Autofahrt in den letzten Stunden zweimalig kurzfristig Sehstörungen im Sinne von Flimmerskotomem im rechten Gesichtsfeld und ein elektrisierendes Gefühl am rechten Zungenrand bemerkt hatte. Beides sei ihr als Prodromalerscheinung bei drohendem Migräneanfall bekannt. Nach mehrfachen Erklärungsversuchen ist die Patientin schließlich zu einem Transport mit unserem RTH in ein neurologisches Zentrum zu einer sofortigen kranialen Computertomographie bereit. Die mehrfachen Erklärungsversuche sind notwendig, weil die

H.-R. Arntz (✉)
Charité, Universitätsmedizin Berlin, Campus Benjamin Franklin, Berlin, Deutschland
E-Mail: HRArntz@t-online.de

Patientin die Diagnose eines Schlaganfalls mit Halbseitenlähmung wohl im Rahmen eines Apoplex-bedingten akuten Neglect-Syndroms strikt von sich weist. Wir wollen dagegen keine Minute wegen der Option einer thrombolytischen Therapie verlieren. Während der gesamten prähospitalen Versorgungszeit, einschließlich des Hubschraubertransportes, bleibt die Patientin völlig stabil und schmerzfrei. Allerdings scheint sich der Neglect beim Ausladen der Patientin aus dem Hubschrauber bereits zu verlieren, denn sie fragt zum ersten Mal ängstlich, ob sie wirklich einen Schlaganfall habe.

Unmittelbar bei der Übergabe an die im Vorfeld alarmierten und bereits wartenden Neurologen – unter zu diesem Zeitpunkt nicht mehr kontinuierlicher apparativer Überwachung – erleidet die Patientin scheinbar einen Krampfanfall. Die atypische, nach einigen Sekunden Krampf eintretende Blässe und der kurz darauf eintretende Atemstillstand beweisen jedoch, dass es sich um einen Adam-Stokes-Anfall handelt. In diesem Fall liegt die Ursache in einem akuten Kreislaufstillstand in Folge Kammerflimmerns, wie an einem rasch angelegten Monitor zu sehen ist; sofort wurde eine kardiopulmonale Reanimation eingeleitet. Nach wenigen Minuten und nach einmaliger Defibrillation ist der Kreislauf stabil und anhaltend wieder nachweisbar, jedoch sind eine Intubation und Beatmung sowie eine kurzfristige Sedierung notwendig. Im sofort registrierten EKG finden sich die Zeichen eines akuten inferioren Myokardinfarktes mit ST-Hebungen in II, III und aVF. Im unmittelbaren Anschluss wird ein kraniales Computertomogramm durchgeführt, dass sich ebenso wie eine transkranielle Dopplersonographie als unauffällig erweist. Nach einer kurzen Diskussion zwischen Kardiologen und Neurologen wird trotz der eingeschränkten Beurteilbarkeit des neurologischen Status der Entschluss gefasst, wegen der prognostisch schwerwiegenden neurologischen Symptomatik eine systemische Thrombolyse-Therapie einzuleiten und auf eine Koronarintervention zunächst zu verzichten. Das zu diesem Zeitpunkt knapp 100-minütige Zeitfenster seit Eintritt des Insultes gibt Hoffnung auf ein gutes Thrombolyse-Ergebnis. Die Möglichkeiten einer Koronarintervention scheinen dagegen zweitrangig. Zudem ist die Überlegung, dass die Thrombolyse auch eine effektive Therapie für den Herzinfarkt sein könnte, also beide Erkrankungen mit einem therapeutischen Prinzip angegangen werden können. Allerdings muss die Thrombolyse mit einer für den Myokardinfarkt reduzierten Dosis geführt werden. Darüber hinaus ist wegen der Gefahr einer massiven intrakraniellen Blutung der Verzicht auf die beim Herzinfarkt übliche adjuvante Therapie mit Aspirin und Heparin notwendig. Die Thrombolyse wird ca. 120 min nach Beginn der neurologischen Symptomatik mit rt-PA eingeleitet (0,9 mg/kg, initialer Bolus 10 % der Dosis und Applikation der Restdosis über 60 min). Die Patientin erwacht 2 h nach Beendigung der Thrombolyse spontan und ist nach kurzer Zeit voll orientiert. Klinisch-neurologisch findet sich zu diesem Zeitpunkt nur noch eine internukleäre Ophthalmoplegie rechts sowie eine inkomplette vertikale Blickparese nach oben. Weiterhin besteht eine Hemiataxie rechts sowie eine leichte Hemiparese links. Alle Symptome bilden sich bereits im Laufe der nächsten Tage bis auf eine handbetonte Störung der Feinmotorik rechts weitgehend zurück.

Im EKG entwickeln sich Q-Zacken inferior als Ausdruck eines ablaufenden akuten Hinterwandinfarkts. Die CK steigt auf maximal 186 U/l und die CK-MB auf 38 U/l an; der Troponin-T-Schnelltest ist positiv. Es besteht eine Hypokaliämie zum Zeitpunkt des Kammerflimmerns von 3,3 mmol/l. Klinische Zeichen der Herzinsuffizienz entwickeln sich nicht. Rhythmusstörungen werden ebenso nicht beobachtet. In einer 5 Tage nach dem Ereignis durchgeführten zerebralen Kernspintomographie demarkieren sich multiple ischämische Läsionen rechts pontin, cerebellär links sowie rechts fronto-parietal. In den folgenden kardiologischen Anschlussuntersuchungen findet sich beim Herzkatheter in der Ventrikulographie eine Hypokinesie der inferioren Wand des linken Ventrikels mit diskreter relativer Mitralinsuffizienz Grad 0–1. Signifikante Koronarstenosen werden nicht nachgewiesen. Im transösophagealen Echo zeigt sich nach Kontrastmittelgabe ein Kontrastmittelübertritt in den linken Vorhof als Zeichen eines offenen Foramen ovale, das prophylaktisch mit einem „Occluder" versorgt wird.

Diskussion

Dies ist der ungewöhnliche Fall einer erfolgreichen simultanen systemischen Thrombolyse-Behandlung von Hirn- und Herzinfarkt als Folge einer Koinzidenz dieser Ereignisse; Ätiopathogenetisch sind 3 Überlegungen anzustellen. Sehr selten sind zerebrale Infarkte eine Komplikation von Migräneattacken; die Inzidenz liegt bei ca. 1/100.000/Jahr. Dabei werden entzündliche Veränderungen der Gefäße, Embolien und arterielle Dissektionen diskutiert. Obwohl die Patientin auf der Reise erstmals seit Jahren wieder typische Migränesymptome erlebt hatte, ist der Nachweis multipler ischämischer Läsionen ein wichtiges Argument gegen die Annahme eines migräneassoziierten Hirninfarkts. Ungewöhnlich wäre auch ein migräneinduzierter Insult ohne anamnestischen Hinweis auf einen komplizierten Migräneverlauf (sog. Migraine accompagnée). Bei Patienten mit dieser Verlaufsform werden passagere neurologische Ausfälle beobachtet, gleichbedeutend mit einem erhöhten Risiko für ischämische Schlaganfälle. Die initiale kardiale Beschwerdefreiheit und das Kammerflimmern im Rahmen eines akut nach ischämischem Insult dokumentierten Myokardinfarkts lassen auch daran denken, dass der Infarkt sekundär in Folge der Schlaganfall-assoziierten akuten Stresssituation eingetreten sein könnte. Die wahrscheinlichste Ursache ist jedoch eine paradoxe Embolie. Hierfür spricht die Tatsache, dass die Hirninfarzierungen in multiplen Lokalisationen bei nachgewiesenem offenen Foramen ovale auftraten. Paradoxe Hirnembolien als Ursache sogenannter „kryptogener Schlaganfälle" werden bevorzugt bei jüngeren Personen unter 55 Jahren [1] beobachtet; unsere Patientin lag mit 58 Jahren zumindest noch nicht weit außerhalb dieses Risikoalters. Ein durch eine paradoxe Embolie ausgelöster Myokardinfarkt ist zwar sehr selten, jedoch möglich. Für die Auslösung der Ereignisse durch mehrere Embolien sehr frischer „paradoxer"

Thromben, z. B. aus dem Beinvenenbereich nach längerem Sitzen während der Autofahrt, spricht auch der hervorragende Thrombolyse-Effekt.

23.1 Fazit

Die seinerzeit eingesetzte Occluder-Prophylaxe bei persistierendem Foramen ovale ist ein heute vor allem für Patienten mit Kontraindikationen für eine Antikoagulation eingesetztes Verfahren [2]. Bevorzugt wird die Prophylaxe mit einer Antikoagulation, für die inzwischen neben der klassischen Therapie mit Vitamin-K-Antagonisten mehrere neue Medikamente zur Verfügung stehen [3].

Literatur

1. Homma S, Sacco RL (2005) Patent foramen ovale and stroke. Circulation 112:1063–1072
2. Freixa X, Arzamendi D, Tzikas A, Noble S, Basmadjian A, Garceau P, Ibrahim R (2014) Cardiac procedures to prevent stroke: patent foramen ovale closure/left atrial appendage occlusion. Can J Cardiol 30:87–95
3. Gómez-Outes A, Terleira-Fernández AI, Calvo-Rojas G, Suárez-Gea ML, Vargas-Castrillón E (2013) Dabigatran, Rivaroxaban, or Apixaban versus Warfarin in patients with nonvalvular atrial fibrillation: a systematic review and metaanalysis of subgroups. Thrombosis 2013:640723. doi:https://doi.org/10.1155/2013/640723

Sven Wolf

▶Dieser Fall zeigt, dass jeder Notarzt auch ungewollt in eine Situation geraten kann, in der er schnell und kompetent Entscheidungen treffen können muss, um die Leben der involvierten Menschen zu retten. Daher, auch das wird hier sehr deutlich, beginnt die Prävention im Kopf, nämlich bevor es zu einer solchen Situation kommt.

Die Alarmierung des diensthabenden leitenden Notarztes (LNA) bei einem Massenanfall von Verletzten (MANV) erfolgt gegen 22:00 Uhr an einem kalten Herbsttag nach Rückmeldung des ersteintreffenden Löschzuges in einer Hochhaussiedlung. Im 2. Stock eines 7-stöckigen Wohnhauses steht eine Wohnung in Vollbrand mit Flammenüberschlag in den 3. Stock. Beide Treppenhäuser sind komplett verqualmt und treiben viele der gemeldeten 58 Bewohner in die oberen Stockwerke auf ihre Balkone. Eine Frau stürzt aus dem 3. Stock auf eine Rasenfläche. Dem zuerst eintreffenden Notarzt strömen an der unübersichtlichen Einsatzstelle diverse Bewohner aus beiden Treppenhäusern entgegen. Es herrscht ein deutsch-russisches Sprachgewirr, einige Bewohner husten laut hörbar. Bevor den Notarzt mehrere Passanten am Ärmel auf die rückwärtige Gebäudeseite zu der polytraumatisierten „Springerin" ziehen, beauftragt er 2 Polizisten, alle Bewohner auf einer nahegelegenen Rasenfläche zu sammeln. Während der Intubation der Patientin auf dem Rasen übergibt der Notarzt die Einsatzstelle an den eingetroffenen, diensthabenden LNA. Nach Anordnung des sofortigen Transportes der polytraumatisierten Frau in Begleitung des Notarztes in eine Klinik der Maximalversorgung, braucht der LNA zunächst 5 min, um seinen zuständigen organisatorischen Leiter Rettungsdienst zu finden. Dieses gestaltet sich ebenso schwierig wie die nachfolgende gemeinsame Lageerkundung, da der betroffene Gebäudekomplex

S. Wolf (✉)
Notaufnahmezentrum, DIAKOVERE Friederikenstift, Hannover, Deutschland

V. Wenzel (Hrsg.), *Fallbeispiele Notfallmedizin,*
https://doi.org/10.1007/978-3-662-63442-4_24

von 3 Seiten nur über einen Fußweg zu erreichen ist. Im Bereich der betroffenen Treppenhäuser fangen die beiden beauftragten Polizisten mittlerweile 15 Bewohner aus dem Haus ab, können sie allerdings nur mit Mühe bei erheblichen Sprachbarrieren überzeugen, im Bereich der betreffenden Rasenfläche auf den LNA zu warten; es erfolgt eine Schnellsichtung der 15 Bewohner unter ortsüblicher Kennzeichnung mit roten und weißen Klettbändern. 2 fußläufige ältere Frauen mit Husten und Dyspnoe werden direkt an zwei RTW-Besatzungen übergeben, die übrigen Bewohner zunächst mit „weiß" gekennzeichnet. Mittlerweile kommen 2 weitere RTW-Besatzungen aus verschiedenen Richtungen und berichten dem LNA über mehrere „Cluster" von mutmaßlichen Patienten rund um den Gebäudekomplex. Nach Rücksprache mit dem Feuerwehr-Gesamteinsatzleiter bestimmt der organisatorische Leiter daraufhin über die Rettungsleitstelle einen definierten größeren Bereitstellungsraum „Rettungsdienst" in ca. 200 m Entfernung zum Brandobjekt, wo ein Einsatzleitwagen der Feuerwehr als Meldestelle eingesetzt wird. Eine RTW-Besatzung und 2 freiwillige Feuerwehrleute „bewachen" jetzt die Patientenablage auf dem Rasen, während sich LNA, organisatorischer Leiter Rettungsdienst und eine NEF-Besatzung gegenläufig zur Erkundung und Sichtung um den Gebäudekomplex bewegen. Die Kommunikation untereinander erfolgt über 2-m-Funkgeräte. Beide Teams requirieren zuvor jeweils einen deutsch-russisch sprechenden Mann aus der Patientensammelstelle als Dolmetscher. 2 Faktoren erschweren den Teams die Identifizierung von weiteren potenziellen Patienten ganz erheblich: zum einen strömen aus den umliegenden Gebäuden etwa 300 Angehörige, Freunde und Schaulustige an die Einsatzstelle, zum anderen fängt es an, stark zu regnen. In dem von Weiten gut zu erkennenden Bereitstellungsraum „Rettungsdienst" ist mittlerweile der Großraum-RTW der Feuerwehr eingetroffen. Aufgrund der Witterung schicken beide Teams die gesichteten Patienten jetzt nicht mehr zu der Patientensammelstelle auf dem Rasen, sondern direkt zu dem Großraum-RTW. Im Bereitstellungsraum trifft nun auch die örtliche Schnell-Einsatzgruppe mit ihrer Rettungsstation ein. Die Leiterin der Schnell-Einsatzgruppe veranschlagt 45–60 min für den Komplettaufbau der Rettungsstation im Bereich der Einsatzstelle. Trotz aller Widrigkeiten können beide Sichtungsteams bis dahin 22 weitere Bewohner des betroffenen Hauses identifizieren und sichten. Fast alle fallen in die Sichtungskategorie III (leicht verletzt, aufgeschobene Behandlungspriorität). Aus diesem Grund verzichtet der LNA auf den Komplettaufbau der Rettungsstation zugunsten eines aufblasbaren Schnelleinsatzzeltes im Bereich des Bereitstellungsraumes und Großraum RTWs. Etwa 20 min nach Aufbruch der beiden Sichtungsteams treffen sie wieder auf der Rasenfläche im Eingangsbereich an der ursprünglichen Patientenablage aufeinander. Zu ihrem Erstaunen befindet sich dort jetzt einzig und allein nur noch einer der beiden, zuvor beauftragten Feuerwehrmänner. Auf Nachfrage berichtet er, dass „Jemand" gekommen sei und sie über die „Auflösung des Sammelpunktes" informiert habe. Ehe sie sich versahen, seien dann die beaufsichtigten 13 Patienten in alle Richtungen verschwunden. Wer dieser „Jemand" unter den 155 Einsatzkräften gewesen sein könnte, lässt sich auch später nicht mehr rekonstruieren. Da der Großraum-RTW auch über eine Kohlenmonoxid-Hämoglobin-Messung verfügt, wird er jetzt als Sichtungs-stelle zur Re-Evaluierung der Patienten im Bereitstellungsraum eingesetzt. Neben der polytraumatisierten Frau können so im Verlauf weitere 24 Bewohner mit möglichem Kontakt zu den Rauchgasen gesichtet und kategorisiert werden (1 × Sichtungskategorie I „rot" akute vitale Bedrohung = > Sofortbehandlung, 3 × Sichtungskategorie II „gelb" schwer verletzt/erkrankt = > Aufgeschobene Behand-lungsdringlichkeit, 12 × Sichtungskategorie III „grün" leicht verletzt/erkrankt = > spätere ggf. ambulante Behandlung). 8 Personen verweigern den Transport, die übrigen 17 werden in die Klinik eingewiesen. Glücklicherweise treten retro-spektiv unter den nicht gesichteten, bzw. nicht re-evaluierten, „verschwundenen" Patienten/Bewohnern keinerlei ernsthafte pulmonale Komplikationen auf.

Diskussion

In der nachfolgenden Manöverkritik fiel es schwer, eindeutige Fehler oder Verbesserungsvorschläge aus dem komplexen Einsatzgeschehen her-auszuarbeiten. Im Wesentlichen hatten der ersteintreffende Notarzt und der LNA bzw. der organisatorische Leiter des Rettungsdienst-Teams alles richtig gemacht. Der schwierige und unbefriedigende Einsatzverlauf resul-tierte letztlich aus einer Kombination mehrerer ungünstiger Faktoren, wie z. B. hohe und unklare Anzahl potenzieller Patienten, sehr unübersichtliche Einsatzstelle, erschwerte Ordnung des Raumes, unzureichende bzw. feh-lende Absperrung, Sprachbarrieren, Witterung (Nacht, Regen) sowie eine Vielzahl an verschiedenen Einsatzkräften (Regel-Rettungsdienst, Schnell-Einsatzgruppe, Feuerwehr, Polizei). Obgleich eine MANV-Lage (Massen-anfall von Verletzten) sehr selten auftritt und nur schwer zu standardisieren ist, sollte sich jedoch jeder Notarzt ab und zu mit dem Gedanken anfreun-den, dass er auf dem ersteintreffenden arztbesetzten Rettungsmittel meist automatisch erst einmal kommissarisch das komplette Aufgabenspektrum als LNA übernehmen muss [1]! Es sind in der Regel für den diensthaben-den LNA bislang keine „Eintreff- oder Rettungsfristen" definiert, sodass hier erfahrungsgemäß von 6–60 min alles denkbar und möglich ist. Anders als in der rettungsdienstlichen Individualmedizin gibt es für den LNA keine umfassenden „Leitlinien" der Fachgesellschaften, sondern nur grundsätzli-che, anleitende „Eckpfeiler" des Handelns [2–4], die der geographischen und rettungsdienstlichen örtlichen Struktur jedes Einsatzgebietes angepasst wer-den müssen. Die einzelnen Sichtungssysteme im deutschsprachigen Raum (z. B. mSTaRT [5]) sind mittlerweile örtlich angepasst, gut etabliert und erprobt [3]. Nicht nur als diensthabender LNA, auch als diensttuender Not-arzt sollte man das örtliche „System" (Schnellsichtung, Kennzeichnung, Patientenanhängekarten, SEG-Infrastrukturen etc.) mit seinen Stärken und Schwächen kennen. Letzteres kristallisiert sich am besten in regelmäßi-gen Übungen, Planspielen und entsprechenden Nachbereitungen heraus [4]. Unabhängig von den örtlichen Gegebenheiten gibt es ein paar „Eckpfeiler"

[1, 2, 4, 6], die für den (kommissarischen) LNA immer wieder auftauchen: Trenne Dich nie von deinem Organisatorischen Leiter Rettungsdienst (bzw. NEF-Fahrer), nehme eine eindeutige Kennzeichnung mit entsprechenden (blauen) Westen vor, beachte örtliche Befehls- und Kommunikationsstrukturen (z. B. Gesamteinsatzleiter, Untereinsatzabschnitte, Funkrufnamen etc.). Die Kernaufgaben des LNA bestehen in der schnellstmöglichen, strukturierten Sichtung, die Kernaufgabe des organisatorischen Leiter Rettungsdienst in der Aufrechterhaltung der Kommunikation und Dokumentation. Die Kernaufgaben, die leitende Notärzte und organisatorische Leiter gemeinsam innehaben, bestehen in der Ordnung des Raumes, Koordination der medizinischen bzw. technischen Rettung, zeitnahe Lagemeldungen an die Rettungsleitstelle sowie Nachforderung weiterer Kräfte und Erweiterung bzw. Rücknahme der MANV-Stufe.

Die Ordnung des Raumes wird häufig unterschätzt und primär gerne der Rettungsleitstelle überlassen, sie ist später aber nur noch sehr schwer zu korrigieren [7]. Der potenzielle Bereitstellungsraum „Rettungsdienst" muss schnellstmöglich, idealerweise schon auf der Anfahrt, anhand von Kartenmaterial/Ortskenntnis festgelegt und mit der Rettungsleitstelle kommuniziert werden [6]. Während nach dem Eintreffen an der Einsatzstelle die Festlegung der Aufstellfläche für die Rettungsstation in der Regel zeitversetzt erfolgen kann, ist die primäre Patientensammelstelle (DIN 13050) sofort festzulegen. Ideal sind hier witterungsgeschützte, feste Räumlichkeiten wie große Flure, Turnhallen oder Innenhöfe. Sollte nur ein Freigelände zur Verfügung stehen, ist dieses zur Vermeidung eines Verschwindens von Patienten schnellstmöglich zu markieren, „einzuzäunen" und nach Möglichkeit abzuschirmen (Flatterband, Mullbinden, Feuerwehrsicherheitsleinen, Decken, „Wagenburg" mit Einsatzfahrzeugen, Zelte, etc.) [1, 2]. Fußläufige Patienten und Hilfesuchende in ihrer Not und Panik neigen häufig dazu, das erste erkennbare Rettungsfahrzeug anzulaufen („Kristallisationskeim"). Bei Fehlen geeigneter Patientenablagen kann sich der LNA diesen Umstand zunutze machen und beispielsweise einen ersteintreffenden RTW gut sichtbar als definierten Anlaufpunkt/Sammelstelle nahe der Schadensstelle positionieren.

Während Sichtungskategorie-I- und Sichtungskategorie-II-Patienten vor Ort möglichst nur stabilisiert und schnellstmöglich transportiert werden müssen, sollten Sichtungskategorie-III-Patienten zunächst vordringlich in der Nähe der Einsatzstelle abgeschirmt, betreut und dann re-evaluiert werden. So kann es beispielsweise bei überwiegenden „Betreuungslagen" sinnvoll sein, die Rettungsstation nicht komplett aufbauen zu lassen, sondern das Personal der Schnell-Einsatzgruppe situativ von vornherein eher zur Betreuung einzusetzen [7]. Entsprechende Aufgaben (-änderungen) müssen von der medizinischen Einsatzleitung (LNA/organisatorischer Leiter Rettungsdienst/ggf. Fachberater Sanität) eindeutig und verbindlich delegiert werden [1, 6].

24.1   Fazit

Jeder Notarzt kann auch ungewollt in die Rolle des (kommissarischen) LNA geraten. Anders als in der Individualmedizin des Regel-Rettungsdienstes gibt es für die Aufgaben des LNA bei einem Massenanfall von Verletzten-Lagen meist nur Rahmen-Richtlinien. Diese betreffen vor allem einsatztaktische Grundsätze wie Sichtung, Kommunikation, Dokumentation und Ordnung des Raumes. Neben diesen Grundsätzen wird es im Ernstfall eine große Hilfe für den betroffenen (potenziellen) LNA sein, wenn er sich (am besten zusammen mit seinem NEF-Fahrer/organisatorischen Leiter Rettungsdienst) regelmäßig über die örtlichen Einsatzstrukturen bei einem Massenanfall von Verletzten und entsprechende Besonderheiten informiert. Prävention beginnt hier im Kopf [6]! Darüber hinaus macht es für das Zweigestirn durchaus Sinn, willkürlich erdachte Einsatzlagen und -szenarien zu durchdenken und zu diskutieren „[(…) wenn dort ein umgestürzter Bus liegen würde, wo könnten wir Patientenablage, Bereitstellungsraum etc. definieren? (…)]" oder unter professioneller Anleitung in Seminaren zu simulieren [1, 8].

Literatur

1. Pajonk FG, Dombroesky WR (2006) Panik bei Großschadensereignissen Not Rettungsmed 9:280–286
2. Adams HA, Krettek C, Lange C, Unger C (Hrsg) (2013) Patientenversorgung im Großschadens- und Katastrophenfall: Medizinische und organisatorische Herausforderungen jenseits der Individualmedizin. Deutscher Ärzteverlag, Köln
3. Beck A, Bayeff-Filloff M, Kanz KG, Sauerland S, AG Notfallmedizin der DGU (2005) Algorithmus für den Massenanfall von Verletzten. Not Rettungsmed 8:466–473
4. Schweigkofler U (2011) Katastrophenmedizin – ein etwas modifiziertes medizinisches Versorgungskonzept. Tagung: Katastrophen und Großereignisse bewältigen. BGU + IVM Frankfurt a. M.
5. Kanz KG, Hornburger P, Kay MV et al (2006) mStaRT-Algorithmus für Sichtung, Behandlung und Transport bei Massenanfall von Verletzten. Notfall Rettungsmed 9:264–270
6. Dirks B (2006) Management des Massenanfalls von Verletzten/Erkrankten durch den Leitenden Notarzt. Not Rettungsmed 9:333–346
7. Beneker J, Marx F, Mieck F, Reinhold T, Ekkernkamp A (2014) Großunfälle – Erfahrungen aus drei Realeinsätzen. Notarzt 30:206–217
8. Roesberg H, Habers J, Oppermann S (2006) Simulation als Vorbereitung auf nicht alltägliche Rettungsdiensteinsätze. Rettungsdienst 29:32–34

Kind mit Kopfverletzung

Martin Dünser

►Es gibt nichts, was es nicht gibt – diese Aussage wird in diesem Fall sehr deutlich zur Realität. Ein fremdes Land, schlechte Behandlungsbedingungen und eine besondere Verletzung treffen aufeinander und stellen die behandelnden Ärzte vor eine besondere Herausforderung.

Es ist heiß – so wie jeden Tag. Auf der Intensivstation des Krankenhauses in Ifakara/Tansania geht es turbulent zu – so wie jeden Tag. Die meisten Patienten, die hier behandelt werden, haben eine Infektion: Atemwegsinfektionen gepaart mit Malaria, geburtshilfliche Komplikationen, Präeklampsie und Trauma sind weitere häufige Aufnahmediagnosen. Kinder werden in den meisten Fällen aufgrund einer Malariainfektion, einem respiratorischen Infekt (± Malaria), Durchfall mit Dehydratation oder Verbrennungen auf die Intensivstation aufgenommen. Heute ist Operationstag. Wir erwarten 5 Patienten nach offener Prostatektomie. Der Eingriff dauert nur 15–20 min, hat aber eine sehr hohe Komplikationsrate. Insbesondere das „transurethral resection of the prostate" (TURP)-Syndrom ist infolge der postoperativen Blasenspülungen sehr häufig. Die Vorbereitungen werden unterbrochen, als ich in den OP-Trakt im anderen Teil des Krankenhauses gerufen werde. Schön auf den betonierten Gehwegen bleiben und nicht über die Grasflächen abkürzen – dort gibt es Schlangen.

Vor dem OP-Trakt sitzt eine Mutter mit einem ca. 8 Monate alten Kind im Arm. Das Kind ist sichtlich verängstigt. Ihm hängt eine Wollmütze vom Kopf. Daneben steht der Chirurg, der mich schon erwartet und mir die Geschichte erzählt: Ein umstürzender Zaunpfahl mit einem herausstehenden Nagel hatte das Kind am Kopf getroffen. Dabei habe der Nagel die Wollmütze durchbohrt und wäre dann im Schädelknochen stecken

M. Dünser (✉)
Klinik für Anästhesiologie und Intensivmedizin, Kepler Universitätsklinikum, Linz, Österreich
E-Mail: Martin.Duenser@kepleruniklinikum.at

geblieben. Die Mutter hat den Zaunpfahl samt Nagel sofort entfernt; die Wollmütze blieb aber in der Wunde stecken. Es kam zu keinem Zeitpunkt zu einem Bewusstseinsverlust. Auch grobneurologisch ist das Kind zum Zeitpunkt meiner Untersuchung unauffällig. Eine relevante Verletzung intrakranieller Strukturen erscheint mir daher unwahrscheinlich. Der Chirurg hat Sorge, dass die Wollmütze durch die Wucht des Nagels ins Schädelinnere verlagert wurde und es nun bei der Entfernung zu einer intrakraniellen Verletzung kommen könnte. Die genaue Inspektion der Kopfwunde zeigt, dass die Wollmütze in der Tat tief in der parietal gelegenen Wunde steckt (Suturen und Fontanellen sind frei und lassen keinen erhöhten intrakraniellen Druck vermuten). Durch vorsichtige Manipulation lässt sich die Wollmütze nicht entfernen. Eine radiologische Bildgebung wäre zwar wünschenswert, aber unmöglich. Der nächstgelegene Computertomograph ist eine Tagesreise entfernt. Da ein Schädelröntgen aufgrund der fehlenden Röntgendichte des Fremdkörpers keine Indikation hat, stört uns die Tatsache nicht, dass aufgrund fehlender Röntgenfilme im Krankenhaus an diesem Tag sowieso keine Röntgenaufnahme durchgeführt werden kann. Die Wahrscheinlichkeit, dass ein spitzer Nagel einen Teil der Wolle durch den Schädelknochen nach intrakraniell verlagern könnte, erscheint mir höchst gering. Dennoch treffen wir alle Vorbereitungen und bringen das Kind in den Operationssaal. Unter Lokalanästhesie wird die Wunde etwas erweitert und die Wollmütze unter Sicht entfernt. Es kommt dabei zu keiner Blutung nach außen. Wenige Augenblicke nach der Entfernung des Fremdkörpers verliert das Kind das Bewusstsein, zeigt eine bilateral nach kranial gerichtete Bulbusdeviation sowie einen schlaffen Tonus. Die Atmung und der Kreislauf bleiben stabil; die Atemwege sind nach Seitenlagerung gut offen. So transferieren wir das Kind zur weiteren Überwachung auf die Intensivstation, wo es bei Ankunft bereits erste Spontanbewegungen zeigt. Die Aufwachphase verläuft prolongiert. Als ich am nächsten Tag auf die Intensivstation komme, sitzt die Mutter mit dem wachen Kind im Arm auf der Bank vor der Intensivstation und blickt ins Grüne des nahen Buschwaldes. Das Kind zeigt auch bei genauer klinischer Untersuchung keine neurologischen Ausfälle mehr. Nachdem wir das Kind wenige Stunden weiter beobachten, kann es entlassen werden. Die Wollmütze, die bei diesem Vorfall nur geringen Schaden genommen hat, wird auch von der Mutter mitgenommen. Immer noch nicht begreifend, was da eigentlich passiert ist, sehe ich den beiden nach, wie sie das Krankenhaus verlassen und sich auf den Heimweg machen.

Diskussion

Bis heute ist es mir unverständlich, wie ein spitzer Gegenstand wie ein Nagel, ein weiches Material wie Wolle durch einen (kindlichen) Schädelknochen ins Schädelinnere verlagern konnte. Dass dies der Fall war, konnten wir zwar aufgrund der fehlenden Bildgebung nicht beweisen, die akute Bewusstseinsstörung nach Entfernung der Wollmütze machte dies aber höchstwahrscheinlich. Welche pathophysiologische Ursache der Bewusstseinsstörung zugrunde lag, blieb gänzlich ungeklärt. Vielleicht entstand durch die Entfernung des Fremdkörpers eine kleine Blutung, wurde der

Kortex irritiert oder ein (nicht-konvulsiver) Anfall ausgelöst. Eine kraniale Computertomographie-Untersuchung hätte hier bestimmt Aufschluss gebracht. Allerdings gab es zu diesem Zeitpunkt in ganz Tansania nur zwei Computertomographen – einen in der Hauptstadt Dar-es-Salaam und einen in der nördlichen Stadt Moshi. Beide Städte waren zumindest eine Tagesreise entfernt – Bedingungen, die für Afrika recht typisch sind [1, 2]. Außerdem konnte die Familie nicht einmal für die Behandlungskosten im Krankenhaus aufkommen, geschweige denn für einen möglichen Krankentransport zum Computertomographen und die Untersuchungskosten.

Ich bin froh, dass wir in dieser Situation die (für mich zu diesem Zeitpunkt als höchst unwahrscheinlich anmutenden) Befürchtungen des Chirurgen ernst genommen haben und den Fremdkörper im OP und unter bestmöglicher Sicht nach Erweiterung der Wunde entfernt haben. Somit haben wir das unter den gegebenen Umständen bestmögliche gemacht, denn es gibt nichts, was es nicht gibt!

25.1   Fazit

Arzt in einem Entwicklungsland zu sein ist eine besondere Herausforderung, um mit wenig Ressourcen möglichst vielen Menschen zu helfen. Zwar kann man einen Mangel an Material und Technologie oft mit Improvisationstalent zumindest teilweise ausgleichen, aber wenn zum Beispiel ein Sauerstoff-Generator ausfällt, dann fällt auch unweigerlich der Sauerstoffgehalt bei der Beatmung eines Intensivpatienten. Bei der täglichen Arbeit ist die unvorstellbare Armut der Menschen vor Ort evident, aber gleichzeitig auch ihre unvorstellbare Dankbarkeit und Gelassenheit, auch furchtbare Schicksalsschläge hinzunehmen. In dem hier beschriebenen Fall galt es, eine Abwägung der therapeutischen Möglichkeiten durchzuführen, um bestmöglich helfen zu können- glücklicherweise reichte eine lokale Wundversorgung, da eine penetrierende Schädelverletzung einen Landtransport von ca. 500 km auf schlechten Straßen zur nächstgelegenen neurochirurgischen Versorgung bedeutet hätte mit ungewissem Ausgang.

Literatur

1. Baelani I, Jochberger S, Laimer T, Rex C, Baker T, Wilson IH, Grander W, Dünser MW (2012) Identifying resource needs for sepsis care and guideline implementation in the Democratic Republic of the Congo: a cluster survey of 66 hospitals in four eastern provinces. Middle East J Anaesthesiol 21:559–575
2. Jochberger S, Ismailova F, Lederer W, Mayr VD, Luckner G, Wenzel V, Ulmer H, Hasibeder WR, Dünser MW (2008) „Helfen Berührt" study team. Anesthesia and its allied disciplines in the developing world: a nationwide survey of the Republic of Zambia. Anesth Analg 106:942–948

Reanimation bei älterer Patientin

26

Volker Wenzel

►Was tun, wenn der Tod bereits eingetreten ist, sich aber dann plötzlich doch noch Leben zeigt, wo keines mehr hätte sein dürfen? Dieser Fall zeigt, dass es in der Medizin Phänomene gibt, die man mit wissenschaftlichen Ansätzen und Forschungen noch nicht hinreichend erklären kann.

Ich war Medizinstudent und verdiente etwas Geld für das Studium als Sanitäter in einer Rettungswache. Zudem war es eine gute Gelegenheit, die (notfallmedizinische) Realität aus nächster Nähe zu sehen, was ich in dem teilweise sehr trockenen Prüfungsstoff mit Multiple-choice-Fragen im Humanmedizinstudium sehr oft vermisst habe. Damals trug sich folgendes zu: Nach stundenlangem Warten auf Einsätze in der Rettungswache auf dem Land kommt ein Alarm für unseren RTW in einem ca. 5 km entfernten Dorf: „Person zusammengebrochen, nicht mehr ansprechbar"; dazu wird ein RTH alarmiert. Diese Einsatzindikation kann alles sein: Personen, die nach zu viel Alkohol stürzten und wirklich nicht mehr aufstehen konnten, fest schlafende Obdachlose, aber auch Patienten mit einem schweren Schlaganfall. Den uns vor dem Notfallort einweisenden Familienangehörigen steht allerdings die pure Angst im Gesicht – das sieht nach einer sehr ernsten Situation aus. Wir wissen, dass die Besatzung des RTHs ca. 20 min nach uns am Notfallort eintreffen würde und sind erst einmal als Sanitäter auf uns allein gestellt. Wir sind im i.-v.-Zugang legen, intubieren und defibrillieren ausgebildet, aber haben natürlich kaum tägliche Routine in diesen Tätigkeiten – insofern ist bei einer kardiopulmonalen Reanimation immer ein Notarzt notwendig. Im Badezimmer im ersten Stock liegt die ältere Patientin unter dem Waschbecken. Die Situation ist uns

V. Wenzel (✉)
Klinik für Anästhesie, Intensivmedizin, Notfallmedizin und Schmerztherapie, Medizin Campus Bodensee, Friedrichshafen, Deutschland
E-Mail: v.wenzel@klinikum-fn.de

© Der/die Autor(en), exklusiv lizenziert durch Springer-Verlag GmbH, DE, ein Teil von
Springer Nature 2022
V. Wenzel (Hrsg.), *Fallbeispiele Notfallmedizin,*
https://doi.org/10.1007/978-3-662-63442-4_26

auf den ersten Blick klar – plötzlicher Kreislaufstillstand, der eine sofortige kardiopulmonale Reanimation erfordert. Wir fordern die Angehörigen auf, das Bad zu verlassen und bitten sie, nochmals den Notruf 112 zu wählen und der Rettungsleitstelle zu bestätigen, dass wir eine kardiopulmonale Reanimation begonnen haben und der RTH dringend erforderlich sei. Die kardiopulmonale Reanimation verläuft problemlos, nur können wir bei der Patientin keinen eigenen Kreislauf wiederherstellen. Dann geschieht etwas Unerwartetes – plötzlich steht der Hausarzt der Patientin im Bad, den vermutlich die Angehörigen in ihrer Angst um das Leben ihrer Oma ebenfalls angerufen haben. Nach kurzer Erläuterung von uns (20 min laufende kardiopulmonale Reanimation mit Defibrillationen ohne Wiederherstellung eines Spontankreislaufs) sagt der Hausarzt: „Es hat keinen Sinn mehr – bitte stellen Sie die kardiopulmonale Reanimation ein!" Wir sagen dem Hausarzt, dass wir dann den RTH abbestellen sollten; ich werde vom Hausarzt zum Telefon im Erdgeschoss geschickt. Im Wohnzimmer sage ich den Angehörigen, dass ihre Oma trotz aller Bemühungen den Kreislaufstillstand nicht überlebt hat. Dann wähle ich den Notruf 112, um die Rettungsleitstelle über die Entscheidung des Hausarztes, die kardiopulmonale Reanimation abzubrechen, zu informieren, und dass dementsprechend der RTH nicht mehr benötigt wird – den Totenschein will der Hausarzt ausstellen. Der Disponent der Rettungsleitstelle ordert daraufhin den RTH zurück zum Stützpunkt – allerdings befindet der sich schon kurz vor der Landung neben dem Obstgarten und bläst durch den Abwind des Rotors beim Abdrehen alle Blüten von den Kirschbäumen. Danach gehe ich wieder in das Bad im ersten Stock zu meinem Sanitäter-Kollegen und dem Hausarzt unserer Patientin. Zu meinem Erstaunen müssen wir feststellen, dass die Patientin nach der Todesfeststellung durch den Hausarzt wieder anfängt zu atmen – zwar mit einer niedrigen Frequenz, aber es gibt keinen Zweifel. Wir können dann auch einen Puls tasten – der Hausarzt sagt „Das ist gleich vorbei.", aber wir sind völlig überfordert – erst stellen wir den Tod einer Patientin fest, aber dann stimmt das doch nicht?! Wir diskutieren mit dem Hausarzt, was wir machen sollen, aber nach kurzer Zeit und weiterer genauer Untersuchung ist klar – die Patientin atmet regelmäßig und hat einen stabilen Kreislauf. Wir bereiten einen Transport ins Krankenhaus vor und der Hausarzt sagt: „Begleiten kann ich die Patientin nicht ins Krankenhaus, das müssen Sie selbst machen!" Wir entgegnen, dass wir das als Sanitäter nicht mit einer solch lebensgefährlich erkrankten Patientin machen dürfen und schlagen vor, uns einen Notarzt von der Rettungsleitstelle schicken zu lassen. Wiederum werde ich vom Hausarzt ins Wohnzimmer zum Telefonieren geschickt. Ich sage den Angehörigen, dass die Todesfeststellung ein mir unglaublich peinliches Missverständnis gewesen sei, und dass wir die Patientin nun in die Klinik bringen würden. Dem Disponenten der Rettungsleitstelle ist seine Überraschung bei der kurzen Schilderung der Lage anzumerken und er schickte uns erneut den zuvor abbestellten RTH. Der Notarzt des RTH fühlt sich zu Recht durch das Anfordern, Abbestellen und erneute Anfordern völlig brüskiert, sieht aber sofort ein, dass eine detaillierte Diskussion völlig sinnlos ist; wir bringen mit ihm anschließend die Patientin in das nächstgelegene Krankenhaus. Dort wird sie sofort auf die Intensivstation verlegt, wo sie zwei Wochen später stirbt, ohne jemals das Bewusstsein wiedererlangt zu haben.

Diskussion

In extrem seltenen Fällen kommt es vor, dass nach dem Abbruch einer korrekt durchgeführten kardiopulmonalen Reanimation der Kreislauf wieder einsetzt – allerdings überlebte in unserer Analyse über einen ca. 15-jährigen Zeitraum in Deutschland, Österreich und der Schweiz kein einziger kardiopulmonal reanimierter Patient nach einem solchen Phänomen sekundär [2]. In einem Fallbericht über einen 55-jährigen Patienten mit akuter Niereninsuffizienz wurde eine kardiopulmonale Reanimation nach 35 min bei persistierender Asystolie abgebrochen. Erstaunlicherweise hatte der Patient 7 min danach wieder einen stabilen Kreislauf und wurde in ein Krankenhaus transportiert, wo er drei Tage später an einem Hirnödem starb [5]. Als Mechanismus wurde in diesem Fall angenommen, dass eine Niereninsuffizienz-bedingte Hyperkaliämie den Kreislaufstillstand ausgelöst hatte und durch während der kardiopulmonalen Reanimation infundiertes Natriumbikarbonat wieder kompensiert wurde. In einem anderen Fall wurde ein 47-jähriger Mann kardiopulmonal reanimiert. Nach ca. 45 min wurde der Reanimationsversuch aufgrund persistierenden Kammerflimmerns abgebrochen. 15 min später entdeckte ein den Fall bearbeitender Polizist, dass der Patient atmete; er wurde kreislaufstabil ins Krankenhaus eingeliefert, aber befand sich in einem persistierenden vegetativen Stadium und starb drei Monate später [3]. Die Autoren konnten den Mechanismus in diesem Fall nicht erklären, empfahlen aber nach Beendigung der Reanimationsmaßnahmen, den Patienten für ca. 10–15 min weiter zu überwachen, um ein Lazarus-Phänomen auszuschließen. Dieser Fall ist erstaunlich, weil beim Menschen aufgrund der Größe des Myokards eine Selbst-Defibrillation wie bei Mäusen oder Ratten elektrophysiologisch eigentlich nicht möglich ist. Weitere mögliche Mechanismen sind eine Unterkühlung oder Intoxikation. In unserer Analyse [2] fanden wir jeweils einen Fall, in dem die Rettungskräfte fälschlicherweise den Tod feststellten: Eine Frau (Alter unbekannt) versuchte, sich in ihrer Hamburger Wohnung mit Tabletten das Leben zu nehmen. Die hinzugerufenen Rettungssanitäter hielten sie für tot. Erst die Bestatter bemerkten, dass die Frau atmete; sie überlebte den Vorfall. Über eine ärztliche Beteiligung wurde nicht berichtet (Hamburger Morgenpost, 21.02.1997). Eine 63-jährige Frau wurde leblos aus dem Rhein bei Bonn in Deutschland gezogen. Nach der Untersuchung erklärt der Notarzt die Frau für tot. 1 ½ h später bemerkt der Bestatter, dass sie atmete und ihr Herz schlug. Am Abend desselben Tages starb sie aber dennoch (Berliner Kurier, 07.01.2004). Ein weiterer möglicher Pathomechanismus wurde anhand der kardiopulmonalen Reanimation eines 81-jährigen Patienten diskutiert, der wegen einer Ruptur der A. iliaca externa reanimationspflichtig geworden war. Aufgrund der schweren Grunderkrankung eines thorakalen Aortenaneurysmas wurde die kardiopulmonale Reanimation nach 25 min eingestellt und der Beatmungsschlauch vom Endotrachealtubus diskonnektiert; ca. 2 min danach war der Patient wieder kreislaufstabil. Er konnte in der Folge eine normale neurologische Leistungsfähigkeit erlangen, starb aber fünf Wochen später [1]. Als Mechanismus wurde eine Hyperventilation diskutiert, was während der kardiopulmonalen Reanimation durch den erhöhten intrathorakalen Druck den venösen Rückstrom vermindert; dies wäre plausibel, weil nach der Diskonnektion der Beatmung der Kreislauf sehr schnell wieder stabil war – allerdings hatte der Patient auch einen Herzschrittmacher.

Es ist unklar, warum das Lazarus-Phänomen eines Kreislaufs nach einer abgebrochenen kardiopulmonalen Reanimation so selten beschrieben wird – aus diesem Grund hatten wir eine Analyse von entsprechenden Berichten aus der Laienpresse vorgenommen, die eine erstaunliche Anzahl von Fällen zu Tage förderte, die in der Fachliteratur nicht bekannt waren. Mögliche Ursachen dafür könnte sein, dass die wissenschaftlichen Erklärungen unzureichend sind, Ungläubigkeit der beteiligten Rettungskräfte über das beobachtete Phänomen, häufig mangelhafte und unvollständige Dokumentation, Angst etwas übersehen zu haben und vor forensischen Konsequenzen [4]. Gerade wegen der Fallberichte aus sehr verschiedenen Gesundheitssystemen in verschiedenen Ländern muss man aber davon ausgehen, dass das Lazarus-Phänomen existiert – es zeigt, dass der Weg zwischen Leben und Tod nicht wie bei einem Lichtschalter funktioniert, sondern manchmal ein weiterer Weg besteht als man denkt - der für einen höllischen Schreck bei den Rettungskräften sorgen kann, was natürlich schnell die Professionalität und Fachwissen der Rettungskräfte infrage stellen kann.

26.1   Fazit

Denken Sie nach der Beendigung einer kardiopulmonalen Reanimation daran, dass das Lazarus-Phänomen existiert, und schließen Sie mögliche Ursachen wie eine Hypothermie, Intoxikation, pulmonale Hyperinflation, Hypovolämie und eine Bradykardie aus. Nach Beendigung der CPR sollte der Patient für ca. 10–15 min weiter monitiert werden; erst dann sollte der Eintritt des Todes den Angehörigen kommuniziert werden.

Literatur

1. Duck MH, Paul M, Wixforth J, Kammerer H (2003) The Lazarus phenomenon. Spontaneous return of circulation after unsuccessful intraoperative resuscitation in a patient with a pacemaker. Anaesthesist 52:413–418
2. Herff H, Loosen SJ, Paal P, Mitterlechner T, Rabl W, Wenzel V (2010) False positive death certification. Does the Lazarus phenomenon partly explain false positive death certification by rescue services in Germany, Austria and Switzerland? Anaesthesist 59:342–346

3. Kamarainen A, Virkkunen I, Holopainen L, Erkkila EP, Yli-Hankala A, Tenhunen J (2007) Spontaneous defibrillation after cessation of resuscitation in out-of-hospital cardiac arrest: a case of Lazarus phenomenon. Resuscitation 75:543–546
4. Maeda H, Fujita MQ, Zhu BL, Yukioka H, Shindo M, Quan L, Ishida K (2002) Death following spontaneous recovery from cardiopulmonary arrest in a hospital mortuary: ‚Lazarus phenomenon' in a case of alleged medical negligence. Forensic Sci Int 127:82–87
5. Voelckel W, Kroesen G (1996) Unexpected return of cardiac action after termination of cardiopulmonary resuscitation. Resuscitation 32:27–29

Notfallkoniotomie

27

Sven Wolf

►Seit MacGyver gibt es ihn: den Mythos der Notfallkoniotomie mit Alltagsgegenständen wie einem Kugelschreiber. Der vorliegende Fall beschäftigt sich mit der Frage, inwieweit dieser Mythos in der Notfallrealität Bestand hat.

An einem sonnigen Herbsttag werden von der Rettungsleitstelle ein RTW und NEF zu einer 63-jährigen Patientin unter dem Einsatzstichwort „Atemnot " geschickt. Laut Rettungsleitstelle sei die Patientin am Telefon kaum zu verstehen gewesen, weitere anamnestische Hinweise gibt es nicht. Beide Rettungsmittel treffen zeitgleich ein. Die Tür wird von der Nachbarin geöffnet, da die Patientin bereits nicht mehr ansprechbar auf dem Wohnzimmerboden liegt. Grundsätzlich rechnen wir mit vielen schlimmen Dingen im Rettungsdienst; bei dem Vollbild eines Myxödems mit ausgeprägter Zyanose können aber alle 4 Retter der eingesetzten Fahrzeuge ihre Erschrockenheit kaum verbergen. Gesicht, Mund und Augen der Patientin sind ballonartig zugeschwollen, die Zunge quillt kindsfaustgroß aus dem Mund heraus. Während des initialen Monitorings (Herzfrequenz 89, Blutdruck nicht messbar, Sauerstoff-Sättigung 71 %, im EKG Sinusrhythmus) werden Atemwegs- und Beatmungsmaßnahmen ohne erkennbaren Erfolg versucht. An der Zunge vorbei lässt sich weder ein Finger, geschweige denn ein Guedeltubus schieben, ein Wendltubus bleibt bereits am Ende des Nasalraumes stecken. Die Maske lässt sich zwar in dem ödematösen Gesicht gut abdichten, nennenswerte Beatmungsvolumina können jedoch trotz maximal angehobenem Unterkiefer nicht appliziert werden. Auf Anweisung des Notarztes wird zwischenzeitlich das chirurgische Besteck geholt und aufgerissen. Bei geschätzten 100 kg Körpergewicht geht die Kopfkontur der ca. 160 cm großen Patientin nahezu halslos in den

2

S. Wolf (✉)
Notaufnahmezentrum, DIAKOVERE Friederikenstift, Hannover, Deutschland

© Der/die Autor(en), exklusiv lizenziert durch Springer-Verlag GmbH, DE, ein Teil von
Springer Nature 2022
V. Wenzel (Hrsg.), *Fallbeispiele Notfallmedizin*,
https://doi.org/10.1007/978-3-662-63442-4_27

Rumpf über, ein klassischer „no-neck"! Perkutan ist der Kehlkopf nicht zu ertas-
ten. Ca. 6 min nach Eintreffen am Einsatzort setzt der Notarzt mit dem Skalpell
eine ca. 8 cm lange, querverlaufende Hautinzision 3 Querfinger kaudal der Kinn-
spitze. Mit beiden Zeigefingern präpariert oder besser „wühlt" er sich durch eine
breite subcutane Fettschicht bis auf Trachea und Kehlkopf durch. Während er den
„Situs" mit gespreiztem Daumen und Zeigefinger offenhält, inzidiert er mit der
rechten Hand das straffe Band zwischen Ring- und Schildknorpel quer, spreizt die
kleine Öffnung mit einem Spekulum und schiebt einen 6.5er-Tubus in die Trachea. Die Patientin lässt sich jetzt auf unterem Niveau ausreichend ventilieren.
Über einen peripheren Zugang werden 500 mg Solu-Decortin, 1 Ampulle Tave-
gil und 2 mg Suprarenin injiziert; es entwickelt sich eine stabile Kreislauf- und
Beatmungssituation. Die Patientin verstirbt in der Klinik 2 Tage später bei hypo-
xischem Hirnschaden. Die Hintergründe des Myxödems können nicht aufgeklärt
werden.

Einige Tage später ereignet sich Folgendes: Bei Autoreparaturarbeiten in einer
Garage kommt es zu einer massiven Verpuffung von Benzingasen. Ein 47-jähriger
Patient erleidet hierdurch schwerste Verbrennungen (3–4° gradig) im Bereich
des Kopfes, des Halses und der vorderen Thoraxwand sowie ein Inhalations-
und Rauchgastrauma. Die zuständigen Rettungsmittel des Wachbezirkes sind in
einem anderen Einsatz gebunden, sodass die Rettungsleitstelle aufgrund der zu
erwartenden verlängerten Anfahrtszeit von RTW und NEF einen örtlichen Rettungsassistenten von Zuhause als „first responder" alarmiert. Dieser findet den
Patienten bewusstlos (Glasgow Coma Scale 3) vor der Garage liegend vor. Gesicht
und vordere Hals-/Thoraxregion zeigen schwerste, teilweise lederartig verkohlte
Verbrennungen; die Vitalparameter weisen einen Schock auf (Herzfrequenz 108,
Blutdruck 90/00, flache, verlangsamte Atembewegungen von < 8/min). Der Rettungsassistent ordnet die Kühlung der Verbrennungsareale an Hals und Thorax mit
Leitungswasser durch die mittlerweile eingetroffene Feuerwehr an. Gleichzeitig
legt er einen peripheren venösen Zugang (14G). Aufgrund des augenscheinlich
vordringlichen Atemwegs- und Beatmungsproblems entscheidet er sich dann zur
Intubation. Die Mund- bzw. Kieferöffnung ist aber aufgrund der Verbrennungen,
auch unter erheblicher Gewaltanwendung, nur bis auf etwa 1,5 cm möglich. Die
anschließend versuchte assistierte Maskenbeatmung scheitert an groben Undich-
tigkeiten der Maske auf den verkohlten Hautpartien. Als ultima ratio kommt ihm
dann die, durch verschiedene „Fachausbilder" immer wieder erzählte Geschichte
mit der „Kugelschreiber-Koniotomie " in den Sinn. Den Schild- und Ringknor-
pel des schlanken Patienten zu palpieren fällt ihm nicht schwer. Frustrierend
verlaufen dann jedoch seine durchaus kräftigen Versuche, mit 2 verschiedenen
Kugelschreibermodellen die lederartigen Hautweichteile und das Lig. cricothyreoideum (conicum) zu durchdringen; zum Glück erfolgt aber auch keine Verletzung
von großen Gefäßen. Mittlerweile trifft das NEF ein; innerhalb von 5 min erfolgt
mittels eines sog- QuickTrach™-Koniotomie-Sets die Anlage eines sicheren Luftweges. Vom nahegelegenen Krankenhaus der Grundversorgung kann der Patient
am selben Tag auf dem Luftweg in ein Schwerbrandverletztenzentrum verlegt

werden. Nach 2 Monaten und 12 operativen Eingriffen wird der Patient in eine Rehabilitations-Einrichtung verlegt.

Und ein letztes Geschehnis: Die 71-jährige Bewohnerin eines Altenheimes wird durch einen frontalen Sturz mit dem Gesicht auf einen Nachttisch zur Patientin des Rettungsdienstes. Ansonsten wach und orientiert, zeigt sie während der initialen Untersuchung ein Glasgow Coma Scale von 3. Im Gesicht finden sich diffuse Prellmarken, Platzwunden und instabile Mittelgesichtsknochen im Bereich der Nase und des Jochbogens. Die Mundöffnung ist nur bis auf etwa 1,5 cm mit festem Anschlag möglich, nach Auskunft der Pflegerin „sei dieses so" seit einer Tumoroperation am Kiefer vor 1 Jahr. Die Vitalparameter sind ein Blutdruck von 110/70 mmHg, eine Herzfrequenz von 63 sowie eine Sauerstoff-Sättigung mit Sauerstoff-Maske (6 l/min) von 87 % bei Bradypnoe. Aufgrund des deformierten Gesichtsschädels gelingt die assistierte Maskenbeatmung nur unbefriedigend. Aus der schmalen Mundöffnung werden Sekret und Blutkoagel abgesaugt. Der Notarzt entschließt sich zur klassischen offen-chirurgischen Notfallkoniotomie. Aufgrund der schon bestehenden tiefen Bewusstlosigkeit erfolgt der Eingriff ohne ergänzende Analgosedierung. Die Halskontur zeigt sich zwar sehr schlank und der Kehlkopf ist bereits makroskopisch gut zu lokalisieren, dennoch rutscht das angesetzte Skalpell mehrfach mitsamt der alles andere als straffen Haut seitlich des Schildknorpels herunter. Erst als der Rettungssanitäter die Haut bilateral strafft, gelingt ein vernünftiger querverlaufender Hautschnitt in Höhe des Lig. cricothyreoideum (conicum). Allerdings durchtrennt der Hautschnitt auch einen kranialen Ausläufer der Schilddrüse mit entsprechender Blutung. Hierdurch lässt sich der Notarzt nicht wesentlich beeindrucken, inzidiert das Lig. conicum und führt einen 6,5er-Tubus ein. Hierdurch gelingt eine suffiziente Beatmung der Patientin. Die deutliche Sickerblutung aus der Koniotomie-Wunde muss bis in die Klinik manuell mit einer Kompresse komprimiert werden. Dort erfolgt dann eine lokale Exploration der Wunde und Ligatur eines Lobus pyramidalis der Schilddrüse. Klinisch-radiologisch finden sich nach entsprechender Diagnostik die schon vermuteten komplexen Mittelgesichtsfrakturen sowie eine operationspflichtige Subarachnoidalblutung.

Diskussion
Fragt man bei Symposien oder Workshops in die Runde erfahrener Rettungsmediziner nach selbst durchgeführten Notfallkoniotomien, ist die Anzahl der erhobenen Finger sehr überschaubar [6]. Erfolgreiche „Kugelschreiber-Operateure" einer Notfallkoniotomie sind dem Autor nicht bekannt, ebenso wenig ernstzunehmende wissenschaftliche Kasuistiken diesbezüglich. Die Kombination aus Haut und der derben, bindegewebigen Membran zwischen Ring- und Schildknorpel (Lig. conicum/cricothyroideum) macht eine Perforation mittels einer handelsüblichen Kugelschreibermine nahezu unmöglich. Selbst mit einer Präparierschere sind diese Schichten sowohl in vivo als auch am Leichenpräparat kaum zu durchdringen [5].

Die ausschließliche Verwendung von Kugelschreibern zur Schaffung eines alternativen Luftweges ist und bleibt ein Mythos, der Ärzten und Rettungspersonal nicht „in den Kopf" gesetzt werden sollte. Die wertvolle Zeit für diese frustranen Versuche ist für Nicht-Mediziner im Ernstfall besser in den Versuch zu investieren, zumindest kleine Luftvolumina per oraler oder nasaler Beatmung bei überstrecktem Kopf (Erwachsene) zu applizieren. Genaue Zahlen für präklinische Notfallkoniotomien in den 1980er und 1990er Jahren sind nicht bekannt [6]. Auf jeden Fall haben diese chirurgischen Interventionen, trotz neuer, großartiger technischer Hilfsmittel wie z. B. QuickTrach™, in den vergangenen Jahren deutlich abgenommen. „Cannot intubate – cannot ventilate"-Situationen finden mittlerweile in der Ausbildung einen deutlich größeren Stellenwert [6]. Es stehen suffiziente Hilfsmittel für den „alternativen Luftweg" zur Verfügung (Larynxmaske, Kombitubus™, Larynxtubus™ etc.) [1], die sicherlich den maximalen Erfolgsdruck insbesondere für den wenig erfahrenen „Intubierer" deutlich reduzieren. Dennoch bleiben die semi- und vollchirurgischen Techniken für die Notfallkoniotomie, trotz der relativ hohen Komplikationsmöglichkeiten (zum Beispiel Trachealverletzung, erhebliche Blutungen, Aspiration) eine unverzichtbare Redundanz für beatmungspflichtige Patienten mit zugeschwollenen oder zerstörten oberen Luftwegen [2]. In den 3 obengenannten konkreten Fällen zwar nicht praktiziert, bietet die primäre Punktion des Lig. cricothyreoideum (conicum) und Jet-Ventilation mit einer 13- oder 14-G-Venenverweilkanüle eine sichere Brücke für die Minuten bis zur definitiven Koniotomie [3]. Auch wenn die Schilddrüse palpatorisch klein und gut kaudal der geplanten Schnittführung zu liegen kommt, ist die Prävalenz eines dünnen, weit nach kranial reichenden Schilddrüsenstranges (Lobus pyramidalis glandulae thyroideae), quer durch das geplante Inzisionsgebiet (Lig. cricothyroideum) häufig. Hier bieten mittlerweile gute, erprobte Hilfsmittel wie das QuickTrach™-Set eine sichere Alternative zum klassischen voll-chirurgischen Zugang mit Skalpell und Spekulum [4]. Auch ist die Gefahr erheblicher Blutungen aus Hautgefäßen und angeschnittenem Schilddrüsengewebe dadurch deutlich reduziert.

27.1 Fazit

Die Notfallkoniotomie bleibt trotz moderner „alternative airways" eine unverzichtbare Redundanz für „can not intubate – can not ventilate"-Szenarien. Sie erfordert ein schnelles, zielgerichtetes Handeln unter Kenntnis der möglichen Komplikationen. Übungen mit Notfallkoniotomie-Sets, z. B. am Schweinekadaver oder an Leichen, sind zwar sehr aufwendig, vermitteln aber eine ideale praktische Basis. Empfehlenswert ist in jedem Fall eine regelmäßige Auseinandersetzung sowohl mit den anatomischen Normvarianten (einfach mal bei jedem NEF-Fahrer palpieren) als auch mit der Gebrauchsanweisung des aktuellen Equipments für die Notfallkoniotomie.

Literatur

1. Buonopane CE, Pasta V, Sottile D, Del Vecchio L, Maturo A, Merola R, Oanunzi A, Urciuoli P, D'Orazi V (2014) Cricothyrotomie performed with the Melker™ set or the QuickTrach® kit: procedure times, learning curves and operators' preference. J Chir 35(7–8):165–170
2. De Koning Gans JM, Zwart DL, Kalkman JC (2010) Acute upper-airway obstructions in primary care. Cricithyrotomie performed by the general practitioner. Ned Tijdschr Geneeskd 154:A1299
3. Hess T, Stuhr M, Knacke PG, Reifferscheid F, Kerner T (2014) Invasive emergency techniques – cricothyroidektomie. Anasthesiol Intensivmed Notfallmed Schmerzther 49(4):230–236
4. Mabry RL, Nichols MC, Shiner DC, Bolleter S, Frankfurt A (2014) A comparison of two open surgical cricothyroidotomy techniques by military medics using a cadaver modell. Ann Emerg Med 63(1):1–5
5. Senthiulkumaran S, David SS, Jena NN, Thirumalaikolundusubramanian P (2014) Cricothyroidotomy and ventilation: physics and physology. J Emerg Med 47(5):131
6. Wong DT, Metha A, Tam AD, Yau B, Wong J (2014) A survey of Canadian anaesthesiologists preferences in difficult intubation and „cannot intubate, cannot ventilate" situations. Can J Anaesth 61(8):717–726

65-jähriger Patient mit Atemnot

28

Luise Schnitzer

▶„Mit ganz wenig ganz viel bewirken" und „Genau hinschauen und ernst nehmen" sind 2 zentrale Themen dieses Falles, in dem es um eine ganzheitliche Sicht auf die Dinge geht.

Die Hauskrankenpflege hat uns alarmiert, weil ein COPD-Patient – dauerhaft auf Heimsauerstoff angewiesen – zunehmend Luftnot bekommen habe und zyanotisch geworden ist. Bei Eintreffen finden wir einen 65-jährigen Patienten vor. Das Zimmer ist abgedunkelt, der korpulente Herr sitzt im Bett und begrüßt uns freundlich und gut gelaunt. Dies fällt ins Auge, weil Menschen mit Atemnot in der Regel erheblich angestrengt sind und nur wenig Platz für „Fröhlichkeit" bleibt, da alle Kräfte auf das Atmen konzentriert sind. Auffällig ist auch die Atemfrequenz von nur 16/min. Er bekommt von uns etwas mehr Sauerstoff über die Nasensonde, bleibt aber tief zyanotisch. Auf Befragen berichtet er aber, dass es ihm so gut oder so schlecht gehe wie immer und keinerlei Veränderung in seinem Befinden spüre.

Meine Verwirrung steigt! Warum sind wir bei diesem unveränderten Befinden alarmiert worden? Warum ist er so „zyanotisch"? Die Pflegerin berichtet nun, dass sie den Patienten bei ihrem täglichen Routinebesuch zyanotisch vorgefunden und deshalb trotz seiner Proteste die Feuerwehr gerufen habe. Der Untersuchungsbefund ergibt über der Lunge mäßiges Giemen und Pfeifen sowie grobblasige Rasselgeräusche, die Sauerstoffsättigung liegt bei 95 %, er kann gut abhusten, woraufhin die grobblasigen Rasselgeräusche weniger werden. Er hat kein Fieber. Die ganze Haut ist blau livide verfärbt, die Fingernägel sind unauffällig, aber Finger und Hände sind blau. Nun ist meine Verwirrung komplett. Ich kann nur eine

L. Schnitzer (✉)
Medizinische Klinik für Kardiologie und Pulmologie, Charité Universitätsmedizin Berlin, Berlin, Deutschland
E-Mail: l.schnitzer@gmx.de

© Der/die Autor(en), exklusiv lizenziert durch Springer-Verlag GmbH, DE, ein Teil von Springer Nature 2022
V. Wenzel (Hrsg.), *Fallbeispiele Notfallmedizin*,
https://doi.org/10.1007/978-3-662-63442-4_28

etwas absurde Erklärung für die Zyanose finden und weise auf die Bettwäsche hin. Sie ist in verschiedenen Blautönen gemustert, es ist Sommer und warm draußen, das Zimmer ist abgedunkelt. Der Patient findet meine Erklärung amüsant, mein Rettungsassistent hält mehr oder weniger die Luft an und die Pflegerin ist äußerst skeptisch, kann und will meine Erklärung aber nicht glauben. Selbst etwas unsicher über meine verwegene Diagnose, hole ich einen feuchten Waschlappen mit Seife und kann dadurch mühelos die „Zyanose" beheben. Erleichtert, dem Patienten und der Pflegerin so schnell und effektiv geholfen zu haben, verlassen wir gut gelaunt die Wohnung, der Patient bleibt mit seiner sprachlosen Pflegerin in seiner gewohnten Umgebung zurück. Die erste Maßnahme soll sein, dass die neue Bettwäsche gewaschen wird.

Diskussion

Manchmal ist es so einfach: Obwohl dieser Fall eine äußerst ungewöhnliche Anekdote darstellt zeigt er, dass ab und zu ein bisschen Querdenken hilfreich sein kann. Als Notarzt trifft man gelegentlich auf nicht sofort erklärbare Befunde [1]. Relativ typisch ist dies bei Intoxikationen oder Medikamentenmissbrauch, besonders wenn er von Patienten und Angehörigen negiert wird. Entscheidend sind nicht die Angaben von Dritten oder vom Patienten, sondern der objektive Zustand des Patienten, der in unserem Fall offenbar in erheblicher Diskrepanz zu dem Scheinbefund der Zyanose stand. Allerdings sind unklare Zusammenhänge selten so leicht aufzuklären, wie bei unserem Patienten. Nichtsdestoweniger ist es immer wieder mal notwendig, einen Patienten in die Klinik einzuweisen, auch wenn nur eine banale Erkrankung vermutet wird, sei es, um sich abzusichern oder aus Zeitmangel, um ein langes und vielleicht unfruchtbares Gespräch zu vermeiden. Dies trifft insbesondere für Patienten zu, die einen psychosomatischen Hintergrund haben, und die vielleicht nicht zugänglich sind, diesen zu akzeptieren. Doppelt erschwert wird der Zugang zum Patienten dann, wenn in der Vergangenheit eine tatsächliche Erkrankung mit ähnlicher Symptomatik vorlag. Dies soll an einem weiteren Beispiel demonstriert werden.

Eine 32-jährige junge Frau erleidet einen Vorderwandinfarkt durch Verschluss des Ramus interventrikularis anterior bei sonst unauffälligen Koronararterien. Der Schaden kann durch eine schnelle Behandlung mittels Herzkatheter und Stentimplantation klein gehalten werden. In der nachfolgenden Rehabilitationsphase geht es der Patientin gut und sie kann sich gut belasten. Die Schwierigkeiten beginnen, als die Patientin wieder zu Hause ist – ohne den sicheren Schutz mit Ärzten und Pflegepersonal in der Nähe, treten scheinbar typische Angina-pectoris-Beschwerden auf. Sie stellt sich in der Notfallaufnahme im Krankenhaus vor, erneut werden Blutuntersuchungen und eine Herzkatheteruntersuchung durchgeführt, die einen unauffälligen Befund ergeben. Dennoch erscheint die Patientin im Verlauf nahezu wöchentlich mit den typischen Beschwerden, sie wird untersucht, die Laborwerte sind unauffällig und sie wird wieder nach Hause entlassen. Erst nach der 3. Herzkatheteruntersuchung werden bei weiteren Vorstellungen in der Notfallaufnahme die Behandlungen lediglich auf ein EKG und Laboruntersuchungen reduziert – eine Ischämie wurde jeweils ausgeschlossen. Das Leiden der Patientin nimmt allerdings kein Ende. Erst nach einem ¾ Jahr wird der Patientin eine psychotherapeutische Behandlung empfohlen, die ihre verständlichen Ängste in den Vordergrund stellt. Sie hat zwei kleine Kinder und die Vorstellung, ein nicht mehr funktionierendes Herz zu haben, möglicherweise bald zu sterben und die Kinder unversorgt zurücklassen zu müssen, bringen die Patientin an den Rand der Verzweiflung. Nachdem sie ihre Sorgen auch aussprechen kann, sinkt die Angina-Pectoris-Anfallshäufigkeit drastisch. Schon nach 2 Wochen ruft sie weder den Notarzt, noch erscheint sie selbst in der Klinik und ist nun seit mehr als 4 Jahren beschwerdefrei. Regelmäßige Vorstellungen beim Kardiologen ergeben keine Hinweise für eine Koronarsklerose, sie treibt weiterhin Sport und ist sich ihrer Leistungsfähigkeit sicher.

28.1   Fazit

Notarzteinsätze können sehr kuriose Ursachen haben. Auch wenn der Notruf um Hilfe scheinbar komplett unbegründet ist, sollte man die Sorgen und Ängste des Patienten bzw. seiner Angehörigen und Betreuer ernst nehmen und entsprechende Hilfe einleiten oder helfen zu organisieren. Psychosoziale Notfälle sind ein stark wachsendes Einsatzsegment, mit dem sich viele Notärzte schwertun, da sie primär eher darauf trainiert sind, invasiv zu therapieren – gerade hier kann man aber mit ganz wenig ganz viel helfen.

Literatur

1. Kosan geb. Bathe J (2012) Notarzteinsätze in Alten- und Pflegeheimen – der NAW als Lückenbüßer. Dissertation. Medizinische Fakultät Charité, Universitätsmedizin Berlin

Status epilepticus

Martin Dünser

▶Das Wissen um die Eigenheiten einer Erkrankung sind für die Diagnose und Behandlung essentiell – aber, wie dieser Fall zeigt, nicht unbedingt immer gegeben und selbstverständlich. Auch eine entsprechende Behandlungsmöglichkeit, wie sich hier zeigt, ist nicht selbstverständlich und kann für den Patienten fatale Folgen haben.

Irgendwo in einer Jurte in der Steppe der Mongolei (ca. viereinhalb Mal so groß als Deutschland, aber nur ca. 3,2 Mio. Einwohner): Ein 45-jähriger Mann mit einer bekannten, schlecht eingestellten Epilepsie (antiepileptische Medikation ist nur sporadisch verfügbar) und wöchentlichen Grand-mal-Anfällen zeigt seit ein paar Tagen eine Zunahme der Anfallsfrequenz. Eines Morgens ist der Patient nicht mehr erweckbar. Ein aus dem nächsten Dorf herbeigerufener Arzt untersucht den Patienten und vermutet aufgrund der Bewusstseinsstörung ohne erkennbare tonisch-klonische Krampfaktivität eine intrakranielle Blutung. Er empfiehlt, mangels therapeutischer Konsequenzen (das nächste Krankenhaus mit Computertomographie bzw. Neurochirurgie ist 700 km entfernt) sowie dem erhöhten Risiko eines Transportes auf nicht ausgebauten Straßen, den Patienten vor Ort in der Jurte zu belassen. Die Bewusstseinslage des Patienten ändert sich auch nach 2 Tagen nicht, sodass die Familie entscheidet, diesen mittels Klein-PKW ins 200 km entfernte Provinzkrankenhaus zu bringen. Diese Entfernungen sind für uns kaum vorstellbar, aber die Mongolei ist nach der Westsahara und Grönland das am dünnsten bevölkerte Land der Welt. Nach mehr als 12-stündiger Fahrt unter alles anderem als schonenden Bedingungen erreicht der Patient das

M. Dünser (✉)
Klinik für Anästhesiologie und Intensivmedizin, Kepler Universitätsklinikum, Linz, Österreich
E-Mail: Martin.Duenser@kepleruniklinikum.at

© Der/die Autor(en), exklusiv lizenziert durch Springer-Verlag GmbH, DE, ein Teil von 137
Springer Nature 2022
V. Wenzel (Hrsg.), *Fallbeispiele Notfallmedizin*,
https://doi.org/10.1007/978-3-662-63442-4_29

Provinzkrankenhaus. Dort wird er auf der medizinischen Bettenstation aufgenommen. Eine neurologische Abteilung bzw. ein Neurologe ist nicht vorhanden bzw. nicht verfügbar. Die behandelnden Ärzte vermuteten ebenso, dass eine spontane intrakranielle Blutung (z. B. eine intrazerebrale hypertensive Massenblutung) am wahrscheinlichsten das Koma des Patienten erklären könnte. Die Therapie ist rein supportiv – Seitenlagerung, Sauerstoffgabe etc. Eine weitere intensivmedizinische Versorgung ist mangels Geräten, dem Fehlen von erfahrenem Personal und den nicht vorhandenen Räumlichkeiten einer Intensivstation unmöglich. Auf Drängen der Angehörigen empfehlen die Ärzte nach 3 Tagen bei unverändert tiefem Koma den Transfer des Patienten ins Universitätsklinikum in der mongolischen Hauptstadt Ulaanbaatar. Der Transport – diesmal 200 km der gesamt 500 km auf asphaltierten Straßen – erfolgt erneut mittels privatem PKW. Am 6. Tag nach Beginn der Bewusstseinsstörung trifft der Patient in der Notaufnahme des Universitätsklinikums ein. Kurze Zeit später werde ich beigezogen, um die Aufnahme auf die Intensivstation zu evaluieren. Klinisch zeigt der Patient eine Glasgow Coma Scale von 5 (Augen 1, Verbal 1, Motorik 3). Die Muskeleigenreflexe sind an allen Extremitäten kaum, der Babinski beidseits schwach auslösbar. Die Pupillen sind mittelweit und reagieren nur träge auf Licht. Bei weitem passivem Öffnen der Augenlider kann am Unterlid ein schwaches, rhythmisches Zucken wahrgenommen werden. Aufgrund der Fremdanamnese durch die Familie und der sich präsentierenden Klinik erscheint die Verdachtsdiagnose eines nicht-konvulsiven Status epilepticus als sehr wahrscheinlich. Differentialdiagnostisch kommen eine Hirn(stamm)blutung bzw. -ischämie sowie eine metabolische Komaursache in Frage. Nach der Durchführung eines kranialen Computertomograms (das Universitätsklinikum ist zu diesem Zeitpunkt eines der wenigen Krankenhäuser in der Mongolei, das über einen Computertomographen verfügt), das Zeichen eines Hirnödems zeigt, wird ein EEG durchgeführt. Dieses zeigt das Bild eines Status epilepticus mit deutlicher Verlangsamung des Hintergrundrhythmus bis hin zu Phasen eines Burst-Suppression-Musters. Gemeinsam mit dem Neurologen verabreichen wir insgesamt 30 mg Diazepam sowie Carbamazepin und Phenytoin. Eine weitere Eskalation der antiepileptischen Therapie, wie im Stufenalgorhythmus zur Behandlung des Status epilepticus vorgesehen, ist nicht möglich. Außer Carbamazepin und Phenytoin sind keine weiteren antiepileptischen Substanzen verfügbar. Da die Prognose des Patienten aufgrund der langen Latenz bis zum Beginn der antiepileptischen Therapie bzw. dem bereits bestehenden Hirnödem als sehr ungünstig beurteilt wird, behandelt man einen anderen Patient (32 Jahre, septischer Schock bei Peritonitis infolge einer perforierten Appendizitis) auf der Intensivposition mit der Möglichkeit einer mechanischen Beatmung. Somit ist die Induktion eines Barbituratkomas, welches zwingend eine endotracheale Intubation erfordert, nicht möglich. Der Patient wird auf einem Intensivbett ohne Beatmungsmöglichkeit für weitere 5 Tage therapiert. Sein Bewusstseinszustand ändert sich nicht, sondern verschlechterte sich schrittweise. Zuletzt weist der Patient eine Glasgow Coma Scale von 3 auf. Da seine Chancen auf eine neurologische Erholung von allen Teammitgliedern als äußerst gering angesehen wird und mehrere andere Patienten auf eine intensivmedizinische Versorgung warten, wird der Patient zur weiteren Betreuung an die neurologische Bettenstation verlegt. Ich besuche ihn dort einige Tage später nochmals. Sein Zustand bleibt unverändert. Kurze Zeit später verstirbt er.

Diskussion

Der nicht-konvulsive Status epilepticus ist eine häufige, wenn auch oft verkannte Ursache einer Bewusstseinsstörung. Für all jene, so wie die initial involvierten Ärzte in diesem Fall, die Epilepsie bislang obligatorisch mit tonisch-klonischen fokalen oder generalisierten Anfallsformen assoziierten, ist diese Diagnose inexistent. Somit wird auch nicht die richtige Therapie verabreicht, was – wie in unserem Fallbeispiel – fatal enden kann. Die nicht-konvulsiven Anfallsformen wurden erstmalig von Lennox 1945 beschrieben [1] und viele Jahre für eine absolute Rarität gehalten. Erste Prävalenzstudien in den 1970er Jahren deuteten darauf hin, dass nicht-konvulsive Status epileptici ca. 25 % aller Statusformen ausmachten [2]. Heute weiß man, dass nicht-konvulsive Anfälle gerade bei älteren Menschen mit Vigilanzstörungen sehr häufig (bis zu 30 %) vorkommen. Wichtig zu wissen ist, dass ca. 25 % der konvulsiven Staten nach Sistieren der tonisch-klonischen Bewegungskomponente (z. B. auf medikamentöse Therapie) in einen nicht-konvulsiven Status epilepticus übergehen. Dabei sollte, neben subtilen klinischen Anfallshinweisen (z. B. rhythmisches Zucken der Augenlider bei passiver Öffnung), das Nichterwachen des Patienten nach Beendigung der tonisch-klonischen Anfallssymptome als klinischer Verdachtsmoment für den Übergang in einen nicht-konvulsiven Status epilepticus betrachtet werden [3]. Bei entsprechendem Verdacht kann dieser nur mittels EEG bestätigt oder ausgeräumt werden. Die häufigsten Ursachen eines nicht-konvulsiven Status epilepticus sind vergleichbar denen eines konvulsiven Status epilepticus und umfassen Ischämie/Trauma, inadäquate Therapie einer bekannten Epilepsie, Medikamente/Medikamentenentzug, metabolische Einflüsse (Sepsis bis Intoxikation), neurodegenerative Prozesse, ZNS-Infektionen sowie Neoplasien. Die Identifikation der Ursache des Status epilepticus ist essentiell und eine Grundvoraussetzung für die erfolgreiche Therapie. Die antiepileptische Behandlung des nicht-konvulsiven Status epilepticus unterscheidet sich nicht von jener des konvulsiven Status epilepticus. Allerdings unterscheiden sich die beiden Anfallsformen in ihrer Ansprechrate auf die antiepileptische Therapie. Während refraktäre konvulsive Staten (kein Ansprechen auf first-, d. h. Benzodiazepine, und second-line, d. h. Phenytoin, Levetiracetam oder Valproat, Therapien) in ca. ¼ der Fälle beobachtet werden, wurden refraktäre Anfallsmuster bei bis zu 90 % der nicht-konvulsiven Staten beschrieben [4].

Bei unserem Fall handelte es sich sehr wahrscheinlich um die Verschlechterung einer idiopathischen Epilepsie infolge einer inadäquaten antiepileptischen Therapie. Wie entscheidend das Wissen um das Vorhandensein eines nicht-konvulsiven Anfalles sein kann und welche Folgen das Nicht-Erkennen dieser Epilepsieform haben kann, zeigt der vorgestellte Fall eindrücklich. Im Jahr 2004 – als ich an der Behandlung dieses Patienten teilgenommen hatte – war das Wissen um den nicht-konvulsiven Status epilepticus in der mongolischen Ärzteschaft nur rudimentär vorhanden. Ein wesentlicher Grund dafür dürfte in der Nichtverfügbarkeit von EEG-Geräten in den meisten Krankenanstalten liegen. Das Universitätskrankenhaus war zu diesem Zeitpunkt eines von drei Krankenhäusern in der mongolischen Hauptstadt Ulaanbaatar (ca. 1,3 Mio. Einwohner), das über ein solches Gerät verfügte.

29.1　Fazit

Die von den erstbehandelnden Ärzten gestellte Verdachtsdiagnose einer spontanen intrakraniellen Blutung (z. B. eine hypertensive Massenblutung) war angesichts der Anamnese und präsentierten Klinik zwar unwahrscheinlich, stellte jedoch eine der häufigsten Ursachen für einen plötzlichen nicht-traumatischen Bewusstseinsverlust bei Personen > 40 Jahren in der Mongolei dar. Eine hohe Prävalenz der unbehandelten arteriellen Hypertonie unter der mongolischen Bevölkerung dürfte dies erklären. Die Tatsache, dass sich der Bewusstseinsverlust infolge des nicht-konvulsiven Anfalles bei diesem Patienten außerhalb der mongolischen Hauptstadt ereignete, verschlechterte die Behandlungs- und Heilungschancen des Patienten immens. Im Jahr 2004 war die intensivmedizinische Versorgung kritisch-kranker Patienten außerhalb von Ulaanbaatar kaum existent. Schlechte Verkehrsverbindungen sowie weite Distanzen ohne bestehende Transporteinrichtungen (z. B. boden- oder luftgebundene Transfermöglichkeiten für kritisch kranke Patienten) stellten einen zusätzlichen äußerst nachteiligen Faktor dar. Innerhalb der letzten 10 Jahre erfuhr die Mongolei im Zuge ihres Wirtschaftsaufschwunges eine deutliche Verbesserung ihres Straßen- und Verkehrsnetzwerkes sowie der Verfügbarkeit von EEG-Geräten.

Literatur

1. Lennox WG (1945) The petit mal epilepsies: their treatment with tridione. JAMA 129:1069–1074
2. Celesia GG (1976) Modern concepts of status epilepticus. JAMA 325:1571–1574
3. Al-Mufti F, Claassen J (2014) Neurocritical care: status epilepticus review. Crit Care Clin 30:751–764
4. Mayer SA, Claassen J, Lokin J et al (2002) Refractory status epilepticus: frequency, risk factors, and impact on outcome. Arch Neurol 59:205–210

30

Eine blasse Patientin

Frank Marx

►Wie reagieren, wenn 2 Leben auf dem Spiel stehen und zunächst nicht ersichtlich ist, worauf die Situation zurückgeführt werden kann? Und wie mit den Angehörigen umgehen, wenn von jetzt auf gleich eine Welt zusammenbricht? Dieser Fall zeigt eindrücklich, wie wichtig auf den Notarzt das Thema Psychohygiene sein kann.

An einem Novembernachmittag erhält die Besatzung eines KTWs den Auftrag, eine schwangere Patientin mit einsetzenden Wehen im Rahmen einer geplanten Einweisung ins Krankenhaus zu bringen. Als die Mitarbeiter die Patientin in ihrer Wohnung sehen, ist diese auffallend blass und berichtet über stärkste Rückenschmerzen, die kontinuierlich vorhanden seien und immer schlimmer würden. In der Wohnung im 2. Obergeschoss eines Mehrfamilienhauses ist noch der Ehemann der Patientin zugegen, der Arzt ist, und der gemeinsame 6-jährige Sohn. Bei dem Versuch, die Patientin von dem Wohnzimmersofa in den bereitgestellten Tragestuhl umzulagern, bricht diese leblos zusammen. Während der Rettungssanitäter sofort mit der kardiopulmonalen Reanimation beginnt, läuft der Rettungshelfer als Fahrer des KTWs zu seinem Fahrzeug zurück, um einen Notarzt und einen RTW nachzufordern, und um einen Notfallkoffer in die Wohnung zu bringen.

Zu dem Zeitpunkt der Notarzt-Nachalarmierung befinde ich mich als ärztlicher Leiter des Rettungsdienstes mit meinem Fahrzeug zufällig nur ungefähr 3 Straßen von dem Notfallort entfernt. Ich entschließe mich, zusätzlich zu dem angeforderten Notarzt zu der Einsatzstelle zu fahren und sehe bei Betreten der Wohnung eine etwa 30-jährige Frau im Wohnzimmer auf dem Boden liegen. Thoraxkompressionen und Beatmung werden seit dem Kreislaufzusammenbruch kontinuierlich

F. Marx (✉)
Technische Hochschule Mittelhessen, Gießen, Deutschland
E-Mail: drmarx@web.de

30

© Der/die Autor(en), exklusiv lizenziert durch Springer-Verlag GmbH, DE, ein Teil von Springer Nature 2022
V. Wenzel (Hrsg.), *Fallbeispiele Notfallmedizin*,
https://doi.org/10.1007/978-3-662-63442-4_30

durchgeführt. Der Ehemann gibt an, dass sich seine Frau in der 39. Schwangerschaftswoche befindet; bei der Erstuntersuchung fällt mir auf, dass die Frau sehr
blass ist. Die Pupillen sind maximal weit und nicht entrundet. Während ich versuche, am Unterarm einen Venenzugang zu schaffen, bitte ich den Ehemann, die
Rettungsleitstelle erneut über die Notrufnummer 112 anzurufen. Der Disponent
erhält von mir eine genaue Lagemeldung und ich fordere ihn auf, einen Gynäkologen und einen Chirurgen zur Notfallsectio von einem nahegelegenen Krankenhaus
zum Notfallort zu entsenden. Es gelingt mir nicht, eine periphere Vene zu punk-
tieren und so führe ich eine Venenpunktion der V. jugularis interna mit einer
18G-Kanüle durch. Dies gelingt problemlos und ich injiziere über diesen Zugang
Infusionslösungen und Adrenalin. Ich achte darauf, dass der Bauch der Schwangeren nach links gelagert wird, um eine Reduktion des venösen Rückstroms während
der kardiopulmonalen Reanimation zu vermeiden [4]. Inzwischen ist ein RTW
eingetroffen und die Sanitäter holen aus dem Fahrzeug weitere notfallmedizinische Ausrüstung, unter anderem auch das chirurgische Besteck. Es wird unter
der laufenden kardiopulmonalen Reanimation alles zur Notfallsectio vorbereitet.
Etwa 10 min nach der Alarmierung treffen ein gynäkologischer Assistenzarzt mit
fortgeschrittener Weiterbildung und ein Facharzt für Chirurgie in der Wohnung
ein. Ich erläutere kurz die Situation und bitte den gynäkologischen Kollegen, eine
Notfallsectio durchzuführen. Dieser zögert jedoch und lässt sich von mir nicht
überzeugen, dies unverzüglich durchzuführen. Stattdessen telefoniert er mit seinem
Chefarzt aus dem nahegelegenen Krankenhaus und dieser rät ihm ab, den Eingriff
vor Ort durchzuführen. Die bereits bei Eintreffen des Gynäkologen und des Chirurgen intubierte Patientin wird daher unter laufender kardiopulmonaler Reanimation
in den RTW gebracht und in das 4 min entfernte Krankenhaus transportiert. Dort
wird eine Ultraschalluntersuchung durchgeführt und es wird festgestellt, dass keine
kindlichen Herztöne vorliegen; zu diesem Zeitpunkt dauert die Reanimation bereits
40 min an. Daraufhin werden die Reanimationsbemühungen eingestellt.

Der Ehemann der Patientin wartet vor der Notaufnahme im Wartebereich.
Ich überbringe ihm die Nachricht vom Tode seiner Frau und seines Kindes. Er
stützt sich bei mir ab, weint und schluchzt: „Sie sind doch auch Arzt, können
Sie verstehen, was ich im Moment empfinde?" Während des ganzen Einsatzes
war ich der Organisator, der Entscheider und zielgerichtet habe ich Entscheidungen getroffen und nachverfolgt – hier aber, sicher auch durch die körperliche
Nähe zu diesem weinenden, völlig verzweifelten Mann, ringe ich mit den Tränen. Bei der Obduktion des Leichnams stellt sich heraus, dass es zu einer Ruptur
der Aorta abdominalis gekommen ist; dementsprechend befinden sich erhebliche
Blutmengen im Bauch.

Diskussion

Bei diesem Einsatz kamen zunächst einmal alle erfolgversprechenden Voraussetzungen zusammen, die bei einer kardiopulmonalen Reanimation vorhanden sein können: fachkundige Kräfte des Krankentransportes beginnen bereits beim Kreislaufzusammenbruch der Patientin sofort mit der kardiopulmonalen Reanimation [6] und innerhalb von 2 min nach dem Ereignis ist der erste Arzt vor Ort. Ein RTW unterstützt mit weiteren Kräften und mit dem Material, das für eine Notfallsectio benötigt wird, und noch weitere Kräfte bringen einen Gynäkologen und einen Chirurgen innerhalb weiterer 10 min zur Einsatzstelle. Das Krankenhaus mit der Fachabteilung für Gynäkologie und Geburtshilfe liegt nur 4 Fahrminuten von der Einsatzstelle entfernt. An der Einsatzstelle befinden sich mehrere Fahrzeuge des Rettungsdienstes sowie der Feuerwehr; der Transport der Patientin über die Treppe in den RTW dauert selbst unter Reanimationsbemühungen nicht länger als 2 min Obwohl dieser Ablauf eine erstaunliche Geschwindigkeit der Rettungsmaßnahmen darstellt, ist er trotzdem nicht schnell genug. Eine Analyse von mütterlichen Kreislaufstillständen während der Schwangerschaft ergab, dass die Notfallsectio innerhalb 4 min nach Eintritt des Ereignisses hätte erfolgen müssen, um eine optimale Überlebenswahrscheinlichkeit für das Kind zu erzielen [3], was praktisch nur im Krankenhaus machbar ist. Selbst wenn man diese Zahlen aus den 1980ern aufgrund des medizinischen Fortschritts vorsichtig betrachtet, so werden sie durch aktuelle Daten bestätigt. In einer schwedischen Fallserie konnten nach 30 min CPR weder Mutter noch Kind durch eine Notfallsectio gerettet werden; im Gegensatz dazu konnten Kind und Mutter durch eine Notfallsectio nach 6 min kardiopulmonaler Reanimation gerettet werden. Bei einer anderen Patientin in der 39. Schwangerschaftswoche mit spontaner Aortenruptur wurde nach 10 min kardiopulmonaler Reanimation eine Notfallsectio durchgeführt; das Kind überlebte, die Mutter verstarb [8]. Diese Erfahrungen zeigen, dass unsere Patientin und ihr ungeborenes Kind bei realistischer Betrachtung keine Überlebenschance hatten.

Die auffällige Blässe der Patientin hat mich bereits bei der ersten Untersuchung stutzig gemacht. Der Ehemann der Patientin betrachtete mit dem Sohn vom Flur aus unsere Reanimationsbemühungen, die Venenpunktion, die Intubation, die repetitiven Injektionen von Adrenalin und die fortlaufende kardiopulmonale Reanimation – als ärztlicher Kollege hat er sicher sofort korrekt eingeschätzt, dass die Situation nahezu aussichtslos war. Zu keinem Zeitpunkt der kardiopulmonalen Reanimation über 40 min kam es zu einem Kammerflimmern; die Patientin blieb bis zum Ende der Wiederbelebung in einer Asystolie – ein Zeichen, dass die Patientin wahrscheinlich komplett ausgeblutet war. Mit dem Eintreffen des gynäkologischen und des chirurgischen Kollegen hätte ich eine sofortige Laparotomie bzw. Notsectio erwartet und war zunächst frustriert über seine Weigerung, die Laparotomie durchzuführen und das Kind zu entwickeln. Retrospektiv betrachtet hätte es bei dem rupturierten Bauchaortenaneurysma allein mangels effektiver Sauger ein Blutbad in der Wohnung gegeben und es muss zugegeben werden, dass bereits mit dem Kreislaufkollaps der Patientin ihr Tod und der Tod ihres Kindes durch die unstillbare, durch ein vollständig rupturiertes Aortenaneurysma bedingte intraabdominelle Blutung bestimmt gewesen ist. Keine noch so effiziente kardiopulmonale Reanimation und kein noch so exzellent arbeitendes Team hätte es vermocht, das Kind und die Mutter zu retten – selbst bei einer Ruptur des Aneurysmas im Krankenhaus wäre es nicht sicher gewesen, dass diese 2 Leben hätten gerettet werden können. Etwa 50 % der aortalen Rupturen bei Frauen unter 40 Jahren passieren im Rahmen einer Schwangerschaft. Es war unbekannt, ob unsere Patientin an einer Gefäßschwäche wie z. B. dem Marfan-Syndrom litt, das Aortenrupturen begünstigt [1]; aber auch bei Schwangeren ohne kardiovaskuläre Pathologie wurden tödliche Rupturen der Aorta beschrieben [7]. In einer holländischen Studie wurden bei über 3 Mio. Geburten nur 13 Aortenruptur-bedingte Todesfälle der Mütter während der Schwangerschaft beschrieben, was das extrem niedrige Risiko (ca. 1:240.000) zeigt [5] – aber auch das war für den Ehemann und den Sohn dieser Patientin nur ein schwacher Trost.

Die technischen und organisatorischen Dinge einer kardiopulmonale Reanimation sind ein trainierter Ablauf; der Umgang mit den Angehörigen ist für den behandelnden Notarzt, aber sicher auch für die beteiligten anderen Rettungskräfte umso schwieriger. Während viele Berufsgruppen Balintgruppen [2] und ähnliche Gesprächsgruppen zur Reflektion nutzen, gibt es dies für den notärztlichen Bereich sehr selten. Dabei wäre es hilfreich, eine Supervision für Notärzte durchzuführen, um einerseits dem Notarzt, aber auch den anderen beteiligten Kräften eine Psychohygiene zu ermöglichen, sie aber auch andererseits zu befähigen, in Extremsituationen angemessen dem Patienten, Angehörigen und Kollegen zu begegnen. Dabei soll auch erwähnt werden, dass auch die fachliche Aufarbeitung im Rahmen einer Fallbesprechung hilft, die eigenen Entscheidungen zu reflektieren und zu optimieren.

30.1 Fazit

Aortale Rupturen bei Schwangeren ohne Gefäßpathologie sind extrem selten, enden aber mit sehr hoher Wahrscheinlichkeit tödlich, wenn die Ruptur komplett ist – auch wenn sehr schnell Reanimationsmaßnahmen durchgeführt werden. Eine Notfallsectio kann theoretisch das Kind auch bei laufender kardiopulmonaler Reanimation retten, muss aber innerhalb weniger Minuten durchgeführt werden, was im Notarztdienst nahezu unmöglich ist. Notärzten sollte bewusst sein, dass sie medizinisch dramatische und emotional extrem belastende Einsätze erleben werden und deshalb nicht zögern sollten, belastende Situationen in Balint-Gruppen aufzuarbeiten.

Literatur

1. Birsner ML, Farber JL, Berghella V (2008) Fatal aortic dissection in a patient with a family history of Marfan syndrome. Obstet Gynecol 112:472–475
2. Hafner S, Otten H, Petzold ER (2011) Balint group work in Germany – results from a survey of Balint group leaders. Z Psychosom Med Psychother 57:233–243
3. Katz VL, Dotters DJ, Droegemueller W (1986) Perimortem cesarean delivery. Obstet Gynecol 68:571–576
4. Kinsella SM (2003) Lateral tilt for pregnant women: why 15 degrees? Anaesthesia 58:835–836
5. la Chapelle CF, Schutte JM, Schuitemaker NW, Steegers EA, van Roosmalen J (2012) Maternal mortality attributable to vascular dissection and rupture in the Netherlands: a nationwide confidential enquiry. BJOG 119:86–93
6. Nolan JP, Soar J, Wenzel V, Paal P (2012) Cardiopulmonary resuscitation and management of cardiac arrest. Nat Rev Cardiol 9:499–511
7. Srettabunjong S (2013) Spontaneous rupture of acute ascending aortic dissection in a young pregnant woman: a sudden unexpected death. Forensic Sci Int 232:e5-8
8. Zdolsek HJ, Holmgren S, Wedenberg K, Lennmarken C (2009) Circulatory arrest in late pregnancy: caesarean section a vital decision for both mother and child. Acta Anaesthesiol Scand 53:828–829

Zusammenbruch bei Seniorenwanderung

31

Joachim Koppenberg

▶ Dieser Fall zeigt, dass nicht nur der Einsatzort volle Konzentration vom Rettungsteam erfordert, sondern auch die Übergabe an das Notfallteam im Krankenhaus: Der Patient bleibt so lange in der Verantwortung des Einsatzteams, bis ein klares „Ihr Patient!" gefallen ist.

Der Folgeeinsatz erreicht uns auf dem Rückflug vom Krankenhaus zu unserer Schweizer Hochgebirgsbasis im Engadin. Ich genieße gerade zufrieden aus vollen Zügen das fantastische Panorama der Bergwelt bei Sonnenuntergang nach einem sonnen- und einsatzreichen Sommertag – und das trotz der mittlerweile über 15-jährigen Erfahrung in der Luftrettung. Über Funk kommt die Mitteilung, dass es sich um einen „Kollaps" bei einer Wanderin im Grenzgebiet zwischen Österreich und der Schweiz handelt – Flugzeit ca. 9 min. Die Einsatzstelle liegt auf ca. 1400 Höhenmetern auf einem idyllischen Hochplateau mit einem kleinen Bergsee, sodass wir problemlos in der Nähe der Einsatzstelle landen können. Es findet sich eine englische Wandergruppe von sechs Senioren in Begleitung eines einheimischen Wanderführers, der detailliert Auskunft geben kann. Die Patientin ist eine 67-jährige Britin, welche bei der bisherigen Wandertour von ca. 6 h problemlos mithalten konnte und nicht besonders aufgefallen war. Seit ca. 30 min klagt sie nun über Unwohlsein und Erschöpfung, was man aber zunächst mit der schwindenden Kondition in Verbindung brachte. Erst als sie wirklich nicht mehr laufen konnte und jeweils kurzzeitig das Bewusstsein verlor, wurde ein Notruf abgesetzt. Der Wanderführer brachte sie in die stabile Seitenlage – die Atmung war stets vorhanden. Die Patientin liegt nun auf einer Wärmefolie und sieht wirklich nicht gerade fit aus – bleich und kaltschweißig. Sie ist zwar stets weckbar und antwortet auf

J. Koppenberg (✉)
Abteilung für Anästhesiologie, Schmerztherapie und Rettungsmedizin, Scuol, Schweiz
E-Mail: Joachim.Koppenberg@cseb.ch

geschlossene Fragen mit ja oder nein, jedoch wechselt der Bewusstseinszustand nach Auskunft des Wanderführers innerhalb weniger Minuten von vollkommen wach mit einem GCS von 15 zu gerade noch weckbar. Ich kann den langsamen Puls kaum tasten, sodass ich zügig einen Venenzugang lege, während der Paramedic parallel dazu die Patientin monitorisiert. Der Blutdruck liegt bei 78/35 mmHg, die unregelmäßige Herzfrequenz bei langsamen 34/min und die spontane Sauerstoffsättigung um 84 %. Die Blutzuckerbestimmung ergibt eine Normoglykämie. Die Analyse des EKGs zeigt einen intermittierenden auftretenden AV-Block III. Grades, wodurch auch die wechselnden Bewusstseinszustände der Patientin erklärt werden können. Neben einer zügigen Sauerstoffgabe mit 6 l/min erkläre ich dem anwesenden Ehemann, was das aktuelle Problem seiner Frau sei und dass wir sie vor dem Transport ins Krankenhaus als nächstes mit einem externen, transkutanen Herzschrittmacher unter Analgosedierung versorgen müssten. Der Ehemann berichtete noch, dass seine Frau seit Jahren wegen einer arteriellen Hypertonie einen β-Blocker einnehme, ansonsten aber gesund und auch gut belastbar sei. Währenddessen haben wir neben dem EKG auch die Multifunktionselektroden für den Pacer geklebt und Midazolam und Morphin für die Sedierung aufgezogen sowie die erste Dosis injiziert. Ich stelle die Herzschrittmacherfrequenz im VVI-Modus (Demand oder Bedarfsmodus) auf 70/min und drehe langsam den Strom hoch. Schon bei 45 mA übernimmt der Schrittmacher vollständig (capture), sodass ich mit einer gewissen Sicherheitsmarge den Strom bei 50 mA fixiere. Innerhalb weniger Sekunden ist die Patientin komplett wach, sodass ich auch persönlich nochmals die Arbeitshypothese und die getroffenen Maßnahmen erläutern kann. Der Blutdruck stabilisiert sich nun bei 115/80 mmHg und die Sauerstoffsättigung liegt jetzt bei 97 %. Auch wenn die Patientin die Schrittmacher-Impulse als nicht ganz so schlimm angibt (Verbale-Rating-Skala = 3–4/10), vertiefe ich die Analgosedierung, da die Patientin nichts „aushalten" muss. Nachdem sich die Situation stabilisiert hat, besprechen wir den Transport ins nächste geeignete Krankenhaus. Es stellt sich heraus, dass die Wandergruppe von Österreich aus gestartet ist und auch dort wieder hin zurückkehren will. Da in dem Ort, in dem auch das „autolose" Ehepaar in den Ferien untergebracht ist, das nächste Krankenhaus auf der österreichischen Seite liegt, ist schnell klar, dass wir die Patientin nach Voranmeldung in dieses Krankenhaus transportieren. Nach kurzer Info der Schweizer und der Österreichischen Rettungsleitstellen verladen wir die unter Schrittmachertherapie und Analgosedierung absolut stabile Patientin in den Helikopter und machen uns auf den ca. 15 minütigen Flug. Solche grenzüberschreitenden Einsätze sind in unserer Region zwar nichts Besonderes, aber meine Freude an diesem Tag steigt erneut und es scheint der perfekte Abschluss für einen perfekten Tag zu werden. Zum besseren Verständnis muss ich an dieser Stelle beifügen, dass es sich dabei um das Stützpunktkrankenhaus des österreichischen Notarzthubschraubers handelt, an dem ich einige Jahre tätig sein durfte. Da ich aber seit meinem Wechsel in die Schweiz dort schon länger nicht mehr war, erhoffe ich mir insgeheim den ein oder anderen „alten" Kollegen aus dieser Zeit in der Notaufnahme zu treffen. Und ich sollte nicht enttäuscht werden! Nach einem absolut stabilen Flug landen wir und bereits mit dem an diesem Krankenhaus typischen Abholteam am Landeplatz gibt es ein großes „Hallo". „Schön Dich wieder mal zu sehen – aber was hast Du denn für eine komische Uniform an?" oder „Ja, ja, echt schön, aber Du steigst aus dem falschen Heli aus!" Ich fühle mich auf Anhieb wieder „zu Hause" und kann deshalb auch zielstrebig den Weg in die Notaufnahme und die dortige internistische Aufnahme einschlagen. In der Notaufnahme wird es noch besser: Ich kenne praktisch alle und fast alle erkennen auch mich wieder – ein „Heimspiel"! Und dann kommt zur Übergabe ausgerechnet der ehemalige Kollege, den ich bei der österreichischen Flugrettung besonders kennengelernt und geschätzt habe. Nach einer ersten herzlichen Begrüßung fasse ich routiniert und konzentriert die wichtigsten Infos zur nach wie vor absolut stabilen Patientin und zum Einsatz zusammen und vergesse zuletzt auch nicht die Handynummer des Ehemanns zu übermitteln, der sich noch auf dem Rückweg befindet.

Wir haben gerade begonnen, in alten Zeiten zu schwelgen und uns darüber auszutauschen, was denn die Kinder so treiben, als die betreuende Notaufnahme-Schwester plötzlich einen Schrei ausstößt und wir feststellen müssen, dass die Patientin tief bewusstlos ist. Die Herzfrequenz auf dem Monitor der Notaufnahme zeigt eine unregelmäßige Herzfrequenz von 34/min, der Blutdruck liegt bei 65/25 mmHg und die Sauerstoffsättigung mit 6 l/min bei 90 %. Schrittmacherspikes sind keine zu entdecken. Ich drehe den Strom des Schrittmachers sofort auf maximale Stärke – aber es ändert sich nichts. Wie kann das sein? Zunächst injizierten wir fraktioniert Adrenalin i.v. 0,1-mg-weise, bis die Patientin wieder etwas wacher wird und die Herzfrequenz und der Blutdruck leicht ansteigen. Gleichzeitig überlegen wir fieberhaft, was zu tun ist. Es muss ein neuer externer Herzschrittmacher her, welcher zügig aus dem naheliegenden Schockraum gebracht wird. Als dieser angeschlossen und wieder der entsprechende Stromwert von 45 mA erreicht ist, erfolgt eine sofortige Übernahme und jeder Schrittmacher-Spike wird wieder durch einen QRS-Komplex gefolgt. Die Patientin stabilisiert sich prompt und ist wieder ansprechbar. Nach einer kurzen Untersuchung durch den aufnehmenden Kollegen wird die Patientin zügig zur Anlage eines transvenösen Schrittmachers auf die Intensivstation verlegt. Der weitere Verlauf ist unauffällig und der Patientin kann am folgenden Tag problemlos ein interner Schrittmacher implantiert werden.

Diskussion
Nachdem die Patienten sicher auf der Intensivstation angekommen ist, gehen wir in der Notaufnahme mit allen Beteiligten die möglichen Fehlerquellen für die Unterbrechung der Schrittmachertherapie durch. Die Überprüfung der Geräte ergibt keine technischen Störungen. Nachdem wir mit der beteiligten Notaufnahme-Schwester nochmals die Situation durchgegangen sind, wird es uns schlagartig klar. Während wir mit der Übergabe vermeintlich fertig waren, begann die Notaufnahme-Schwester wie üblich mit dem Umhängen des Monitorings auf die Geräte der Notaufnahme und begann dabei mit dem EKG. Dies führte in der Folge dazu, dass dem Schrittmacher im Demand-Modus an unserem Gerät die Rückmeldung („afferenter Schenkel") über das

geräteeigene EKG fehlte, da dieses nun über den Monitor der Notaufnahme abgeleitet wurde. Daher stellte er seine „efferente" Schrittmacherfunktion schlicht und ergreifend ein [1]. Als wir die Situation nochmals nachstellten, bemerkten wir auch, dass unser Gerät in der obersten Zeile auch „EKG-Elektroden prüfen" anzeigte – jedoch war dies in der stressigen Situation niemanden aufgefallen.

Tatsächlich empfehlen alle Hersteller von Monitoren/Defibrillatoren, die mit einem externen Herzschrittmacher ausgerüstet sind, dass für die Schrittmacherfunktion zusätzlich ein EKG notwendig ist. Prinzipiell könnte auch bei einigen Geräten ausschließlich über die Multifunktionselektroden gepaced werden, dann allerdings eine EKG-Ableitung ohne jegliche Detektion der patienteneigenen Frequenz mit einer starren Schrittmacherfrequenz im VOO- bzw. Non-Demand- oder Festfrequenzmodus. Dies kommt heute praktisch kaum noch zum Einsatz und sollte nur im äußersten Notfall eingesetzt werden, z. B. beim Fehlen eines EKGs. Hätten wir also keinen anderen Schrittmacher zur Verfügung gehabt, so hätten wir bis zur Klärung unseres Problems in den starren VOO- bzw. Non-Demand- oder Festfrequenzmodus umstellen können. Einige Geräte stellen sogar von sich aus bei einem Ausfall des EKGs automatisch auf diesen Notfallmodus um, müssen dann aber wieder aktiv umgeschaltet werden. Dies wäre aber nur die rein technische Lösung eines eigentlich ganz anders gelagerten und grundsätzlich vermeidbaren Problems [2].

Der eigentliche „Knackpunkt" lag an einer ganz anderen Stelle – und zwar bei der frühzeitig erloschenen Aufmerksamkeit für die Patientin aufgrund anderer, in diesem Fall persönlich motivierter Prioritäten nach der vermeintlich abgeschlossenen Übergabe [3]. Diese war zwar mündlich abgeschlossen, aber bei weitem noch nicht durchgeführt. Tatsächlich ist dies ein Phänomen, das regelmäßig nach Erreichen der Notaufnahme, aber auch bei Übergaben auf der Intensivstation festgestellt werden kann: Man hat endlich die vermeintlich sichere Umgebung mit ausreichender und kompetenter Unterstützung erreicht. Dann wird neben der mündlichen Übergabe bereits parallel von mehreren Personen das Monitoring oder auch die Spritzenpumpe umgehängt und der Patient erfährt neben einer längeren Monitoring-Pause ggf. auch eine Therapieunterbrechung, z. B. von Sedativa oder noch schlimmer von Katecholaminen. Wird dann das Monitoring wieder hochgefahren, hat sich der Patient durch die nicht bemerkte und nicht monitorisierte Therapieunterbrechung verschlechtert (z. B. zu wach wegen fehlender Sedierung oder hypoton wegen unzureichender Katecholamininfusion) [4]. Die übernehmenden Kollegen verdrehen die Augen und übernehmen gestresst die Therapie, während der abgebende Kollege lautstark versichert „Bis gerade eben war der Patient aber stabil!", was vermutlich sogar stimmt, aber nun keinen mehr interessiert oder weiterhilft.

31.1   Fazit

Einerseits zeigte mir dieser Fall einmal mehr, dass man zunächst die Geräte, mit denen man arbeitet, inklusive ihrer Tücken oder „pitfalls", kennen und sich neben der eigentlichen Funktionsweise vor allem auch mit den Fehlermeldungen und -möglichkeiten auseinandersetzen muss (dazu zählt auch, mögliche „trouble-shoot"-Szenarien zu berücksichtigen). Andererseits wurde mir einmal mehr deutlich vor Augen geführt, dass mit dem Erreichen der Notaufnahme der Patient nicht automatisch in Sicherheit ist, sondern die Übergabe im Gegenteil sogar als Hochrisikosituation für den Patienten eingestuft werden muss. Daher braucht es neben einer strukturierten mündlichen Übergabe vor allem auch eine aufmerksame und kritische Begleitung der tatsächlichen Patientenübernahme (Umlagerung, Monitoring, Spritzenpumpentherapie, Beatmung u. a.). Erst, wenn diese abgeschlossen ist, darf der Patient als sicher „übergeben" betrachtet und kann die Verantwortung für den Patienten an das Notaufnahmeteam übergeben werden. Idealerweise wird dies laut und deutlich allen Beteiligten kommuniziert: „Die Übergabe ist abgeschlossen." oder „Ihr Patient!"

Literatur

1. von Hintzenstern U (2020) Notarztleitfaden, 9. Aufl. Urban und Fischer Verlag, München
2. Scholz J, Sefrin P, Böttiger BW et al (2013) Notfallmedizin, 3. Aufl. Georg Thieme Verlag, Stuttgart
3. Lendemann S (2012) Schnittstellen in der Notfallmedizin. Notf Rett 15:300–304
4. Siebert R (2009) Strukturierte Patientenübergabe. Star. Life 2:17–21

Schwere Huftrittverletzung

32

Frank Marx

▶ Die Notfallversorgung von Patienten, die noch sehr jung sind, stellt die Rettungskräfte häufig vor eine besondere Herausforderung. Und, wie dieser Fall zeigt, es
gilt einmal mehr sehr genau abzuwägen, welche folgenden Schritte die richtigen
sein könnten.

An einem warmen Herbsttag erreicht uns als Besatzung des RTHs Christoph 9
in Duisburg bei anbrechender Dämmerung kurz vor dem Abmelden eine Not-
rufmeldung aus einem ca. 15 Flugminuten entfernten Krankenhaus der Grund-
und Regelversorgung. Ein 10-jähriges Kind sei vom Pferd gefallen und anschließend habe das Pferd mit einem Huf den Brustkorb des Kindes getroffen; das Kind
sei kreislaufinstabil und schlecht zu beatmen. 2 min nach der Alarmierung startet
unser RTH, um das Kind in eine Universitätsklinik zu transportieren. Das Zielgebiet erreichen wir kurze Zeit später, mit einem RTW werden wir dann mit
unserer Ausrüstung zum wenige 100 m entfernten Krankenhaus gefahren. In der
chirurgischen Ambulanz versorgen Chirurgen, Anästhesisten und Pflegekräfte das
offensichtlich schwer verletzte Kind. Die Röntgen-Übersichtsaufnahme des Thorax zeigt einen Hämatopneumothorax, der links und rechts durch Thoraxdrainagen
entlastet wurde; außerdem besteht ein Verdacht auf eine aneurysmatische Verletzung herznaher Gefäße. Über beide Thoraxdrainagen entleeren sich nur geringe
Mengen Blut in die Ablaufbeutel. Über periphere Venenzugänge wird eine intravenöse Anästhesie aufrechterhalten. In der Sprache der Traumatologie hat das
Kind also ein B- und ein C-Problem, denn bei der maschinellen Beatmung sind
Spitzendrücke von 50 cm H_2O erforderlich, um eine Ventilation zu ermöglichen,
und der Kreislauf ist instabil – nur mit Noradrenalin kann ein Blutdruck von

F. Marx (✉)
Ärztlicher Leiter Rettungsdienst, Berufsfeuerwehr Duisburg, Duisburg, Deutschland
E-Mail: drmarx@web.de

90 mmHg systolisch erreicht werden. Das Kind zeigt ein zyanotisches Hautko-
lorit und die pulsoximetrische Sauerstoffsättigung erreicht gerade einmal 80 %
bei einer Beatmung mit 100 % Sauerstoff. Die Überprüfung der Tubuslage und
der Thoraxdrainagen zeigen eine korrekte Position und dennoch ist die pulmonale
Situation dramatisch schlecht, trotz Absaugung der Atemwege. Ein transösophageales Echo oder Computertomogramm ist nicht verfügbar. Objektiv betrachtet ist
das Kind nicht transportfähig, aber die Therapiemöglichkeiten in der Klinik sind
ausgeschöpft und korrekt vorgenommen worden. Deshalb entschließe ich mich,
den Transport des Kindes zum Hubschrauber vorzubereiten.

Das Kind wird auf unsere Hubschraubertrage umgelagert und ich beatme es mit
einem Beatmungsbeutel, an dem ein Demand-Ventil angeschlossen ist, sodass ich
mit reinem Sauerstoff ventiliere. Noch vor dem Start telefoniere ich mit dem Not-
fallkoordinator in der Universitätsklinik und avisiere erneut das Kind, das bereits
von der chirurgischen Abteilung des kleineren Krankenhauses angemeldet wurde.
In der Abenddämmerung starten wir dann zu der Universitätsklinik, die ungefähr
22 Flugminuten entfernt ist. Ich habe die Patientin zunächst an das Beatmungsgerät
im Hubschrauber angeschlossen. Hohe Spitzendrücke und eine pulsoximetrische
Sauerstoffsättigung <70 % zeigen mir jedoch, dass ich das Kind auf diese Weise
nicht beatmen kann. Ich relaxiere das Kind erneut, vertiefe die intravenöse Anästhesie und verändere mehrfach die Beatmungsparameter an dem Beatmungsgerät.
Keine Einstellungsveränderung führt jedoch zu dem gewünschten Erfolg und ich
sehne das Ende des Fluges herbei, weil ich das Gefühl habe, dass sich die Situation
von Minute zu Minute verschlechtert. Es liegt zwar eine arterielle Druckmessung
vor, aber es gelingt mir nicht, ein einwandfreies Signal zu erreichen, was wahrscheinlich durch Vibrationen im Hubschrauber bedingt ist. Mit der nichtinvasiven
Blutdruckmessung kann ich auch keine Messungen erzielen, das Gerät misst laufend, aber es werden keine Ergebnisse angezeigt. Einen peripheren Puls ertaste ich
nicht und ich erahne einen Puls an der A. carotis mehr, als dass ich ihn wirklich
spüre. Das EKG zeigt einen tachykarden Sinusrhythmus an und die Pulsoxymetrie
weist mit einem Wert von etwa 70 % und minimalen Pulswellen auf dem Monitor
darauf hin, dass das Kind tatsächlich noch einen Kreislauf hat. In der Kapnographie messe ich Werte über 60 mmHg, was diese Annahme stützt. Das Noradrenalin
in dem Perfusor stelle ich nun noch höher ein, ohne dass ich wirklich einen exakten systolischen Blutdruck messen kann. Schließlich diskonnektiere ich das Kind
vom Beatmungsgerät und beatme es wie auf dem Transport zum Hubschrauber mit
der Hand. Das gelingt mir schlecht, denn ich habe den Eindruck, dass ich kaum
Luft in die Lungen transportieren kann. Die Beatmungsdrücke sind maximal hoch
und ich bin weit davon entfernt, dem Kind einen „laminaren" Luftstrom anbieten
zu können. Und trotzdem scheint meine Handbeatmung besser zu funktionieren als
die Beatmung mit dem Beatmungsgerät, denn die pulsoximetrische Sauerstoffsättigung steigt wieder auf Werte um 80 %. So fliegen wir in die Abenddämmerung
hinein und erreichen wie vorgesehen nach mir endlos erscheinenden 22 min die
Universitätsklinik. Üblicherweise vergehen von der Landung bis zum Entladen des
Patienten 2 oder 3 min, weil die Turbinen der Maschine im Leerlauf herunterküh-
len sollen, damit der Verschleiß der Turbine reduziert wird. In diesem Fall bitte ich

den Piloten jedoch, sofort die Triebwerke abzuschalten. Die Rotorblätter sind noch nicht zum Stillstand gekommen, als der Rettungsassistent bereits aussteigt und das Entladen des Kindes vorbereitet. Der Transport der Trage über den Aufzug in den Schockraum der Universitätsklinik dauert mir quälend lange. Das Kind ist weiterhin zyanotisch, die Haut marmoriert und von vernünftigen kardiorespiratorischen Messwerten kann keine Rede sein. Allein die Kapnometrie zeigt hohe endtidale Kohlendioxid-Werte an, was mich einigermaßen zuversichtlich stimmt. Pulsoximetrisch bekomme ich im Aufzug keine Signale mehr; ich habe das Gefühl, dass das 10-jährige Mädchen jetzt stirbt.

Obwohl ich in der Versorgung von Notfallpatienten erfahren bin, bin ich doch froh, dass ich das Kind im Schockraum übergeben kann; nach kurzer Untersuchung wird das Kind in den OP gebracht und dort thorakotomiert. Intraoperativ zeigt sich eine Verletzung mehrerer bronchialer Äste und es wird ein großer Perikarderguss entlastet. Mehrere Rippen sind sternumnah frakturiert. Eine aneurysmatische Verletzung großer Gefäße, wie wir es anhand der Röntgenübersichtsaufnahme des Thorax vermutet haben, findet sich allerdings nicht. Postoperativ erholt sich das Kind in den nächsten Tagen rasch. 20 Tage nach dem Unfallereignis wird es in die Heimatklinik verlegt und weitere 10 Tage später nach Hause entlassen; es schließt sich eine längere Rehabilitationsphase an und letztlich kommt es zur völligen Genesung.

Diskussion

Verletzungen von Kindern unter 15 Jahren beim Umgang mit Pferden werden wahrscheinlich unterschätzt, verursachten aber in einer Studie über 13.000 Aufnahmen pro Jahr in US-amerikanischen Notfallaufnahmen. Dabei war der Injury Severity Score im Vergleich mit anderen Verletzungsmechanismen nur bei Fußgängern, die von Autos angefahren wurden, höher [1]. Pferde können mehrere 100 kg wiegen, bis zu 50 km/h schnell laufen und dabei ihre Laufrichtung plötzlich ändern oder auf Geräusche schreckhaft reagieren – alles Faktoren, die einen Sturz begünstigen. Unabhängig von einem Sturz von einem Pferd können aber auch zusätzliche Huftrittverletzungen sehr schwerwiegend sein, die schwere Gesichts- oder Kopfverletzungen [2], kardiale Rupturen [3] und wie in unserem Fall schwerste Thoraxtraumen verursachen können [4].

Mit einem RTH sollten nur kardiorespiratorisch stabile Patienten transportiert werden, um aufwendige bzw. im Fluggerät nicht machbare Maßnahmen während des Transports zu vermeiden. Dementsprechend sollte man kardiorespiratorisch instabile Patienten vor dem Lufttransport gründlich vorbehandeln, um dem Hubschrauber-Team während des Fluges die Bewältigung von brenzligen Situationen unter schwierigen Umständen zu ersparen. Als wir in der chirurgischen Ambulanz des kleinen Krankenhauses standen und dieses schwerverletzte Kind vor uns lag, bin ich jedoch zu der Überzeugung gekommen, dass es vor Ort keine weitere Therapieoption gab. Das Kind war nach Powell et al. [5] in einer Situation, in der ein verzögerter Transport in ein Traumazentrum und damit eine verzögerte kausale Therapie die Überlebenswahrscheinlichkeit weniger wahrscheinlich macht. Gerade ein Transport mit einem RTH kann also in einer solchen Situation helfen, lebensrettende Zeit bei einem schweren Thoraxtrauma zu gewinnen, um z. B. nur an einem Traumazentrum mögliche Therapieoptionen wie eine extrakorporale Membranoxygenierung zu ermöglichen [6].

Die Brustkorbverletzungen legten den Verdacht nahe, dass schwerwiegende intrathorakale Verletzungen zu einem Spannungspneumothorax geführt hatten, aber da die beiden Thoraxdrainagen regelrecht lagen und röntgenologisch kontrolliert waren, wusste ich keinen weiteren Ansatz, die pulmonale Situation zu verbessern. Die Kreislaufsituation verschlechterte sich zunehmend nach meinem Eintreffen im abgebenden Krankenhaus und möglicherweise wäre es tatsächlich eine Option gewesen, eine Perikardpunktion vorzunehmen – aufgrund nicht vorhandener Möglichkeiten der Bildgebung war diese Diagnose jedoch nicht zu stellen. Das Problem bei derartigen Punktionen ist jedoch, dass es durch die Blutgerinnung bei Blutungen in das Perikard in den meisten Fällen kaumc gelingt, eine ausreichende Entlastung herbeizuführen. Notärzte der London Air Ambulance haben in 71 Fällen eines präklinischen Kreislaufzusammenbruchs nach Trauma durch eine Thorakotomie direkt am Unfallort insgesamt 11 Patienten retten können mit anschließendem gutem neurologischem Outcome; in jedem dieser Fälle wurde eine Herzbeuteltamponade evakuiert. [7]. Unsere kleine Patientin hatte aber keinen Kreislaufstillstand und ich hätte mir eine solche drastische Maßnahme ohne vorheriges Training besonders bei einem so kleinen Kind nicht zugetraut – auch für Chirurgen stellt diese Maßnahme eine seltene Herausforderung und eine hohe Entscheidungshürde dar.

Was macht solch einen Einsatz dann zu einem Ereignis, den man nie mehr vergessen wird? In diesem Fall war es für mich ein sehr bewegender Brief, den ich Monate später von der Patientin und ihrer Mutter erhielt, verbunden mit einer Einladung sie zu besuchen. Und als ich das später tat, traf ich auf ein völlig gesundes, inzwischen 11-jähriges Mädchen, das körperlich und geistig voll leistungsfähig war und an das Unfallereignis, die dramatischen Stunden und die anstrengenden Tage danach keinerlei Erinnerung mehr hatte. Wie schön, wenn man das als Patient sagen kann.

32.1   Fazit

Reitunfälle können extrem gefährlich sein. Ein Thoraxtrauma kann durch die simultane Beeinflussung der Lungen- und kardialen Funktion eine dramatische Entwicklung nehmen. Die Entscheidung zwischen Stabilisierung vor Ort und schneller Verlegung in ein Traumazentrum muss im Einzelfall genau abgewogen werden.

Literatur

1. Jagodzinski T, DeMuri GP (2005) Horse-related injuries in children: a review. WMJ 104:50–54
2. Exadaktylos AK, Eggli S, Inden P, Zimmermann H (2002) Hoof kick injuries in unmounted equestrians. Improving accident analysis and prevention by introducing an accident and emergency based relational database. Emerg Med J 19:573–575
3. Alami A, Slaoui A, Drissi-Kacemi A, Maazouzi W (2003) Right atrial rupture following a hoof kick to the chest wall. J Cardiovasc Surg (Torino) 44:65–66
4. Bruck E, Stiletto R, Botel T, Gotzen L, Moosdorf R, Leppek R (1996) Blunt thoracic trauma with aortic rupture and lung contusion caused by hoof kick in a 15-year-old girl. Diagnostic and therapeutic management. Unfallchirurg 99:901–904
5. Powell DG, Hutton K, King JK, Mark L, McLellan HM, McNab J, Mears D (1997) The impact of a helicopter emergency medical services program on potential morbidity and mortality. Air Med J 16:48–50
6. Voelckel W, Wenzel V, Rieger M, Antretter H, Padosch S, Schobersberger W (1998) Temporary extracorporeal membrane oxygenation in the treatment of acute traumatic lung injury. Can J Anaesth 45:1097–1102
7. Davies GE, Lockey DJ (2011) Thirteen survivors of prehospital thoracotomy for penetrating trauma: a prehospital physician-performed resuscitation procedure that can yield good results. J Trauma 70:E75–E78

Studentin mit Herzproblemen

33

Joachim Koppenberg

▶„Face your fears" ist das Motto dieses Falles, in dem sehr deutlich wird, wie wichtig es zwar ist, sich gerade der Situation zu stellen bzw. sich auf eine solche Situation präventiv vorzubereiten, vor der man sich besonders fürchtet, aber das ein „Zu viel" an umgesetzten theoretischen Wissen manchmal auch nicht im Sinne des Patienten und der Behandlung sein kann.

Jeder von uns hat wohl so seine eigenen medizinischen Vorlieben und Steckenpferde, aber auch seine absoluten Horrorvorstellungen von einem Notarzteinsatz. Neben den Kindereinsätzen, wie sicher bei vielen anderen Kollegen auch, waren dies bei mir lange Zeit die Patienten mit kardialen Rhythmusstörungen. Einerseits musste man hierzu das EKG und wie es zustande kommt wirklich gut verstanden haben und andererseits waren dies alles Patienten, bei denen man mit einer falschen Diagnose oder einer falschen Maßnahme ziemlich viel verschlechtern konnte (der Klassiker: Isoptin bei einem nicht erkannten WPW-Syndrom). Nachdem man sich ja aber bekanntermaßen gerade im Notarztdienst die Einsätze und Patienten nicht aussuchen kann, hatte ich mir irgendwann gemäß meinem persönlichen Motto „face your fears" alle gängigen Lown- sowie sonstige Rhythmus-Klassifikationen und zu dem damaligen Zeitpunkt verfügbaren, meist griechisch klingenden Antiarrhythmika, sehr intensiv und differenziert zu Gemüte geführt. Ich fühlte mich also gut gewappnet und hoffte auf einen baldigen Einsatz!

Dieser Einsatz kam ca. zwei Monate später und manifestierte sich in Form einer attraktiven 24-jährigen Studentin in ihrer, nicht minder attraktiven 4-Frauen-Wohngemeinschaft. Ich wusste, dass ich nun den Lohn für meine intensiven

J. Koppenberg (✉)
Abteilung für Anästhesiologie, Schmerztherapie und Rettungsmedizin, OSPIDAL – Center da sandà Engiadina Bassa, Scuol, Schweiz
E-Mail: Joachim.Koppenberg@cseb.ch

© Der/die Autor(en), exklusiv lizenziert durch Springer-Verlag GmbH, DE, ein Teil von Springer Nature 2022
V. Wenzel (Hrsg.), *Fallbeispiele Notfallmedizin,*
https://doi.org/10.1007/978-3-662-63442-4_33

Vorbereitungen und Bemühungen einfahren durfte und ich berechtigt kompetent auftreten konnte. Die Studentin berichtete, dass sie seit ca. 1 h aus der Ruhe heraus ein plötzlich einsetzendes, intensives Herzklopfen spürte. Schmerzen oder Atemnot wurden verneint. Da sie eigentlich mit ihren Freundinnen zum Sport gehen wollte, habe eine Freundin die Rettungsleitstelle angerufen, ob denn die Herzbeschwerden schlimm sein könnten, woraufhin wir alarmiert wurden. Der Blutdruck lag bei 115/65 mmHg, die periphere Sauerstoffsättigung bei 99 % und das 3-Kanal-EKG (zu dieser Zeit gibt es noch keine 12-Kanal-EKGs auf den RTW) zeigte einen regelmäßigen, schmalen und tachykarden Rhythmus mit einer Frequenz von 148/min. Während ich versuchte, der Patientin einen Venenzugang bei eher schwierigen Venenverhältnissen zu legen, ergab die weitere Anamnese keine besonderen Auffälligkeiten: Eine solche Episode sei bisher noch nie aufgetreten, keine relevanten Vorerkrankungen, keine Allergien, keine regelmäßige Medikamenteneinnahme, Nichtraucherin, gar keine und v. a. auch keine kürzliche Drogeneinnahme, keine aktuelle psychische Ausnahmesituation, kein Fieber, kein Infekt, keine Schmerzen – kurzum, alles blande. Also eine junge, gesunde Studentin mit Palpitationen seit einer Stunde mit einer regelmäßigen Schmalkomplextachykardie. Aber ihr konnte glücklicherweise geholfen werden – schließlich hatte ich meine EKG-Rhythmus-Lektionen gelernt und sie das Glück, dass ich heute Dienst hatte! Die Patientin sah dies zu diesem Zeitpunkt nach dem zweiten Anlauf für einen Venenzugang wohl schon etwas anders. Nachdem der Venenzugang mit etwas Mühe endlich erfolgreich platziert war, erklärte ich ihr und den interessierten umstehenden Mitbewohnerinnen zunächst relativ ausführlich und mit möglichst vielen wichtig klingenden Fremdausdrücken, dass der erste Therapieschritt gemäß Algorithmus die Valsalvamanövern sei. Die Anwesenden waren zunächst sehr beeindruckt, jedoch kippte die Stimmung eher ins Lächerliche, als meine komplexen Darstellung in nacheinander erfolgloses Massieren des Halses, der geschlossenen Augen, pfeifen und trinken von kaltem Wasser mündeten. Ich spürte, wie meine Kompetenz zunehmend infrage gestellt wurde, obwohl ich doch wirklich extrem gut vorbereitet war! Aber natürlich war es mit der ärztlichen Heilkunst noch nicht zu Ende – gemäß Algorithmus kamen nun die medikamentösen Maßnahmen zum Einsatz. Ich erklärte den Anwesenden, dass ich nun mittels eines sehr kurzwirksamen Medikaments (Adenosin) das Herz kurz zum Stillstand bringen würde – dies könne bei der Patientin auch ein kurzes Beklemmungsgefühl in der Brust auslösen. Die Patientin müsse aber wirklich keine Sorge haben, da das Herz immer wieder von alleine „anspringe" und ich entgegen vieler Kollegen auch nicht von einer kurzen „Asystolie", sondern lieber von einer „präsystolischen Pause" spräche – dies klänge doch viel hoffnungsvoller! Zudem hätten wir im Zweifelsfall natürlich auch alle Gerätschaften für notwendige erweiterte Wiederbelebungsmaßnahmen inklusive künstlicher Beatmung und Defibrillation dabei – es könne also gar nichts schiefgehen. Die Heiterkeit im Raum verschwand schlagartig und ich konnte mir wieder dem Respekt der Anwesenden sicher sein. Nachdem ich mit den Rettungsassistenten das Procedere durchgesprochen und wir nochmals alle Gerätschaften auf ihre Funktionsweise kontrollierten hatten, spritzte ich also vorschriftsmäßig 6 mg Adenosin i. v. im Bolus und spülte sofort mit der Infusion nach. Der EKG-Rhythmus wurde langsamer und langsamer und die Patientin verdrehte wie erwartet kurz die Augen und dann, ja dann sprang das Herz wieder wie geplant in einen Sinusrhythmus mit einer Frequenz von 78/min. Ich hatte es geschafft! Im Raum machte sich bei allen Beteiligten große Erleichterung breit und so gab es auch keine Widerrede, dass wir die stabile Patientin in die naheliegende Notaufnahme des städtischen Krankenhauses für die weiteren Abklärungen bringen. Während der Fahrt bedankte sich die Patientin mehrfach bei mir für die erfolgreiche Behandlung.

Im Krankenhaus angekommen, verlangte ich mit stolz geschwollener Brust den diensthabenden Kardiologen für die Übergabe, schließlich wollte ich mir auch noch vom Kliniker den Ritterschlag abholen. Als dieser widerwillig erschien und ich ihm den Verlauf und von meiner erfolgreichen Behandlung berichtete, schwieg er bis zum Schluss. Als ich mit meinen detaillierten und algorithmusgetreuen Ausführungen fertig war und auf die Lobeshymne für die geheilt eingelieferte Patientin wartete, betrachtete er lange das soeben in der Notaufnahme geschriebene 12-Kanal-EKG und wendete sich dann an mich: „Und was hatte die Patientin?" Ich bin irritiert und antworte: „Eine regelmäßige, tachykarde Schmalkomplextachykardie – sagte ich doch bereits." „Ja schon, aber was war die Ursache? Das jetzige 12-Kanal-EKG ist vollkommen unauffällig – habt ihr denn vor den Maßnahmen zur Ursachensuche ein 12-Kanal-EKG geschrieben?" Jetzt wurde mir klar, der Mann hatte keine Ahnung von präklinischer Notfallmedizin! „Wie Sie wissen sollten, haben wir auf dem RTW kein 12-Kanal-EKG," antwortete ich bereits etwas unfreundlicher. „So, so" sagte der Kardiologe in einem väterlichen Ton „dann könnt ihr jetzt also die Patientin genauso gut wieder mit nach Hause nehmen und wir warten dann alle darauf, bis sie mal wieder so ein Ereignis hat und dann hoffentlich ein Notarztkollege gerufen wird, der entweder nicht weiß, was in einem solchen Fall zu tun ist, oder aber es sehr wohl weiß, aber bedenkt, dass man eine stabile Patientin nicht im Wohnzimmer unnötig behandeln und gefährden muss und uns damit noch gleichzeitig die Diagnostik versaut! Schönen Tag noch." – und weg war er. Ich stand da wie ein begossener Pudel und konnte so schnell gar nicht begreifen, was er mir damit alles sagen wollte. Zum Glück erbarmte sich ein internistischer Notaufnahmeassistent und übernahm die Patientin, welche es sich ihrerseits nicht nehmen ließ, mir erneut für die äußerst kompetente Hilfe zu danken.

Diskussion
Ich brauchte wirklich einige Tage und diverse Gespräche, um mir langsam einzugestehen, wie recht der väterliche Kardiologe hatte. Dabei hatte ich es aber doch nur gut gemeint – aber für unsere Patienten ist „gut gemeint" eben nicht gut genug. Zunächst einmal ist es sicherlich nach wie vor nicht verwerflich, sich mit den Dingen auseinanderzusetzen, vor denen man sich fürchtet („face your fears") bzw. sich vertieftes Wissen anzueignen, wie in diesem konkreten Fall bezüglich der EKG-Rhythmusstörungen und deren Therapie.

Allerdings darf man das Gelernte in der Notfallmedizin nicht automatisch immer und überall zum Einsatz bringen, sondern muss die äußeren Umstände immer mit beachten und das Wissen entsprechend differenziert zum Einsatz bringen. Zunächst hätte ich als erstes klipp und klar feststellen müssen, dass die Studentin stets kardiopulomal stabil und zu keiner Zeit vital gefährdet und somit in ihrer Wohnung nicht zwingend behandlungspflichtig war. So sagen die Leitlinien der American Heart Association und des European Resuscitation Council zu diesem Thema übereinstimmend, dass bei stabilen Schmalkomplextachykardien zur Diagnostik zunächst ein 12-Kanal-EKG angefertigt werden solle, was wir zu diesem Zeitpunkt aber gar nicht auf dem RTW oder NEF hatten. Danach solle man sehr gut abwägen, ob man überhaupt eine Therapie einleiten muss, da diese jeweils auch proarrhythmisch wirken und die bisher stabile Situation auch klinisch verschlechtern könnte. Daher wird nach Möglichkeit die Konsultation eines Experten empfohlen – in unserem Fall die des väterlichen Kardiologen in der Notaufnahme. D. h. trotz des Wissens, was eigentlich zu tun wäre, hätte ich die Patientin einfach monitorisieren, einen i.-v.-Zugang legen und unter ärztlicher Kontrolle in die nächste internistische Notaufnahme bringen sollen – nicht mehr, aber auch nicht weniger. Wobei es sicher schwieriger fällt, etwas zu unterlassen, was man kennt oder beherrscht, als wenn man davor großen Respekt hat. Es war also großes Glück, dass die im Wohnzimmer publikumswirksam und spektakulär eingeleitete medikamentöse Therapie erfolgreich verlief und die Patientin nicht ohne Not in eine unnötige Extremsituation manövriert bzw. gefährdet und ihr mein „zu viel Wissen" nicht zum Verhängnis wurde.

Sicher könnte man darüber diskutieren, ob man nicht die „harmlosen" Vagus- bzw. Valsalvamanöver dennoch in der Wohnung versuchen könnte. Hier greift die zweite berechtigte Kritik des Kardiologen: Selbst, wenn diese Manöver in bis zu 25 % zum Erfolg führen, wüssten wir immer noch nicht, was ursächlich für die Rhythmusstörungen war (Differenzialdiagnose in diesem Fall: Sinustachykardie, AV-Knoten-Reentrytachykardie, atrioventrikuläre Reentrytachykardien aufgrund eines WPW-Syndroms, Vorhofflattern mit regulärer AV-Überleitung, fokale atriale Tachykardie) und ob die Patientin vor der Therapie eine weiterführende Abklärung bzw. Therapie benötigte. Daher sollte man bei stabilen Patienten die Therapie grundsätzlich erst einleiten, wenn man eine Diagnose hat bzw. ein 12-Kanal-EKG für eine spätere Auswertung geschrieben hat. Zudem muss zwingend während der Therapiemaßnahmen ein 12-Kanal-EKG angeschlossen sein, da manche Rhythmusstörungen erst in der Phase der Demaskierungen sicher identifiziert werden können. Es ist selbstverständlich, dass dieses Vorgehen nur bei kardiopulmonal stabilen Patienten empfohlen wird. Ist oder wird der Patienten instabil, so muss gemäß Leitlinien unverzüglich eine medikamentöse oder elektrische Therapie (Kardioversion) eingeleitet werden. Dann ist es aber so, dass uns der Patient bzw. sein Zustand zu einer sofortigen Therapie zwingt. Entscheidend ist daher, dass wir immer die Patienten in ihrer Gesamtheit behandeln und nie ein atypisches EKG-Bild, auch wenn wir es richtig interpretieren können!

33.1 Fazit

Mir führte dieser Fall in meiner Notarztkarriere zum ersten Mal konkret vor Augen, dass auch der Verzicht auf eine Behandlung im Sinne des Patienten richtig und oftmals „weniger mehr" sein kann. Unsere Leistung wird nicht immer nur an der Anzahl der Handlungen gemessen. Dies ist – ehrlich gesagt – nicht einfach zu steuern, da wir in der Regel als (vor allem Notfall-) Mediziner stark aktions- und impulsgetriggert sind und die gefühlte Qualität unserer Tätigkeit häufig mit der Zahl der durchgeführten Maßnahmen korrelieren. Wir dürfen aber nie nur einzelne Werte oder EKG-Bilder therapieren, sondern müssen unsere Patienten immer ganzheitlich betrachten und behandeln. Und dies auch dann, wenn uns später ein deutlich jüngerer Kollege in der Notaufnahme indirekt Unwissenheit unterstellt, da wir sonst dieses offensichtliche Symptom doch längst präklinisch behandelt hätten! Zuletzt soll aber nochmals betont werden, dass es nicht schlecht ist, sich mit den Dingen intensiv zu beschäftigen, die einem Angst machen, gemäß dem Motto „face your fears".

Weiterführende Literatur

1. Deakin CD, Nolan JP, Soar J et al (2010) Erweiterte Reanimationsmassnahmen für Erwachsene. Notfall Rettungsmed 13:559–620
2. Neumar RW, Otto CW, Link MS et al (2010) Part 8: adult advanced cardiovascular life support. Circulation 11(suppl 3):729–767
3. Soar J, Böttiger BW, Carli P, Couper K, Deakin CD, Djärv T, Lott C, Olasveengen T, Paal P, Pellis T, Perkins GD, Sandroni C, Nolan JP. European Resuscitation Council Guidelines 2021: Adult advanced life support. Resuscitation. 2021 Apr;161:115–151. doi: https://doi.org/10.1016/j.resuscitation.2021.02.010. Epub 2021 Mar 24. Erratum in: Resuscitation. 2021 Oct;167:105–106. PMID: 33773825.

Sturz beim Downhillfahren

34

Martin Messelken

▶In diesem Fall geht es um einen Einsatz im Outdoorbereich und die damit verbundenen widrigen Umstände, die teilweise durch persönlichen Einsatz und Improvisation der jeweiligen Teams zu kompensieren sind, um für die Patienten zu einem guten Ergebnis zu kommen.

Die Einsatzmeldung für den RTH lautet: „Mountainbiker im Wald gestürzt; genaue Einsatzkoordinaten werden noch ermittelt". Knapp 2 min später ist der RTH für einen circa 12-minütigen Anflug in der Luft. Die Sicht an diesem spätsommerlichen Vormittag ist nicht eingeschränkt. Das Zielgebiet stellt sich als dichtbelaubter Hang eines zusammenhängenden Waldes dar, Hilfe suchende Signale oder Personen sind nicht zu erkennen. Nach dem 3. Überflug entdeckt der Pilot im Hang eine Aussichtsplattform, die zu dem mittlerweile von der Leitstelle präzisierten Einsatzort passt. „Kannst Du dort runterspringen wenn ich nur mit einer Kufe auf dem Geländer der Aussichtsplattform aufsetze?" fragt der Pilot. Ich bejahe und mache mich mit dem großen Notfallrucksack für den Ausstieg bereit. Viel schneller als gedacht stehe ich allein auf der Plattform und mein RTH ist mangels Landeoption weggeflogen – ich stehe also allein da, nur mit Notfall-Rucksack und ohne Funkgerät bin ich auch von der Kommunikation ausgeschlossen, da es keinerlei Handyempfang gibt. Zum Glück tritt ein Radfahrer aus dem Wald heraus und führt mich zu seinem verunfallten Kameraden. Der 25-jährige Radfahrer hatte bergab fahrend einen Sprunghügel unterschätzt, dabei die Kontrolle über sein Mountainbike verloren und war heftig mit Gesäß und Rücken aufgeprallt; er war aber die ganze Zeit voll bei Bewusstsein. Beim kranio-kaudalen Bodycheck (ABCDE) ist außer schmerzhaften Prellungen zunächst nichts Gravierendes festzustellen. Ich lege eine Halskrause an, bereitete eine Infusion vor, injizierte 0,1 mg Fentanyl

M. Messelken (✉)
Bad Boll, Deutschland

© Der/die Autor(en), exklusiv lizenziert durch Springer-Verlag GmbH, DE, ein Teil von Springer Nature 2022
V. Wenzel (Hrsg.), *Fallbeispiele Notfallmedizin*,
https://doi.org/10.1007/978-3-662-63442-4_34

i.v. und bin froh, als wenige Minuten später 2 Rettungssanitäter eintreffen – ihr RTW steht 500 m entfernt auf einem Waldweg. Mit ihrem Sprechfunkgerät können wir Kontakt zum RTH aufnehmen; mit Blick auf den Unfallhergang beschließen wir den Transport zum RTW mit einem Spineboard durchzuführen. Zu viert sollte das über den schmalen Waldweg gelingen. Beim Blick auf das Unglücksrad fällt mir ein Garmin-Outdoor-Navigationsgerät an seinem Lenker auf und ich frage: „Warum habt Ihr keine GPS-Koordinaten vom Unfallort durchgegeben, die kann man doch dort ablesen? Damit hätten wir Euch schneller finden können". „Stimmt eigentlich", war die Antwort, „aber wie geht das?" Der RTW transportiert uns mit dem Patienten zum RTH-Landeplatz in einem Industriegelände; dort lagern wir den Verletzten um und fliegen in den nächsten unfallchirurgischen Schockraum. Das alles ist Routine.

Diskussion

Nach diesem Einsatz gab es natürlich einiges zu besprechen. Das betraf vor allem die explizit nicht besprochene und sehr unvermittelt vorgenommene Teamtrennung. Damit verbunden war eine kritische Einschränkung von Kommunikationsmitteln und Therapieoptionen. Zum Glück erwies sich das nicht als besonderer Nachteil, da unser Patient nicht lebensgefährlich verletzt war – aber das hätte auch ganz anders sein können. Als Konsequenz aus diesem Ereignis wurde Tage später ein gut zu handhabender kleiner Rucksack für die mobile Erstversorgung ausgestattet und mitgeführt, um in solchen Fällen mit einem Beatmungsbeutel, Intubationsmaterial, venösem Zugang und Infusion, Pulsoximeter und Blutdruck-Messung eine initiale kardiorespiratorische Therapie und Monitoring einzuleiten (Betäubungsmittel werden sowieso immer am Mann mitgeführt).

Unfälle von Mountainbikern ereignen sich oft in unwegsamem Gelände durch Sturz ohne Fremdeinwirkung; die Unfallgefahren sind denen des alpinen Skisports vergleichbar [1]. Das zeitgerechte Alarmieren des Rettungsdienstes, Ermitteln und Erreichen des Unfallortes finden oft unter nicht regulären Bedingungen statt – alle Abweichungen sind einer Outdoorsituation geschuldet und Lebensbedrohlichkeit ist damit nicht unbedingt vereinbar. Trotzdem sind tödliche Unfälle eher selten. Die in vielen Fällen mitgeführten Outdoor-Navigationsgeräte liefern auf Tastendruck entsprechende GPS-Koordinaten. Wenn sich die Mountainbiker vorher mit der Funktion vertraut gemacht haben und diese Daten der Rettungsleitstelle übermitteln, kann wertvolle Zeit auf der Suche des Einsatzortes gespart werden. Dies kann insbesondere dann lebensrettend sein, wenn eine Hypothermie einsetzt und eine Suche des ggf. allein Verunfallten bei Nacht schwierig und langwierig wird. In manchen Gemeinden wie zum Beispiel in Innsbruck stellt die Rettungsleitstelle sogar eine unentgeltliche App für Smartphones zur Verfügung, mit denen man nach Einschalten der GPS-Funktion extrem genau seinen eigenen Standort den Rettungskräften bekannt geben kann.

34.1   Fazit

Die Beschreibung meiner unvergesslichen Notarzteinsätze stellt nur einen kleinen Anteil aus dem Spektrum eines über 3 Jahrzehnte tätigen Notarztes dar [2]. Mit dem Blick auf die eingeschränkten Versorgungsoptionen früherer Jahre wird ein besonderes Augenmerk auf strukturbedingte Schwächen gelegt, die teilweise durch persönlichen Einsatz und Improvisation der jeweiligen Teams zu kompensieren waren, um für die Patienten zu einem guten Ergebnis zu kommen. Die medizinische und einsatztaktische Dokumentation verbunden mit intensiver Datenanalyse wurde seither weiterentwickelt und führte über ein angewandtes Qualitätsmanagement in vielen Fällen zur messbaren Verbesserung der Ergebnisqualität [3]. Die sich rasant entwickelnde Informationstechnologie war dabei ein ständiger Begleiter – so hatten wir am Anfang meiner Notarzttätigkeit noch nicht einmal ein Pulsoxymeter und 30 Jahre später waren GPS-gestützte Einsätze möglich.

Literatur

1. Armold M (2005) Mountainbiken. Orthopade 5:405–410
2. Bernhard M et al (2006) Spectrum of patients in prehospital emergency services. What has changed over the last 20 years? Anaesthesist 55(11):1157–1165
3. Messelken M et al (2010) The quality of emergency medical care in Baden-Wurttemberg (Germany): four years in focus. Dtsch Arztebl Int 107(30):523–530

Schweres Schädel-Hirn-Trauma

35

Peter Hilbert-Carius

►Was tun, wenn mehrere Probleme gleichzeitig zu lösen sind? Wo anfangen, wo weitermachen, wo aufhören? In diesem Fall kommen viele Probleme zusammen, die das Rettungs- und Schockraumteam zu bewältigen haben.

Das Schockraumteam eines überregionalen Traumazentrums wird von der Rettungsleitstelle informiert, dass in ca. 10 min ein schweres offenes Schädel-Hirn-Trauma (SHT) eintreffen wird. Zusätzlich wird übermittelt, dass der Patient beatmet sei. Kurze Zeit später, ca. 2 min vor Eintreffen des Patienten, erfolgt eine erneute Information der Rettungsleitstelle, dass der Patient jetzt unter laufender kardiopulmonaler Reanimation (CPR) die Klinik erreichen wird. Kurz darauf trifft der Patient im RTW mit Notarztbegleitung ein und wird vom Schockraumteam am RTW in Empfang genommen. Es läuft die CPR eines Patienten, der im EKG eine Asystolie aufweist. Der Luftweg ist mittels Larynxmaske gesichert, wobei unter der CPR während der Beatmung keine Thoraxexkursionen sichtbar sind; eine end-expiratorische CO_2-Messung ist nicht angeschlossen. Der Patient wird dann unter laufender CPR in den Schockraum transportiert. Im Rahmen eines ersten schnellen Primary Survey nach ATLS® zeigen sich schnell folgende Probleme:

- A (Airway) – mittels LMA gesichert, aber keine Beatmung hierüber möglich;
- B (Breathing) – keine Belüftung der Lungen beidseits;
- C (Circulation) – bestehender Kreislaufstillstand bei Asystolie;
- D (Disability) – GCS 3, Pupillen beidseits weit ohne Lichtreaktion;

P. Hilbert-Carius (✉)
Klinik für Anästhesiologie, Intensiv- und Notfallmedizin, Berufsgenossenschaftliche Kliniken Bergmannstrost, Halle/Saale, Deutschland
E-Mail: Dr.PeterHilbert@web.de

V. Wenzel (Hrsg.), *Fallbeispiele Notfallmedizin*,
https://doi.org/10.1007/978-3-662-63442-4_35

- E (Exposure/Environment) – laufende CPR, Kopfplatzwunde rechts frontal, keine weiteren Verletzungszeichen.

Es liegen also mehrere gravierende Probleme vor, sodass zunächst versucht wird, das Problem mit der höchsten Priorität, das A-Problem, zu lösen. Hierzu wird die liegende Larynxmaske entfernt und der Patient mittels direkter Laryngoskopie konventionell intubiert, was im ersten Versuch problemlos gelingt. Nach der Intubation wird die Tubuslage mittels Auskultation geprüft und es zeigt sich ein seitengleiches Atemgeräusch und parallel eine gut sichtbare Thoraxexkursion, sowie ein expiratorisches CO_2 von 18 mmHg unter laufender CPR. Es ist hiermit gelungen, das bestehende A- und B-Problem zu lösen, jedoch besteht der Kreislaufstillstand weiter. Unter Fortführung der CPR und nach der zweiten Injektion von 1 mg Adrenalin i.v. zeigen sich im EKG zunächst einzelne ventrikuläre Herzaktionen, die nach kurzer Zeit in einen Sinusrhythmus konvertierten. Das endexpiratorische CO_2 steigt hierunter auf Werte von 80 mmHg an und es ist ein gut tastbarer Karotispuls palpabel. Unter der Weiterführung einer geringen Katecholamintherapie mit 0,01 µg/Kg/min Noradrenalin bleibt der Kreislauf im weiteren Verlauf stabil. Dann erfolgt eine Re-Evaluation des Zustandes mit folgendem Ergebnis:

- A – intubiert beatmet, korrekte Tubuslage;
- B – Lunge seitengleich belüftet, periphere Sauerstoffsättigung von 100 % unter FiO_2 von 1,0;
- C – Kreislauf stabil unter geringem Noradrenalinbedarf (RR 115/85 mmHg, Herzfrequenz 106/min);
- D – GCS 3, Pupillen weiterhin beidseits weit ohne Lichtreaktion;
- E – bekannte Kopfplatzwunde.

In der mittlerweile durchgeführten Blutgasanalyse zeigt sich eine schwere kombinierte Azidose mit ausgeprägter respiratorischer und nur geringer metabolischer Komponente, die durch Anpassung der Beatmung im weiteren Verlauf langsam kompensiert wird. Im nun durchgeführten Ganzkörper-CT zeigen sich außer der bekannten Kopfplatzwunde keinerlei Verletzungen. Von der Notärztin ist folgende Anamnese zum Unfallhergang zu erfahren: Der Patient war Insasse einer Justizvollzugsanstalt und bekannter Epileptiker. Er hätte heute wohl wieder einen Anfall erlitten und sei in diesem Rahmen gestürzt, wobei er sich die Kopfplatzwunde zugezogen hat. Beim Eintreffen der Notärztin sei der Patient somnolent gewesen und wies eine Glasgow Coma Scale von 8 auf. Aufgrund des vermuteten Schädel-Hirn-Traumas und dem Glasgow Coma Scale von 8 wurde die Indikation zur Intubation gestellt. Nach Narkoseeinleitung sei die Intubation jedoch auch in mehreren Versuchen nicht gelungen, sodass als Ausweichstrategie auf die Larynxmaske zurückgegriffen wurde. Hiermit sei initial wohl eine Beatmung des Patienten möglich gewesen und es wurde unter dem Verdacht eines schweren offenen Schädel-Hirn-Traumas der Transport in ein überregionales Traumazentrum veranlasst. Auf dem Weg dorthin kam es zunächst zu Beatmungsproblemen und im weiteren Verlauf zu einem Kreislaufstillstand mit Reanimationspflichtigkeit. Nach

Abschluss der Diagnostik und Versorgung des Patienten mit allen notwendigen invasiven Zugängen wird dieser auf die Intensivstation verlegt, dort für 24 h mittels Hypothermie behandelt und dann langsam wiedererwärmt. Trotz dieser Maßnahmen wird der Patient im weiteren Verlauf nur sehr verzögert wach und wird nach 3 Wochen mit einem ausgeprägten neurologischen Schaden in eine Rehaklinik verlegt.

Diskussion

Der Fall demonstriert, wie eine Verkettung von unglücklichen Umständen und Entscheidungen deletäre Folgen hervorrufen kann, die mit großer Wahrscheinlichkeit komplett vermeidbar gewesen wären. Zunächst erleidet der Patient als bekannter Epileptiker einen Krampfanfall und kommt dabei zu Fall. Dies ist zunächst nicht völlig untypisch und dass man sich im Rahmen eines solchen Sturzes eine Kopfplatzwunde zuzieht, erscheint auch nicht so ungewöhnlich. Die den meisten Krampfanfällen folgende postiktale Dämmerung, die sehr unterschiedlich lang dauern und ausgeprägt sein kann, ist dann natürlich schwer zu interpretieren. Die Notärztin hat die Somnolenz des Patienten wohl eher als Folge des vermeintlichen Schädel-Hirn-Traumas gewertet und die Möglichkeit eines postiktalen Dämmerzustandes für weniger wahrscheinlich gehalten. Demzufolge war dann die Entscheidung zur Intubation, die laut den diversen Leitlinien bei einem Schädel-Hirn-Trauma bei einer Glasgow Coma Scale von ≤ 8 erfolgen sollte [1, 2], die logische Konsequenz. Leider gelang die konventionelle Intubation präklinisch auch in mehreren Versuchen nicht, sodass auf eine Larynxmaske zurückgegriffen wurde. Diese Strategie war zunächst auch erfolgreich und der Patient konnte mit der Larynxmaske ventiliert und oxygeniert werden. Das gewählte Vorgehen nach fehlgeschlagener Intubation auf eine supraglotische Atemwegshilfe wie die Larynxmaske zu wechseln, geht mit aktuellen Handlungsempfehlungen für das präklinische Atemwegsmanagement konform [3] und erwies sich als zunächst praktikabel. Unabhängig vom initial erfolgreichen Einsatz der Larynxmaske können auch bei der Anwendung von supraglottischen Atemwegshilfen Probleme auftreten. Einige der wichtigsten Probleme seien hier nur exemplarisch genannt: Atemwegsverlegung durch Dislokation, Aspiration, Magenüberblähung, Hypoventilation, Verletzungen (Blutungen, Zungenschwellung), und unbemerkte Dislokation. Eine interessante Fallserie von möglichen Problemen mit der supraglottischen Atemwegsalternative Larynxtubus beschrieben Bernhard et al. in einer Arbeit, die dem interessierten Leser nur empfohlen werden kann [4].

Offensichtlich ist im oben beschriebenen Fall im Laufe des Transports ein Problem aufgetreten, was die Beatmung erschwert und letztendlich unmöglich gemacht hat. Da dieses Problem offensichtlich nicht erkannt oder beseitigt werden konnte, kam es im weiteren Verlauf des Transportes zu einer ausgeprägten Hypoventilation und Hypoxie mit konsekutivem

Kreislaufstillstand. Für eine Hypoventilation und Hypoxie als Ursache des Kreislaufstillstandes spricht die Tatsache, dass nach Beseitigung dieses Problems schnell wieder ein Kreislauf etabliert werden konnte und in der kurz nach Wiedererlangung des Kreislaufs abgenommenen Blutgasanalyse ein $paCO_2$ von 80 mmHg (10,6 kPa) vorlag, was klar die Hypoventilation belegt. Letztendlich führten Probleme bei der Beatmung zum katastrophalen Ausgang dieses Falles. Daher müssen zur Überwachung der Beatmung die klinische Kontrolle (Inspektion, Perkussion, Auskultation), Pulsoxymetrie und Kapnometrie/-graphie sowie die Kontrolle der Volumina und Atemwegsdrücke als notfallmedizinische Basismaßnahmen gefordert werden. Die Tatsache, dass die durchgeführte Diagnostik, außer der bereits präklinisch sichtbaren Kopfplatzwunde, keinerlei Traumafolgen nachweisen konnte macht den Fall umso tragischer, da hier letztendlich die Fehldeutung eines postiktalen Dämmerzustandes nach Krampfanfall für die folgenschwere Verkettung der weiteren Ereignisse verantwortlich war. Letztendlich hätte aber auch die Fehldeutung ohne negativen Ausgang für den Patienten bleiben können, wenn die aufgetretenen präklinischen Probleme im Rahmen des Atemwegsmanagement und der maschinellen Beatmung adäquat erkannt und therapiert worden wären. Daher kann immer wieder nur daran appelliert werden, dass sich jeder in der Notfall- und Intensivmedizin tätige Kollege intensiv mit dem Thema Airwaymanagement und Beatmung befasst und bereits im Vorfeld entsprechende mögliche Probleme antizipiert [5].

35.1 Fazit

Ein wichtiger Aspekt, der hier hervorgehoben werden soll, ist die Tatsache, dass man nach vermeintlicher Lösung eines Problems (hier die Sicherung des Atemwegs) im weiteren Verlauf re-evaluieren muss, ob das Problem auch wirklich gelöst ist und bleibt und ob nicht vielleicht ein neues Problem hinzugekommen ist. Diese Re-evaluierung ist ein Grundpfeiler des ATLS® (Advanced Trauma Life Support) und PHTLS® (Prehospital Trauma Life Support), die im Rahmen der Traumaversorgung ein Prioritäten orientiertes Vorgehen nach A, B, C, D, E-Schema nahelegen [6, 7]. Sollten also mehrere Probleme gleichzeitig bestehen (s. o.), so wird zunächst das mit der höchsten Priorität, in unserem Fall also das A(Airway)-Problem gelöst, bevor die weiteren Probleme angegangen werden. Ganz nach dem Grundsatz „Treat first what kills first". Unter frühzeitiger Beachtung der Grundlagen und Grundsätze des ATLS®/PHTLS®, die eigentlich nichts anderes als altbekannte Grundlagen der Notfallmedizin darstellen, hätte eine Re-Evaluierung von vermeintlich gelösten Problem im beschriebenen Fall schnell klar werden lassen, dass das nicht gelöste A-Problem letztendlich zur Reanimationspflichtigkeit führte und nicht etwa das „offene SHT".

Literatur

1. Deutsche Gesellschaft für Unfallchirurgie e. V. (DGU) (2011) Polytrauma/Schwerverletzten-Behandlung. AWMF-Register Nr. 012/019 Klasse: S3
2. Donaubauer B, Fakler J, Gries A, Kaisers UX, Josten C, Bernhard M (2014) Interdisciplinary management of trauma patients: update 3 years after implementation of the S3 guidelines on treatment of patients with severe and multiple injuries. Anaesthesist 63:852–864
3. Timmermann A, Byhahn C, Wenzel V et al (2012) Handlungsempfehlung für das präklinische Atemwegsmanagement. Für Notärzte und Rettungsdienstpersonal. Anästh Intensivmed 53:294–308
4. Bernhard M, Beres W, Timmermann A et al (2014) Prehospital airway management using the laryngeal tube: an emergency department point of view. Anaesthesist 63:589–596
5. Bernhard M, Bein B, Böttiger BW, Bohn A, Fischer M, Gräsner JT, Hinkelbein J, Kill C, Lott C, Popp E, Roessler M, Schaumberg A, Wenzel V, Hossfeld B (2015) Handlungsempfehlung zur prähospitalen Notfallnarkose beim Erwachsenen. Anästh Intensivmed 56:317–335
6. Helm M, Kulla M, Lampl L (2007) Advanced trauma life support(R): a training concept also for Europe. Anaesthesist 56:1142–1146
7. Thies KC, Nagele P (2007) Advanced trauma life support(R) – a standard of care for Germany?: no substantial improvement of care can be expected. Anaesthesist 56:1147–1154

Ein fast tödlicher Tee

36

Hermann Brugger

▶Intoxikationen stellen das Notarztteam vor eine schwierige Aufgabe: ist die Intoxikationsquelle bekannt? Und wenn ja, gibt es ein Antidot? In diesem Fall geht es darüber hinaus auch um die Ressourcenfrage und darum, wie man mit den wenigen Möglichkeiten, die man hat, möglichst effektiv handeln kann.

Das halbe Pustertal lebt von einem Skiberg. Der Kronplatz, zentral zwischen Urgestein und Dolomit gelegen, streckt im Winter seine weißen Tentakel in alle Richtungen aus. Im Norden und Osten reichen sie bis Bruneck und Olang, im Süden bis an die Gemeinde Enneberg mit der Ortschaft St. Vigil. In dieser Region schossen mit neuen Aufstiegsanlagen Hotels, Pensionen und ganze Neubausiedlungen aus dem Boden. Während der Skisaison sind alle Häuser bis auf den letzten Platz ausgebucht, die Skifahrer tagsüber auf dem Berg und abends in Restaurants und Diskotheken. Hochsaison ist dann auch für die Rettungsdienste, die 24 h täglich zwischen den Ferienorten und dem Bezirkskrankenhaus Bruneck pendeln.

In den Zwischensaisonen Frühjahr und Herbst hingegen herrscht hier einsame Ruhe. Das betrifft die Gastwirtschaften und Hotels, bringt aber auch uns Notärzten eine Verschnaufpause; absoluter Tiefpunkt der Einsatzstatistik ist der Monat November. Die Skisaison hat noch nicht begonnen und Hoteliers und Restaurantbetreiber liegen auf den Stränden im Süden oder im Schlamm der Therme von Abano; zurück bleiben nur einige wenige. So ist es durchaus möglich, dass man im Notarztdienst eine Nacht durchschlafen kann. Ganz anders an diesem Montag. Um 2:00 Uhr nachts schrillt der Alarm. Medizinischer Notfall, Einsatzort in einem kleinen Dorf. Wir starten zu dritt im NAW, erkundigen uns unterwegs nach weiteren Details und erfahren, dass der lokale Rettungsdienst mit einem RTW mit

H. Brugger (✉)
Eurac Research, Bozen, Italien, Medizinische Universität Innsbruck, Innsbruck, Österreich
E-Mail: hermann.brugger@eurac.edu

einem Fahrer und Sanitäter bereits vor Ort ist und in der Wohnung einer Neubau-
siedlung 3 bewusstlose Jugendliche vorgefunden haben. Laut Angaben der zuerst
eintreffenden Sanitäter haben alle 3 Betroffenen Spontanatmung. Ich gebe die ersten Anweisungen über Funk: stabile Seitenlagerung, Beobachtung, Erkundung des
Umfeldes. Nach circa 30 min Fahrt durch das enge Tal kommen wir an. Die Siedlung, ja das ganze Dorf ist menschenleer, Licht sieht man nur in der betroffenen
Wohnung. Als ich diese mit meinem Sanitäter betrete, bietet sich folgendes Bild:
2 männliche Jugendliche liegen reglos in der Küche, eine weitere weibliche Person
im Wohnzimmer, alle auf dem Boden, von den örtlichen Sanitätern in stabile Seitenlage gebracht. Beim ersten Vitalcheck kann ich bei allen einen Karotispuls und
Spontanatmung feststellen, aber nur das Mädchen reagiert gezielt auf Schmerzreize, gibt unverständliche Laute von sich und öffnet auf Aufforderung die Augen
(Glasgow Coma Scale, GCS, von 11). Die beiden Jungen zeigen eine ungezielte
Schmerzabwehr und öffnen die Augen auf Schmerzreize, aber einer der beiden
hat keine verbale Reaktion (GCS 9 und 6), wobei er nur flach und unregelmäßig
atmet. Systolischer Blutdruck ist bei allen um die 100 mmHg, die Sauerstoffsättigung beträgt beim Mädchen 97 %, bei den Jungen 88 und 90 %. Bei allen fallen
uns weite lichtstarre Pupillen auf.

Nun drängen sich mehrere Fragen auf: kann und soll ich die Atemwege dieser
bewusstlosen jungen Patienten für den Transport in mehreren Fahrzeugen sichern?
Ein Telefonat mit der Rettungsleitstelle macht eindeutig klar, dass ein zweiter
Notarzt nicht verfügbar ist; pro Rettungsmittel kann nur ein Patient liegend transportiert werden. Wenn ich 2 Patienten intubiere, müsste im RTW der Sanitäter
einen intubierten Patienten allein betreuen, was ich ihm nicht zumuten möchte.
An eine Intubation und maschinelle Beatmung aller 3 Patienten ist somit nicht zu
denken, dazu fehlt nicht nur das Personal, sondern auch das Beatmungsgerät. Ich
fordere daher einen weiteren KTW mit Sauerstoff und Monitor an.

Die zweite Frage ist mindestens so dringend wie die erste: was ist passiert,
dass 3 Jugendliche plötzlich tief bewusstlos sind? Keiner riecht nach Alkohol, eine
metabolische Ursache ist in Anbetracht des gleichzeitigen Eintritts der Bewusstlosigkeit unwahrscheinlich, der Blutzucker-Schnelltest ist bei allen normal, auf einen
Gasaustritt wie z. B. Kohlenmonoxid gibt es keinen Hinweis. Ein externes Agens
ist mehr als wahrscheinlich und die weiten Pupillen lassen uns an eine Intoxikation
denken. Ich entscheide mich zunächst, unter Assistenz durch meinen geübten Rettungssanitäter den schlechtesten der 3 Jugendlichen mit einem Muskelrelaxans und
Propofol zu anästhesieren, endotracheal zu intubieren und maschinell zu beatmen.
Alle 3 Jugendlichen werden monitorisiert und mit einem periphervenösen Zugang
versorgt. Zum zweiten Jungen setze ich meinen Sanitäter mit der Bitte, Atmung,
Puls und Sauerstoff-Sättigung laufend zu beobachten und mir jedwede Verschlechterung sofort mitzuteilen. An das Mädchen setze ich einen weiteren Sanitäter zum
Monitoring. Gleichzeitig bitte ich die beiden Sanitäter des RTWs, die Wohnung
auf Drogen, verdächtige Speise- oder Medikamentenreste zu untersuchen und in
der Nachbarschaft mögliche Zeugen ausfindig zu machen, die ggf. etwas beobachtet haben könnten. Die Suche nach verdächtigen Substanzen bleibt aber erfolglos.
Nach einiger Zeit kommt einer der beiden Sanitäter mit einem Hausbewohner

zurück, der bisher gleichgültig und unbemerkt in seiner Wohnung geblieben ist und sagt: „Ich kenne nur einen der beiden Jungen; die Eltern sind verreist und meines Wissens nicht erreichbar, die beiden anderen kenne ich nicht". Allerdings macht er uns darauf aufmerksam, dass sich das Trio schon des Öfteren hier getroffen habe. Er habe beobachtet, dass sie sich mehrmals auf dem Balkon mit Blumen zu schaffen gemacht haben. Jetzt erst fällt uns auf, dass auf dem Küchentisch eine leere Teekanne und halbvolle Tassen stehen. Einer der Sanitäter geht auf den Balkon und kehrt sofort mit einer trichterartigen hellgelben Blüte und dem triumphierenden Ausruf zurück: „Engelstrompeten!" Jetzt erst fallen uns auch Blattreste auf dem Küchentisch auf. Vielleicht liegt eine Pflanzenvergiftung vor? Mir ist bekannt, dass Engelstrompeten giftig sind, aber die Wirkung ist mir nicht bekannt. Gut, denke ich, wir wissen, was es höchstwahrscheinlich ist, nun können wir uns auf den Transport vorbereiten. Nach einer kurzen Absprache mit den Sanitätern und dem Fahrer des NAW entscheiden wir, die Patienten auf 3 Fahrzeuge aufzuteilen und fahren nun im Konvoi in die Klinik: der intubierte Patient im NAW, der zweite Junge im RTW und das Mädchen im KTW, alle mit Monitoring und Sauerstoff. Während das Mädchen somnolent und weitgehend stabil ist, bleibt der nicht intubierte Junge weiter bewusstlos. Dann rufe ich die Vergiftungszentrale in Wien an und erkundige mich nach den Wirkungen von Engelstrompeten und einem Antidot; man erklärt mir: „Engelstrompeten sind hochgiftig und haben eine atropinartige Wirkung; das Antidot ist Physiostigmin i.v. 1–2 mg in 10 min-Abständen." Leider kann ich im Ampullarium nichts dergleichen finden.

Während der Fahrt bleibt mein Patient kreislaufmäßig stabil und ich bin in ständigem Funkkontakt mit den anderen beiden anderen Rettungsmitteln; ich melde unsere Patienten im Krankenhaus an und fordere das Antidot für den Schockraum an. Kurz nach der Ankunft injizieren wir allen 3 Patienten 1 mg Physiostigmin in einer Kurzinfusion und können zusehen, wie sich der Zustand nach wenigen Minuten bessert. Das Mädchen wird ansprechbar, nach Wiederholung der Dosis normalisiert sich auch der Zustand des zweiten Jungen. Der intubierte Patient bleibt noch sediert und kann am folgenden Tag extubiert werden. 3 Tage später haben alle das Krankenhaus verlassen.

Diskussion

Vergiftungen durch Engelstrompeten betreffen in erster Linie Kleinkinder und Jugendliche aus unterschiedlichen Gründen [1]. Bei Kleinkindern kann es durch Unachtsamkeit der Erziehungsberechtigten zur Vergiftung kommen, wenn Blätter oder Blüten in den Mund genommen und gekaut werden. Jugendliche hingegen wissen meist über die berauschende Wirkung Bescheid und nehmen Pflanzenteile absichtlich zu sich; meist in Form von Extrakten als Tee, durch Kauen von Pflanzenteilen oder Rauchen von getrockneten Blättern [2]. Auch in Naturvölkern Südamerikas sind Extrakte der Engelstrompete als Rauschmittel beliebt. In Europa ist die Engelstrompete (Brugmansia) eine Zierpflanze, die in Gärten oder als Topfpflanze gehalten wird. Alle Pflanzenteile enthalten in hoher Konzentration (bis 0,5 %)

die giftigen Alkaloide Hyoscyamin und Scopolamin, deren atropinartige Wirkungen bekannt sind: 1–2 h nach der Aufnahme kommt es dosisabhängig zu einer euphorischen Stimmungslage, Erregung, Halluzinationen, Mydriasis, Bewusstseinstrübung, Koma, Kreislaufinsuffizienz und in seltenen Fällen zu einem Kreislaufversagen. Autoaggressive Handlungen wurden ebenso beschrieben [3], allerdings auch monatelang anhaltende Flashbacks mit Halluzinationen. Die Engelstrompete ist eine hochtoxische Pflanze mit dem höchsten natürlichen Gehalt an Alkaloiden, wobei die Konzentration in den Pflanzenteilen unterschiedlich und nicht vorhersehbar ist – 50 mg können bereits tödlich sein. Vor der unkontrollierten Ein- oder Aufnahme wird daher dringend gewarnt; als Antidot wird die intravenöse Injektion eines potenten Cholinergikums wie z. B. Physiostigmin empfohlen.

Das eigentliche Problem dieses Einsatzes war weniger die notfallmedizinische Behandlung der Intoxikation, als die absolute Ressourcenknappheit in einem abgelegenen Tal. Zum Glück war das Wirkungsmaximum des Toxins bei allen 3 Patienten bei der Ankunft unseres Rettungsteams bereits erreicht, sodass während des Transportes keine Verschlechterung mehr eintrat. Ansonsten wäre die Beatmung und im schlimmsten Fall eine kardiopulmonale Reanimation von mehreren Personen unumgänglich geworden. Ich möchte mir nicht vorstellen, was das praktisch bedeutet hätte; mit großer Wahrscheinlichkeit hätte das zu einem notfallmedizinischen Desaster geführt, da sowohl das Personal als auch das Instrumentarium gefehlt hätten, um mehrere intubationspflichtige Patienten zu behandeln und zu überwachen. Erstens wird hier evident, wie schwierig das Management von mehreren intubationspflichtigen Patienten in abgelegenen Regionen mit langen Anfahrtszeiten sein kann, vor allem, wenn die Situation nicht von Anfang an, sondern erst vor Ort evident wird und die Nachalarmierung von zusätzlichem Personal und Gerät zum Hauptproblem wird. In unserem Fall stand kein Hintergrunddienst zur Verfügung; aber auch wenn das der Fall gewesen wäre, hätte uns der zweite Notarzt erst in 30–40 min erreicht.

Im darauffolgenden Sommer kehrte ich mit dem Auto von einer Bergtour in den Dolomiten zurück; ich sah einen Mann am Straßenrand, der den Daumen nach oben hielt und per Autostopp nach Hause fahren wollte. Ich nahm den Autostopper mit, bemerkte, dass er mir bekannt vorkam und fragte ihn, wohin er wollte – tatsächlich wollte er in das Dorf, wo ich die 3 versorgt hatte. Langsam wurde mir klar, dass er der intubierte Junge sein konnte. Ich fragte ganz nebenbei, ob er im vergangenen Winter einmal im Krankenhaus war? Darauf sagte er spontan: „Ja, mit einer schweren Vergiftung! Ich sage Ihnen – das war schrecklich, ich habe heute noch Albträume und würde das niemandem wünschen…". Ich sagte nichts dazu und verriet auch nicht, dass ich der Notarzt war.

36.1   Fazit

Bei Patienten mit auffälligem Verhalten oder Einschränkungen des Bewusstseins bis hin zum Koma sollte man auch die Möglichkeit einer Pflanzenvergiftung nicht vergessen. Die Kontaktaufnahme mit einer Vergiftungszentrale ist essentiell und kann den Therapieeffekt beschleunigen, hilft aber natürlich nichts, wenn das Antidot nicht im Notarztkoffer mitgeführt wird oder die Intoxikation nicht als solche erkannt wird. Auch bei nicht-traumatischen Ereignissen kann es passieren, dass unvermittelt mehrere Patienten gleichzeitig intubationspflichtig werden; in ländlichen Regionen mit langen Anfahrtszeiten kann das in ein kaum zu bewältigendes Ereignis ausarten. Ein Hintergrunddienst mit einem verfügbaren zweiten Notarzt ist deshalb besonders wichtig.

Literatur

1. Francis PD, Clarke CF (1999) Angel trumpet lily poisoning in five adolescents: clinical findings and management. J Paediatr Child Health 35(1):93–95
2. Niess C, Schnabel A, Kauert G (1999) Angel trumpet: a poisonous garden plant as a new addictive drug? Dtsch Med Wochenschr 124(48):1444–1447
3. Marneros A, Gutmann P, Uhlmann F (2006) Self-amputation of penis and tongue after use of Angel's Trumpet. Eur Arch Psychiatry Clin Neurosci 256(7):458–459

Ausgesetztes Neugeborenes

37

Peer G. Knacke

▶Was, wenn der Patient, der notfallmäßig versorgt werden muss, nicht nur wenige Tage, sondern nur wenige Stunden alt ist? An welche Aspekte, die diese Behandlung besonders machen, müssen die Rettungskräfte denken? Der vorliegende Fall geht auf diese spezielle Situation sehr anschaulich ein.

Unser RTH ist die große Bell 212 mit zwei Rotorblättern und dem deshalb weit hörbaren „flapp-flapp", den viele als „sound of rescue" bezeichneten. Es ist ein winterlich kalter, aber sonniger Novembertag, als wir von der Rettungsleitstelle alarmiert werden. Ein NEF und ein RTW seien bereits vor Ort; als Zusatzbemerkung heißt es, der RTH solle ohne Trage starten. Wir diskutieren im Team, warum das wohl erforderlich sei. Von einer Perforationsverletzung mit einem großen Gegenstand in unserem ländlichen Einzugsgebiet bis zur Vermeidung einer Umlagerung oder einem sehr, sehr dicken Patienten wird vieles in Erwägung gezogen. Doch alles bleibt im Ungewissen. Weitere Informationen zu dem Einsatz sind auch über Funk bei regem Funkverkehr von der Leitstelle nicht zu bekommen. Im Landeanflug sind das NEF sowie 2 RTWs auf der Straße zu erkennen, ein Unfallfahrzeug ist aber nicht zu sehen. In der Nähe der Fahrzeuge landen wir, nehmen wie üblich unser spezielles Equipment des RTHs mit und sind gespannt, was uns erwartet.

Dann staunen wir nicht schlecht: Im RTW ist neben dem zuerst eingetroffenen Notarzt und zwei Rettungsassistenten ein Inkubator zu sehen, in dem ein Neugeborenes liegt und mit Beutel-Masken-Beatmung ventiliert wird. Sofort wird unser RTH-Rettungsassistent (Notfallsanitäter gab es zum Zeitpunkt des Einsatzes noch nicht) gebeten, den Kindernotfallkoffer zu holen. Damit haben wir nicht

P. G. Knacke (✉)
Abteilung für Anästhesie und Rettungsmedizin, Ameos Kliniken Ostholstein, Eutin, Deutschland
E-Mail: sp.knacke@t-online.de

gerechnet! Der Notarzt schildert, dass der Säugling unbekleidet ungefähr 90 min zuvor bei einer Außentemperatur von − 4 °C in einer Mülltonne gefunden worden sei. Der Inkubator sei dann nachgefordert worden und mit dem zweiten RTW zum Einsatzort gebracht worden; die Anforderung unseres RTHs ohne Trage sei erfolgt, damit der Inkubator gut in den RTH passe. Unser kleiner Patient ist ein hypotroph wirkender, reifer neugeborener Junge. Die Untersuchung zeigt deutlich gestörte Vitalfunktionen. Trotz Beutel-Masken-Beatmung mit Sauerstoff und Reservoirbeutel besteht eine deutliche Zyanose. Der Junge ist völlig schlapp, eine Spontanatmung ist nicht festzustellen, ebenso kein Puls palpabel bei einer EKG-Herzfrequenz von 30/min. Die Pupillen sind beidseits weit und ohne Lichtreaktion, der bereits bestimmte Blutzucker liegt bei 100 mg/dl. Eine Messung der Körpertemperatur ist nicht möglich, da ein Thermometer mit einer Messmöglichkeit im hypothermen Bereich zum Zeitpunkt des Einsatzes nicht zur rettungsdienstlichen Ausrüstung gehört.

Ich intubiere den Jungen bei einer Glasgow Coma Scale von 3 problemlos orotracheal mit einem Tubus (ID 2,5) bei einer Einführtiefe von 10 cm und nutze das mir aus kinderchirurgischer Ausbildung bekannte Beatmungsgerät des Inkubators (Babylog®) zur Beatmung (FiO$_2$ 1,0; Atemfrequenz 35, maximaler Beatmungsdruck 20 mbar). Darunter wird das Kind rosiger und die Herzfrequenz steigt auf 45/min. Sodann erfolgt die Anlage eines periphervenösen Zuganges am Handrücken, die mir glücklicherweise prompt im ersten Anlauf gelingt. Über diesen Zugang werden dann 30 µg Adrenalin und zweimal fraktioniert 30 µg Atropin injiziert. Bei weiterhin nicht tastbarem Puls infundieren wir 10 ml HAES 6 % und über eine Spritzenpumpe eine Infusion aus 40 ml Glucose 5 % mit 10 ml NaCl 0,9 % mit 20 ml/h. Da weiterhin kein Puls palpabel ist, entscheiden wir uns, das bereits beatmete Kind unter Thoraxkompressionen bodengebunden in eine Klinik der Maximalversorgung mit Kinderkardiochirurgie und damit der Möglichkeit der extrakorporalen Erwärmung über eine Herz-Lungen-Maschine zu transportieren. Die Voranmeldung „Neugeborenenreanimation bei Hypothermie" erfolgt über die Rettungsleitstelle, die voraussichtliche Transportdauer beträgt 20 min. Mit notwendiger Umlagerung und zudem unter laufender kardiopulmonaler Reanimation bietet der vom ersteintreffenden Notarzt angedachte Lufttransport keinerlei Vorteile. Der Transport verläuft ohne Probleme. Die Übergabe findet nach Vorgabe der Klinik direkt auf der pädiatrischen Intensivstation statt. Dort ergibt die rektale Temperaturmessung einen Wert von 22 °C. Die Thoraxkompressionen werden abgebrochen und die Wiedererwärmung erfolgt langsam im Inkubator unter ständiger Defibrillationsbereitschaft. Die Erwärmung über extrakorporale Zirkulation kommt nicht zum Einsatz; die Wiedererwärmung gelingt im Inkubator ohne Probleme. Die Mutter hat das Kind direkt nach der Entbindung in der Mülltonne abgelegt; daher wird der Junge zur Adoption freigegeben. Bei den klinischen Nachuntersuchungen können keinerlei neurologische Auffälligkeiten festgestellt werden. Der Junge lebt mittlerweile gesund bei seinen Adoptiveltern.

Diskussion

Die Versorgung von tief hypothermen Neugeborenen ist im Notarztdienst eine absolute Rarität und verlangt dem Team spezielle Fähigkeiten und Kenntnisse ab. So lassen sich die Fähigkeiten der endotrachealen Intubation, die Anlage venöser Zugänge und Anwendung intraossärer Kanülen nur durch praktische Übung im Rahmen von Hospitationen und Fortbildungen erlernen. Zudem gibt es Unsicherheiten und gefährliche Rechenfehler in der Dosierung von Notfallmedikamenten, da man sich beim Errechnen einer Verdünnung leicht um den Faktor 10 verrechnet. Um diesen Problemen vorzubeugen, ist das Mitführen von Dosierungshilfen für Kindernotfälle in jedem Kindernotfallkoffer unbedingt empfehlenswert [1]. Die Empfehlungen zur Reanimation Neugeborener von 2021 lauten bei Apnoe und einer Herzfrequenz < 100/min bei freiem Atemweg zunächst mit Raumluft zu beatmen und bei einer Herzfrequenz unter 60/min und sicherer Belüftung der Lungen zusätzlich Thoraxkompressionen über dem unteren Sternumdrittel durchzuführen. Thoraxkompressionen und Beatmung sollen im Verhältnis 3:1 erfolgen (Kompressionsfrequenz 120 pro Minute). Wenn es trotz effektiver Beatmungen zu keinem zufriedenstellenden Anstieg der präduktal pulsoxymetrisch gemessenen Sauerstoffsättigung kommt, soll eine Erhöhung der Sauerstoffkonzentration erfolgen [7]. In unserem Fall haben wir neben der primären Sicherung der Beatmung bei anhaltend niedriger Herzfrequenz und nicht tastbarem Puls zunächst Thoraxkompressionen durchgeführt. Zum Zeitpunkt des Einsatzes waren im Rettungsdienst im hypothermen Bereich leider weder eine präklinische Kapnographie noch ein Thermometer mit Möglichkeit der genauen Messung verfügbar. Beide Geräte wären zur Einschätzung der Gesamtsituation sehr hilfreich gewesen und gehören heutzutage zur Standardausrüstung. Die Gabe von HAES 6 % erfordert heutzutage eine kritischere Indikationsstellung, gepufferte Vollelektrolytlösung wie Ringeracetatösung sind 1. Wahl [2]. Zur Vermeidung einer weiteren Auskühlung sind Neugeborene primär abzutrocknen, möglichst in warme Tücher einzuhüllen, vor Luftzug zu schützen und im häuslichen Umfeld ggf. durch vorhandene Wärmestrahler warmzuhalten.

Das erste Stadium einer Hypothermie liegt bei einer Körperkerntemperatur von 32 bis 35 °C (Leitsymptom: Kältezittern, bei Bewusstsein). Zwischen 28 und 32 °C ist das zweite Stadium (Leitsymptom: kein Kältezittern, Bewusstsein eingetrübt) erreicht, das dritte Stadium liegt zwischen 24 und 28 °C (Leitsymptom: kein Kältezittern, Bewusstlosigkeit, Vitalzeichen vorhanden) und schließlich ist das vierte Stadium durch eine Temperatur unter 24 °C definiert, bei der in aller Regel die Vitalzeichen nicht mehr vorhanden sind [3]. Bei Erwachsenen, Jugendlichen und Kindern kommt es bei leichter Hypothermie zunächst zum Kältezittern, welches bei tieferen Temperaturen sistiert; insbesondere, wenn es zu einer Hypoglykämie kommt. Daher gilt das Fehlen des Kältezitterns als Warnzeichen einer tieferen Hypothermie.

Neugeborenen fehlt allerdings die Fähigkeit der Wärmeproduktion über Kältezittern. Die Bestätigung der Hypothermie sollte mit einem Thermometer, dessen Messbereich niedrige Temperaturen umfasst, durch rektale, ösophageale oder tympanale Messung erfolgen. Bei schwerer Hypothermie sollten nach heutiger Datenlage weder Adrenalin noch andere Medikamente verabreicht werden, bis der Patient auf eine Körperkerntemperatur von über 30 °C erwärmt wurde. Über 30 °C bis zu einer Temperatur von 35 °C erfolgt die Injektion der Medikamente halb so oft wie üblich durch Verdoppelung der Zeitintervalle zwischen wiederholten Medikamentengaben. Suprarenin® wird intravenös wie intraossär bei Neugeborenen mit 10 µg/kg KG dosiert [4].

Es ist nicht geklärt, bei welcher Temperatur und wie oft eine Defibrillation bei schwerer Hypothermie versucht werden sollte. Bei Kammerflimmern und Hypothermie ist ein Versuch mit maximaler Energie erlaubt, wobei im Kindesalter mit 4 J/kg KG defibrilliert wird. Bei Fortbestehen des Kammerflimmerns nach drei Defibrillationsschocks sollten weitere Defibrillationsversuche erst erfolgen, wenn eine Körperkerntemperatur > 30 °C erreicht ist [7]. Die bei dem von uns versorgtem Neugeborenen beobachtete Bradykardie kann im Rahmen einer schweren Hypothermie physiologisch sein; daher wurde der Säugling in der Klinik ohne Fortführung der Thoraxkompressionen im Inkubator erwärmt. Zur Flüssigkeitstherapie haben wir eine glukosehaltige Lösung eingesetzt. Hiervon ist bei Normoglykämie abzuraten, da dadurch die Ausbildung eines Hirnödems forciert werden kann. Bei vermuteter Hypovolämie ist ein Flüssigkeitsbolus von 10–20 ml/kg KG isotoner Vollelektrolytlösung indiziert. Die Infusion von HAES zur akuten Volumentherapie ist unter sehr strenger Indikationsstellung möglich [6].

Nie wieder wurde ich im Rettungsdienst so überrascht. Aber am Ende war alles gut.

37.1 Fazit

Dieser Einsatz bestätigt die gute Prognose (auch bei einer schweren Unterkühlung) und dass Kinder (wie auch Erwachsene) unbedingt aufgewärmt werden müssen, um eine sinnvolle Entscheidung über eine mögliche Beendigung von Reanimationsmaßnahmen treffen zu können. Das Überleben einer schweren Hypothermie ist gut möglich, was der Fall unseres kleinen Patienten belegt, der in späteren neuropädiatrischen Untersuchungen im Verlauf keinerlei neurologische Auffälligkeiten hatte. Essenziell ist bei Säuglingen und Neugeborenen der Schutz vor Auskühlung.

Literatur

1. Erker CG, Santamaria M, Mollmann M (2012) Tools for drug dosing in life-threatening pediatric emergencies. Anaesthesist 61:965–970
2. Russo S, Timmermann A, Radke O, Kerren T, Brauer A (2005) Accidental hypothermia in the household environment. Importance of preclinical temperature measurement. Anaesthesist 54:1209–1214
3. Brugger H, Putzer G, Paal P (2013) Accidental hypothermia. Anaesthesist 62:624–631
4. Paal P, Brugger H, Boyd J (2013) Accidental hypothermia. N Engl J Med 368:682
5. Wenzel V, Russo S, Arntz HR, Bahr J, Baubin MA, Bottiger BW, Dirks B, Dörges V, Eich C, Fischer M, Wolcke B, Schwab S, Voelckel WG, Gervais HW (2006) The new 2005 resuscitation guidelines of the European Resuscitation Council: comments and supplements. Anaesthesist 55:958–966, 968–972, 974–959
6. Knacke PG, Strauß J, Gräsner JT, Saur P, Scholz J (2008) Kasuistik interaktiv: Neugeborenes mit schwerer Hypothermie Eine notärztliche Herausforderung. Anästhesiol Intensivmed Notfallmed Schmerzther 4:260–263
7. Reanimation 2021-Leitlinien kompakt. 1. Aufl. 2021. Deutscher Rat für Wiederbelebung

Unfall beim Häckseln

38

Björn Hossfeld

▶Manche Unfälle verbergen auf den ersten Blick die Schwere, die sie in Wirklichkeit nach sich ziehen, und offenbaren erst durch die moderne Bildgebung, was tatsächlich geschehen ist. Der vorliegende Fall macht zudem deutlich, dass ein Team von Rettungskräften dann am besten funktioniert, wenn bestimmte Entscheidungen auch vom Team gemeinsam getroffen werden.

Herbstlicher Nebel ist für die Luftrettung ein lästiges Problem. An diesem Tag haben wir den RTH wegen morgendlichen Bodennebels erst mit einstündiger Verspätung angemeldet, doch jetzt haben die kräftiger werdenden Sonnenstrahlen den Nebel um unsere Station vertrieben und es verspricht ein schöner Tag zu werden. Die erste Alarmierung lässt auch nicht lange auf sich warten. Eine benachbarte Rettungsleitstelle fordert uns zu einer akuten Augenverletzung an. Schon während des Anfluges teilt uns die umsichtige Besatzung des bereits eingetroffenen RTWs mit, sie könne sich kaum vorstellen, dass wir die Einsatzstelle mit dem RTH erreichen: es herrsche dichter Nebel, den Himmel könnten sie nicht sehen. Wir fliegen in strahlend blauem Himmel, müssen aber schon bald erkennen, dass der Bodennebel unter uns zunimmt, je näher wir der Einsatzstelle kommen. Über der durch GPS-Koordinaten gesicherten Einsatzstelle ist mangels Sicht zum Boden an eine Landung nicht zu denken. In wenigen Kilometern Entfernung taucht jedoch an einem Berghang die Verlängerung der Straße, an der sich auch die Einsatzstelle befinden soll, aus dem Nebel auf. Über Funk bestellen wir den RTW an diesen potenziellen Landeplatz. Da sich der Patient noch nicht im Fahrzeug befindet, bleibt ein Rettungsassistent mit dem Patienten an der Einsatzstelle, während uns

B. Hossfeld (✉)
Klinik für Anästhesiologie, Intensivmedizin, Notfallmedizin und Schmerztherapie,
Bundeswehrkrankenhaus Ulm, Ulm, Deutschland
E-Mail: bjoern.hossfeld@uni-ulm.de

© Der/die Autor(en), exklusiv lizenziert durch Springer-Verlag GmbH, DE, ein Teil von   187
Springer Nature 2022
V. Wenzel (Hrsg.), *Fallbeispiele Notfallmedizin*,
https://doi.org/10.1007/978-3-662-63442-4_38

der andere mit dem RTW abholt. Wenige Minuten später erreichen wir die Einsatzstelle und treffen auf einen Gemeindearbeiter, der in der heruntergelassenen Frontlader-Schaufel seines Traktors sitzt und einen Verband über beiden Augen hat, der rechtsseitig durchgeblutet ist.

Der Patient ist wach und kann flüssig berichten, dass er mit einem hinten am Traktor angebrachten, trichterförmigen Häcksler Grünabfälle der Gemeinde für die spätere Kompostierung gehäckselt hat. Während er weitere Äste in den Trichter nachgeführt habe, habe er einen Schlag gegen sein rechtes Auge verspürt und beim darüberwischen mit der Hand eine Blutung festgestellt. Daraufhin habe er alle Maschinen abgeschaltet und mit dem Handy die Rettungsleitstelle informiert. Die Frage nach Schmerzen wird mit der Bemerkung „Halb so wild" abgetan, er fühle sich lediglich etwas benebelt. Wir lagern den Patienten auf der Trage und bringen ihn in den RTW. Um die Blutstillung zu optimieren und die Wunde zu inspizieren, wird der Verband noch einmal geöffnet. Das Oberlid am Auge ist eingerissen und zeigt eine deutliche Einblutung; eine Perforation des Augapfels lässt sich nicht ausschließen. Ein Fremdkörper ist nicht zu erkennen; ein Bodycheck bleibt ohne weitere Befunde. Während der Erneuerung des Verbandes fragt der Patient, wo er denn sei, und was wir machten. Da diese Frage doch erstaunlich konträr zum vorher berichteten Unfallverlauf steht, beginne ich den Patienten nochmal zu befragen: im Gegensatz zum Befund wenige Minuten zuvor ist der Patient zwar zur eigenen Person, nicht aber zu Zeit, Ort und Unfallhergang orientiert. Ich nehme an, dass ihn ein größeres Stück Holz, wahrscheinlich beschleunigt durch den Häcksler, am Kopf getroffen und neben der Verletzung des Oberlids ein stumpfes Schädel-Hirn-Trauma verursacht hat. In Anbetracht des aufwendigeren Transports zunächst zum RTH und dann mit dem RTH in eine geeignete Klinik der Maximalversorgung, beschließe ich vor Ort eine Narkose einzuleiten. Die erfahrenen Rettungsassistenten stellen diese Entscheidung zunächst in Frage und erachten eine Narkose für eine Augenverletzung als übertrieben. Sie folgen jedoch meiner Argumentation, dass sich die Neurologie des Patienten in der kurzen Zeit unserer Beobachtung rasant verschlechtert hat und ein längerer Transport bevorsteht. Während einer ausgiebigen Präoxygenierung mit maximalem Sauerstofffluss und dicht aufgesetzter Gesichtsmaske wird das weitere Vorgehen beschlossen. Die Narkoseeinleitung und anschließende endotracheale Intubation erfolgen problemlos, ebenso wie der weitere Transport in den Schockraum der aufnehmenden Klinik. Das dort angefertigte Computertomogramm versetzt nicht nur die anwesenden Kollegen, sondern auch mich selbst in Erstaunen: Offensichtlich ist dem Patienten ein metallischer Draht durch das Auge tief ins Gehirn eingedrungen. In einer sich anschließenden mehrstündigen neurochirurgischen Operation kann dem Patienten letztendlich ein 11 cm langer isolierter Kupferdraht aus der vorderen Schädelgrube entfernt werden. Die Augenverletzung ist so umfangreich, dass das Auge nicht erhalten werden kann. 14 Tage nach der OP kann der Patient jedoch lediglich mit Störungen im Kurzzeitgedächtnis in eine neurologische Rehabilitationsklinik entlassen werden.

Diskussion

Problematisch kann eventuell bei diesem Fall die Entscheidung zur prähospitalen Narkose und die Diskussion mit den Rettungsassistenten erscheinen, auch wenn sich das Vorgehen im Nachhinein als richtig erwiesen hat. Die Einleitung einer Narkose und die daraus resultierende Atemwegssicherung ist prähospital mit deutlich mehr Schwierigkeiten verbunden als im OP, wo immer mehr Technik, Personal, Hilfe, Raum und Licht vorhanden ist als im Notarztdienst [1]. Deshalb müssen in die Entscheidung zur Einleitung einer Narkose im Notarztdienst grundsätzlich mehrere Aspekte mit einfließen: Indikation zur Narkose, Transportdauer und -art (bodengebunden, luftgestützt), Umstände an der Einsatzstelle (z. B. Lagerung des Patienten, Beleuchtung, Platzverhältnisse), Begleitumstände der Atemwegssicherung (z. B. zu erwartende Intubationshindernisse, ggf. im Auto eingeklemmt) sowie Ausbildung, Erfahrung und Routine des Rettungsteams [2]. Die Indikation zur präklinischen Intubation ergab sich aus der sich progredient schnell verschlechternden Neurologie des Patienten. Dies macht auch deutlich, dass der Zustand eines Patienten in der Notfallmedizin einen dynamischen Prozess darstellt und einer ständigen Re-Evaluation bedarf, um entstehende Atemwegs-Desaster zu vermeiden [3, 4], die oft zunächst trügerisch sind. Bei einem kurzen Transport in die Zielklinik wäre auch eine erhaltene Spontanatmung denkbar gewesen, dies war jedoch in Anbetracht des Einsatzortes und der Wetterbedingungen nicht zu erwarten. Der RTW bietet im prähospitalen Umfeld die bestmöglichen Bedingungen für eine Narkoseeinleitung, da das Monitoring vollständig vorhanden sowie in optimaler Position angeordnet ist und der Patient auf der Trage ideal gelagert ist. Ein schwieriger Atemweg war nicht zu erwarten und der Notarzt besaß als Anästhesist umfangreiche Routine in Narkoseeinleitung und Atemwegssicherung.

38.1 Fazit

Auch wenn der Notarzt die Verantwortung für den Einsatz und den Patienten hat, ist es wichtig, Entscheidungen (wie z. B. die Einleitung einer Narkose) im Team abzustimmen und das weitere Vorgehen zu besprechen. Die Beurteilung der prähospitalen Situation und die Festlegung geeigneter Maßnahmen erfordern die Erfassung vieler Aspekte. Gemeinsam kann das Notfallteam die Erfahrung aller Teammitglieder nutzen. Kommunikation ist ein wesentlicher Faktor, gerade bei kritischen Entscheidungen im Notarztdienst.

Literatur

1. Bernhard M, Bein B, Böttiger BW, Bohn A, Fischer M, Gräsner JT, Hinkelbein J, Kill C, Lott C, Popp E, Roessler M, Schaumberg A, Wenzel V, Hossfeld B (2015) Handlungsempfehlung zur prähospitalen Notfallnarkose. Anästh Intensivmed 56:317–335
2. Timmermann A, Byhahn C, Wenzel V, Eich C, Piepho T, Bernhard M, Dörges V (2012) Handlungsempfehlung für das präklinische Atemwegsmanagement. Anästh Intensivmed 53:294–308
3. Paal P, Schmid S, Herff H, von Goedecke A, Mitterlechner T, Wenzel V (2009) Excessive stomach inflation causing gut ischaemia. Resuscitation 80(1):142
4. von Goedecke A, Herff H, Paal P, Dörges V, Wenzel V (2007) Field airway management disasters. Anesth Analg 104(3):481–483

Hermann Brugger

►Bei einem Lawinenunfall sind viele Faktoren entscheidend, ob die Verschüttung überlebt werden kann und wie der Einsatz abläuft. Der vorliegende Fall stellt dar, welche Faktoren bei der Bergung entscheidend und wie gefährlich solche Einsätze im alpinen Gelände sein können.

Die dreiköpfige Familie aus Deutschland liegt vor einem Ferienhaus auf dem Gipfel eines fast 2500 m hohen Skibergs in der Sonne, es ist März und die Sonne wärmt bereits die Südhänge. Die Pisten sind wenig frequentiert, Skifahrer und Snowboarder sitzen vor den Skihütten und genießen den warmen Tag. Ein 5-jähriger Junge spielt etwas abseits im Schnee, als er plötzlich laut zu weinen beginnt und schreit: „Meine Schaufel ist weg!". Der Vater steht aus seinem Liegestuhl auf, blickt sich um und sieht die kleine Plastikschaufel im Schnee des Steilhangs liegen, der vor dem Haus in Richtung Westen in die Tiefe reicht und durch ein rotes Flatterband und einem großen Warnschild „Achtung Lawinengefahr" vom Liegeplatz klar abgetrennt ist. Er hebt das Flatterband an und tritt in den Schnee; daraufhin ist ein dumpfes Geräusch zu hören, ein gellender Schrei und der Familienvater wird von einer Lawine in die Tiefe gerissen. Völlig entsetzt rufen die Mutter des kleinen Jungen und andere Gäste des Ferienhauses nach Hilfe. Als die Lawine, verfolgt von den Blicken zahlreicher Gäste, den Auslauf tief unten im Tal erreicht und stillsteht, ist von dem Vater des kleinen Jungen nichts mehr zu sehen.

Ich sitze gerade in meiner Arztpraxis und versorge die letzten Patienten, als der Lawinenalarm schrillt. Ich entschuldige mich rasch bei den wartenden Patienten, tausche den weißen Mantel gegen die Einsatzkleidung, hole Skischuhe, Einsatzrucksack mit Skiern und Fellen und fahre zum Hubschrauberlandeplatz.

H. Brugger (✉)
Eurac Research, Bozen, Italien, Medizinische Universität Innsbruck, Innsbruck, Österreich
E-Mail: hermann.brugger@eurac.edu

Beim Anflug bekommen wir eine erste Lagemeldung: „Eine Person am Westhang eines Bergs mit einer Lawine abgestürzt und verschüttet, weitere Einsatzkräfte sind alarmiert". Im Flug nähern wir uns dem Hang und sehen einen 60 cm hohen Abriss unterhalb des Ferienhauses. Von dort zieht sich eine 50 m breite und etwa 600 m lange Lawinenbahn über felsdurchsetztes Gelände, durch eine schmale steile Rinne, einen Lärchenwald bis zum flachen Auslauf auf einer Almfläche. Kein Mensch ist zu sehen, keine Spur – nur riesige Schneemassen. Gleichzeitig bemerken wir, dass nur ein kleiner Teil des Hanges abgegangen ist und der Großteil der Schneemassen noch im Steilhang hängt. Die Temperaturen sind hoch, die Sonne scheint nun direkt in den Westhang und es liegen circa 60 cm Neuschnee. Ich realisiere, dass diese Situation auch für uns brandgefährlich ist, da sich der Hang jederzeit entladen kann.

Wir landen außerhalb der Lawine und suchen den Kegel zu dritt so rasch wie möglich ab; nach wenigen Minuten ruft mich der Bergretter. Ich laufe zu ihm und wir sehen von der Ferne, dass sich etwas auf der Schneeoberfläche bewegt: es ist der Kopf des Verschütteten. Sein Körper ist vollständig im Schnee begraben, aber das Gesicht ist frei und der Mann blickt uns mit großen Augen an, ohne etwas zu sagen. Seit dem Abgang der Lawine sind etwa 35 min vergangen.

Ich frage ihn, wer er sei und was genau passiert ist, was er genau erklären kann. Während wir ihn in aller Eile aus den Schneemassen ausgraben, sage ich dem Mann, dass er einen unvorstellbar großen Schutzengel hat: 600 m Sturz in einer Lawine über Felsen hinweg in die Tiefe, vom nassen Schnee (der bereits hart wie Beton ist) bis zum Hals begraben und fast unverletzt! Seine Antwort ist verblüffend: „Nein das ist es nicht, ich habe eine gute Kondition"! Wir sind überrascht über diese unbeschwerte Einschätzung. Der Patient hat lediglich eine geschlossene Knieverletzung, eine leichte Unterkühlung (Kerntemperatur epitympanal 34.°C) und keine weiteren Verletzungen. Wir schienen das Bein, hieven den Patienten in den RTH und starten. Um zum Krankenhaus zurückzufliegen, müssen wir einen Bergrücken überwinden; dabei werfe ich noch einen letzten Blick zurück und sehe, wie sich plötzlich der gesamte Westhang des Bergs in Bewegung setzt und eine riesige Nachlawine zu Tal donnert. Sie füllt den gesamten Almboden aus, auch die Auffindungsstelle unseres Patienten.

Diskussion

Das Überleben einer Lawinenverschüttung hängt in erster Linie vom Verletzungs- und Verschüttungsgrad ab. Eine Verschüttung kann nur dann länger als 35 min überlebt werden, wenn das Lawinenopfer nicht tödlich verletzt ist und atmen kann [1]. Das ist der Fall, wenn entweder der Kopf unverschüttet bleibt, wie in unserem Fall (Teilverschüttung), oder der ganze Körper zwar verschüttet ist (Ganzverschüttung), aber die Atemwege frei sind und vor Mund und Nase ein Luftraum zum Atmen (Atemhöhle) vorhanden ist [2]. Andernfalls erstickt ein Lawinenopfer unweigerlich innerhalb dieser kurzen Frist. Bei einer Ganzverschüttung ist die Wahrscheinlichkeit in der

Lawine noch am Leben zu sein strikt zeitabhängig. Sie bleibt bis ca. 20 min über 85 %, sinkt bis 35 min auf 34 % und beträgt nach 130 min nur mehr 7 % [3]. So gesehen hatte der Mann unvorstellbar großes Glück. Der Verlauf der Überlebenswahrscheinlichkeit sollte auch bei der Gefahreneinschätzung berücksichtigt werden. Bis ca. 35 min nach der Verschüttung ist es gerechtfertigt, ein höheres Risiko zur Rettung von Verschütteten einzugehen, da die Wahrscheinlichkeit, ein Opfer noch lebend aufzufinden, relativ groß ist. Nach dieser Zeit und insbesondere nach ca. 2 h ist die Chance auf einen Überlebenden zu treffen hingegen wesentlich geringer, sodass ein hohes Eigenrisiko nicht gerechtfertigt wäre.

Aber auch wir Retter hatten großes Glück. Hätten wir uns beim Abtransport nur etwas mehr Zeit gelassen, wäre wohl das gesamte RTH Team und etliche Bergretter von der Nachlawine verschüttet worden, wobei wir wahrscheinlich nicht so viel Glück gehabt hätten wie der Familienvater, denn die Wahrscheinlichkeit, am Fuß eines Hanges vollständig verschüttet zu werden ist wesentlich höher als wenn man hoch oben am Abriss erfasst und von der Lawine talwärts getragen wird. Wir wären auch nicht die ersten Bergretter gewesen, die von einer Lawine verschüttet wurden: im Winter 2010 wurden im Berner Oberland in der Schweiz zwei Skifahrer von Lawine verschüttet; während der Bergung erfasste eine Nachlawine 12 Bergretter, von denen 4 starben; darunter auch der Flugrettungsarzt (Berner Zeitung vom 05.01.2010). 2015 wurden im Tiroler Zillertal 2 Mitglieder einer Lawinenkommission beim Graben eines Schneeprofils, einem standardisierten Verfahren zur Beurteilung der Lawinengefahr, von einem Schneebrett erfasst und in die Tiefe gerissen, wobei einer verstarb (Tiroler Tageszeitung vom 08.01.2015). Bei einem Ausbildungskurs der Bergrettung Kärnten sind am Hohen Burgstall (2.800 m) Ende Juni 2015 fünf Teilnehmer von einer Lawine verschüttet worden, von denen zwei verstarben (Tiroler Tageszeitung 22.6.2015).

Eine Woche nach dem Lawinenunfall gehe ich am selben Berg selbst Ski fahren. Ich komme beim Ferienhaus vorbei und es ist kaum zu glauben: der gerettete Gast liegt schon wieder in der Sonne und sein Sohn spielt mit einer Schaufel im Schnee (ich frage nicht, ob es dieselbe Schaufel war)! Der Mann mit der guten Kondition hält das Gipsbein in die Höhe und ruft mir freundlich zu, dass er sich wieder aufs Skifahren freue.

39.1 Fazit

Eine Teilverschüttung durch eine Lawine wird in der Regel, wenn kein tödliches Trauma vorliegt, auch längere Zeit überlebt. Bei einer Ganzverschüttung hingegen ist das Überleben strikt zeitabhängig und nach 35 min nur mehr mit freien Atemwegen und einer Atemhöhle möglich. Das Risikomanagement durch die Rettungsmannschaft hat beim Lawinenunfall höchste Priorität. Die meisten Lawinenunfälle passieren bei Lawinenwarnstufe 3 oder 4, das heißt bei erheblicher oder großer Lawinengefahr. Genau dieser Gefahr sind zwangsläufig auch die Rettungsmannschaften auf dem Lawinenkegel ausgesetzt. In den letzten Jahren sind in Europa zahlreiche Bergretter bei Lawineneinsätzen ums Leben gekommen. Alle Retter, die sich an die Unfallstelle begeben, müssen voll ausgerüstet sein; zur Standardausrüstung gehören ein am Körper getragenes, eingeschaltetes Lawinenverschütteten-Suchgerät, Sonde und Schaufel, falls möglich auch ein Lawinen-Airbag zur Vermeidung einer Ganzverschüttung oder ein Gerät zum Atmen (z. B. AvaLung), um im Fall einer Nachlawine noch gerettet zu werden. Es ist durchaus legitim, in die Risikoeinschätzung auch die vermutliche Dauer einer Ganzverschüttung mit einzubeziehen und die Überlebenschancen in Abhängigkeit von der Zeitspanne zwischen Lawinenabgang (oder Alarmierung) und Bergung abzuschätzen und gegen das Risiko der Rettungsmannschaften abzuwägen. Eine kurze Verschüttungsdauer (bis circa 35 min) rechtfertigt ein höheres Risiko, danach muss das Risiko sehr sorgfältig abgewogen werden.

Literatur

1. Falk M, Brugger H, Adler-Kastner L (1994) Avalanche survival chances. Nature 368:21
2. Soar J, Perkins GD, Abbas G, Alfonzo A, Barelli A, Bierens JJ, Brugger H, Deakin CD, Dunning J, Georgiou M, Handley AJ, Lockey DJ, Paal P, Sandroni C, Thies KC, Zideman DA, Nolan JP (2010) European Resuscitation Council guidelines for resuscitation 2010 section 8. Cardiac arrest in special circumstances: electrolyte abnormalities, poisoning, drowning, accidental hypothermia, hyperthermia, asthma, anaphylaxis, cardiac surgery, trauma, pregnancy, electrocution. Resuscitation 81:1400–1433
3. Brugger H, Durrer B, Adler-Kastner L, Falk M, Tschirky F (2001) Field management of avalanche victims. Resuscitation 51:7–15

ACS bei 75-jähriger Patientin

40

Peer G. Knacke

►Manchmal ist es nur ein kleiner Hinweis, sozusagen das „Kleingedruckte", das dem Einsatzteam eine völlig neue Differenzialdiagnose liefert – so wie in diesem Fall, in dem alles im wahrsten Sinne des Wortes nicht so ist, wie es normalerweise sein sollte.

Inzwischen habe ich über 10.000 Einsätze als Notarzt hinter mir und wieder einmal einen Notarztdienst. Bei dem ersten Einsatz heute zeigt der digitale Funkmeldeempfanger unter dem lauten, schwer abstellbaren Piepsen auf dem Display neben der Alarmzeit, der Notfalladresse und Einsatznummer das Stichwort „ACS", also ein akutes Koronarsyndrom. Ein Klassiker, den ich versorgen darf, und der nicht weit weg vom Standort wartet, also Routine und bestimmt nicht furchtbar spannend ist. Wenige Minuten nach der Alarmierung erreichen wir den Einsatzort, eine schön gelegene, sehr gepflegte Seniorenwohnanlage mit der buchbaren Option einer zusätzlichen Pflege. Unsere Patientin ist eine 75-jährige, nicht schwerkrank wirkende wache Frau, die sich selbst versorgt und täglich Besuch vom Pflegedienst bekommt, der auch gerade vor Ort ist. Auf die Frage, warum denn ein Notarzt gerufen wurde, berichtet die Patientin über seit dem Wochenende bestehenden retrosternalen dumpfen Druck. Die Frage nach Ausstrahlung des Schmerzes wird bejaht mit „in den linken Arm und in die Beine". Daraufhin schaltet sich die Pflegekraft ein und sagt, die Beinschmerzen bestünden immer, nur der Schmerz im Brustkorb sei neu. Die Einstufung auf der Schmerzskala zwischen 0 und 10 wird mit 2 beantwortet. Die Patientin habe auch ab und zu Schmerzen im Brustkorb, aber heute Nacht auch eingenässt, was sonst nicht passiert. Das klingt tatsächlich sehr durcheinander! Die

P. G. Knacke (✉)
Abteilung für Anästhesie und Rettungsmedizin, Ameos Kliniken Ostholstein, Eutin, Deutschland
E-Mail: p.knacke@t-online.de

© Der/die Autor(en), exklusiv lizenziert durch Springer-Verlag GmbH, DE, ein Teil von Springer Nature 2022
V. Wenzel (Hrsg.), *Fallbeispiele Notfallmedizin*,
https://doi.org/10.1007/978-3-662-63442-4_40

Auskultation der Lunge ist unauffällig, die Herztöne sehr leise, die Beine zeigen leichte Unterschenkelödeme beidseits. Während des Versuchs einer Eingrenzung der Akutsymptomatik werden parallel die Vitalparameter erfasst. Diese sind außer hypertonen Blutdruckwerten unauffällig (Blutdruck 180/90 mmHg, Herzfrequenz 87/min, Blutzucker 194 mg/dl, Atemfrequenz 14/min, Sauerstoffsättigung 100 %), zudem erfolgt die primäre Ableitung eines 12-Kanal-EKG. Dieses zeigt keine auffälligen Erregungsrückbildungsstörungen bei einer normofrequenten absoluten Arrhythmie.

Auf die Frage nach der Medikation zeigt die Pflegekraft eine lange Verordnungsliste. Diese ist im Original alphabetisch sortiert, hier bereits zum besseren Überblick nach Medikamentengruppen dargestellt: Herzwirksame Medikamente (Amlodipin, Dihydralazin, Metoprolol, Glyceroltrinitrat, Digitoxin), Diuretika (Xipamid, Torasemid, Spironolacton), Analgetika (Morphin, Novaminsulfon, Oxycodon), das Antiepileptikum Lamotrigin, den Protonenpumpenhemmer Pantoprazol, den Bronchodilatator Tiotropiumbromid, das Antikoagulanz Rivaroxaban sowie das Psychopharmakon Lorazepam. Eine wahrhaft stolze Medikamentenliste, die mich auch an Arzneimittelwechselwirkungen denken lässt, zumal dadurch in Deutschland bis zu 25.000 Menschen im Jahr ums Leben kommen (laut Bericht der Süddeutschen Zeitung vom 17.05.2010). Aber ein anderes Medikament zeigt mir eine Spur: Die Patientin nimmt das Antiepileptikum Lamotrigin, hat nachts eingenässt und sei sonst nicht inkontinent. Sind es die Diuretika oder war es ein Krampfanfall? Die gezielte Nachfrage ergibt, dass die Patientin nach einem Schlaganfall vor Jahren unter Epilepsie leide. Der letzte Krampfanfall sei über ein Jahr her, daher erfolge die regelmäßige Einnahme von Lamotrigin. Der Blick auf die Zunge zeigt einen klassisch seitlich gelegenen Zungenbiss. So haben wir zumindest eine Diagnose: Z. n. Krampfanfall nachts. Der aktuelle neurologische Befund ist unauffällig. Aber ist das vereinbar mit dem thorakalen Druck? Während ich mir diese Frage gerade stelle, piept der Funkmeldeempfänger erneut mit der Frage nach unserer möglichen Einsatzbereitschaft zu einem Herzreinfarkt in einem Nachbarort. Das nächste NEF benötige über 20 min und der RTH sei ebenfalls nicht verfügbar. Da die von uns gerade versorgte Patientin stabil ist und ihre Wohnung sich in der Nähe der Klinik befindet, wird dies bejaht unter der Vorgabe, dass wir erst in ca. 4 min. starten können zum Abschluss der Therapie und Dokumentation. Nach der bereits erfolgten Anlage eines periphervenösen Zuganges erhält die Patientin aufgrund der Beschwerden und der hypertonen Kreislaufsituation zwei Hübe Nitrospray.

Während des Ausfüllens des Notarzteinsatzprotokolls und Sichtung der Patientenakte des Pflegedienstes fällt mir der klein vermerkte Terminus „Situs inversus" auf. Die Patientin wird gefragt, ob die Organe bei ihr wirklich falsch herum angeordnet seien; dies bejaht sie. Die Perkussion bestätigt die Dextrokardie – dann müssen wir das EKG wohl nochmals spiegelbildlich schreiben. Dies verwundert die anwesenden Rettungsassistenten. In dem EKG zeigen sich über der Vorderwand deutliche ST-Senkungen als Ischämiezeichen. Die Patientin erhält nun 5000 IE Heparin und 250 mg Aspirin intravenös, eine Analgesie möchte sie bei den geringen Beschwerden nicht. Nach Übergabe an den RTW wird die Patientin problemlos in die nahegelegene Klinik transportiert, während wir zu dem neuen Einsatz unterwegs sind. Der Arzt der zentralen Notfallaufnahme wird telefonisch per Mobiltelefon über die zugewiesene Patientin mit den Besonderheiten informiert.

Diskussion

Ein Situs inversus ist eine selten vorkommende, nicht krankhafte anatomische Variante, die jedoch bei der Diagnostik und Therapie – wie der hier dargestellte Fall zeigt – Folgen haben kann. Im ersten EKG zeigte sich bei unserer Patientin zwar eine Herzrhythmusstörung-, jedoch keine Erregungsrückbildungsstörungen: Diese wurden erst im angepassten spiegelbildlichen EKG ersichtlich. Im Falle einer notwendig werdenden Defibrillation oder transkutanen Schrittmacheranwendung hätten die Elektroden ebenfalls spiegelbildlich angebracht werden müssen [1]. Auch eine Appendizitis würde bei einem Situs inversus untypische Beschwerden im linken Unterbauch provozieren. Das EKG zeigt bei einer Dextrokardie in der normal geklebten Brustwandableitung nicht die klassische Zunahme der R-Amplitude von V1–V6, sondern die Größe der QRS-Komplexe wird nach links hin kleiner. Eine hohe R-Amplitude in V1 gilt als wegweisend für die Diagnose. Werden die beiden Armelektroden vertauscht und V2–V1 und Vr3–Vr6 statt V1–V6 abgeleitet, ergibt sich für Patienten mit Situs inversus ein normales EKG

Die Diagnose eines Herzinfarktes aus dem Standard-EKG und vor allem die Abschätzung der Infarktgröße und -stadien sind bei Patienten mit unbekanntem Situs inversus oft schwierig [2].

40.1   Fazit

Bei der Diagnose im Notfall kann man schnell falsch liegen, wenn man ersten Hinweisen zu viel Glauben schenkt und nicht hellhörig wird, wenn ein Befund zu der Verdachtsdiagnose „nicht passt". Dabei ist es wichtig, aus dem oft komplexen Bild aus körperlicher Untersuchung, Anamnese und den vorhandenen schriftlichen Unterlagen ein stimmiges Bild zu bilden und damit eine gute Diagnose zu stellen.

Literatur

1. Shenthar J, Rai MK, Walia R, Ghanta S, Sreekumar P, Reddy SS (2014) Transvenous permanent pacemaker implantation in dextrocardia: technique, challenges, outcome, and a brief review of literature. Europace 16:1327–1333
2. Richter S, Doring M, Desch S, Hindricks G (2014) ECG pitfall: anterior myocardial infarction in dextrocardia. Eur Heart J 35:1887

Aus der Kurve getragen

Hermann Brugger

▶Was tun, wenn eine Notfallbehandlung erfolgen muss, derer man sich aber noch nicht ganz sicher ist? Und von der man auch nicht weiß, ob sie für den vorgesehenen Transport wirklich eine optimale Behandlungsbedingung bietet? Der vorliegende Fall gibt Antworten auf diese Fragen.

Gegen Mitternacht läutet das Telefon der Rettungsleitstelle: Einsatz im Gadertal, Verkehrsunfall mit mehreren Unfallopfern, Verletzungen unbestimmten Grades. In wenigen Minuten sind wir im NEF mit Sondersignalen unterwegs. Die kurvenreiche Straße ins Gadertal wurde während des ersten Weltkrieges erbaut, hat viele schwere Unfälle gesehen und heute ausgedient. Zur Zeit des Unfalls wurde eine völlig neue Trasse mit zahlreichen Brücken und Tunnels gebaut, der Verkehr deswegen in Einbahnregelungen über sogenannte „Panoramastraßen" auf beiden Talseiten über entlegene Bergdörfer und Hofstätten umgeleitet, was eine wesentlich längere Fahrzeit bedeutet. Nach 45 min erreichen wir gegen 1:00 Uhr nachts die Unfallstelle, einen Gasthof am Ende einer langgezogenen Kurve. Vor einem Gebäude stehen bereits zahlreiche Einsatzfahrzeuge von Feuerwehr, Polizei und dem Rettungsdienst. An den Gasthof ist eine große Glasveranda angebaut mit einem Restaurant, das vollkommen zerstört ist. Mitten im Gastlokal steht ein völlig zertrümmerter Sportwagen zwischen Tischen, Stühlen und Glasscherben. Am Fahrzeug arbeiten Feuerwehrleute und entfernen gerade das Dach. Eine der beiden im Wagen befindlichen Personen wurde bereits befreit und ist mit geringen Verletzungen auf dem Weg ins Krankenhaus, die zweite wird bei unserer Ankunft gerade mit der Schaufeltrage aus dem Wagen gehoben. Ich stelle fest, dass der

H. Brugger (✉)
Eurac Research, Bozen, Italien, Medizinische Universität Innsbruck, Innsbruck, Österreich
E-Mail: hermann.brugger@eurac.edu

© Der/die Autor(en), exklusiv lizenziert durch Springer-Verlag GmbH, DE, ein Teil von Springer Nature 2022
V. Wenzel (Hrsg.), *Fallbeispiele Notfallmedizin*,
https://doi.org/10.1007/978-3-662-63442-4_41

junge Mann bewusstlos ist, aber atmet und lasse ihn zur Behandlung sofort in den NAW bringen.

Die erste Untersuchung ergibt einen Glasgow Coma Scale von 6 (1/1/4) mit Spontanatmung, Sauerstoffsättigung 88 %, Blutdruck 90/55 mmHg, Sinusrhythmus 95/min, einseitige Pupillenerweiterung rechts und eine offene Fraktur des Oberschenkels rechts. Gemeinsam mit dem Sanitäter lege ich einen periphervenösen Zugang, sediere und intubiere den Patienten, kontrolliere die Belüftung beider Lungen und fixiere den Tubus. Nach dem Einsetzen der maschinellen Beatmung bin ich gerade dabei, das Startsignal an den Fahrer zu geben, da macht mich der Sanitäter auf die Sauerstoffsättigung aufmerksam: 85 %. Nach einigen weiteren Minuten sinkt die Sauerstoffsättigung weiter auf 78 %, worauf ich die Abfahrt ins Krankenhaus vorerst untersage. Ich auskultiere zum zweiten Mal die Lungen und kann diesmal rechts kein Atemgeräusch feststellen. Ich entlüfte den Cuff und ziehe den Endotrachealtubus etwas zurück in der Annahme, dass ich fälschlicherweise den linken Hauptbronchus intubiert habe. Andererseits ist dies eigentlich ungewöhnlich, denke ich mir, weil bei einer zu tiefen Tubuslage normalerweise der Tubus im rechten Bronchusstamm zu liegen kommt, weil dieser steiler abgeht. Diese Neu-Positionierung ändert aber nichts; weiterhin kann ich kein Atemgeräusch über der rechten Lunge auskultieren und die Sauerstoffsättigung ist inzwischen nur noch bei 72 %. Meine Arbeitshypothese ist nun, dass der Patient einen Spannungspneumothorax rechts entwickelt und parallel zum Sinken der Sauerstoffsättigung auch der Kreislauf versagen wird. Ich frage mich, ob meine chirurgischen Fähigkeiten für eine Notfall-Thoraxdrainage ausreichen. Bei der gemeinsamen Ausarbeitung der Richtlinien für die Internationale Kommission für alpine Notfallmedizin ICAR MEDCOM [1] habe ich den chirurgischen Zugang gelernt. Auch dessen Indikation beim Spannungspneumothorax und polytraumatisierten Patienten ist mir bewusst, aber bisher war dieser Eingriff noch bei keinem meiner Einsätze notwendig. Ich befürchte, dass der Patient bei der zu erwartenden langen Fahrtdauer von ca. 45 min. kardiorespiratorisch instabil wird oder sogar stirbt, bevor wir das Krankenhaus erreichen, wenn wir den Spannungspneumothorax nicht entlasten. Mein Sanitäter schaut mich fragend an, ich nicke bejahend und schon öffnet er das chirurgische Set und beginnt mit den Vorbereitungen. Nach der Desinfektion setze ich einen Hautschnitt in der mittleren Axillarlinie in Höhe der Mamille rechts, spreize das subkutane Gewebe stumpf mit der Schere, öffne den Pleuraraum und führe unter Begleitung des Fingers den Thorakostomie-Tubus mit 28 Charrière in den Pleuraspalt. An den Tubus hängen wir einen Blasenkatheter mit Harnbeutel, der sich sofort mit Luft und etwas Blut so prall füllt, dass er mit einem Schnitt entlastet werden muss. Ich fixiere die Drainage notdürftig mit einer Naht. Nachdem die Sättigung während der Drainage noch auf 68 % und der Blutdruck auf 75/40 mmHg gefallen waren, steigen beide Werte nun langsam an und die Sättigung erreicht nach etwa 10 min beeindruckende 94 %. Der Sanitäter und ich sind erleichtert. Wir schließen noch das Kapnometer an, das endexpiratorische Kohlendioxid Werte um 35 mmHg anzeigt, und machen uns auf den Weg. Während der langen Fahrt überwachen wir den Patienten, er bereitet uns jedoch keine Probleme mehr und wir erreichen nach einer Dreiviertelstunde das Krankenhaus.

Diskussion

Schwerste Thoraxtraumen sind für bis zu 25 % aller tödlichen Traumata verantwortlich [2]: eine wichtige Therapieform der „Deadly Dozen" eines Thoraxtraumas ist die Entlastung eines Spannungspneumothorax mit einer Drainage. In der Literatur wird die prähospitale Notfalltherapie eines Spannungspneumothorax immer wieder kontrovers diskutiert [3]. Im Wesentlichen stehen zwei Methoden zur Verfügung: die Nadelpunktion mit Venenverweilkanülen (>14 Charrière) im zweiten Interkostalraum in der Mamillarlinie und die chirurgische Drainage mit einem Thoraxdrainage-Tubus (28–36 Charrière) in der mittleren Axillarlinie auf Höhe der Mamille nach Bülau. Manche Autoren sind der Meinung, dass bei einem intubierten Patienten mit Spannungspneumothorax und kardiorespiratorischer Insuffizienz eine chirurgische Entlastung mithilfe einer großblumigen Drainage zur Entlüftung der Nadelpunktion überlegen ist [4]. Die Verwendung eines spitzen Trokars in der Notfallmedizin sollte wegen der Verletzungsgefahr thorakaler Organe vermieden werden [3]. Eine Ventilversorgung (Heimlich-Ventil) ist bei maschineller Beatmung nicht notwendig. Dazu einige grundlegende Gedanken: stellt man bei einem nicht-intubierten Notfallpatienten einen einfachen Pneumothorax fest, bedeutet das nicht zwangsläufig Handlungsbedarf. Falls die Sauerstoffsättigung akzeptabel, der Kreislauf stabil und der Patient nicht intubationspflichtig ist, ist eine prähospitale Entlastung des Pneumothorax nicht notwendig. Wird hingegen ein Patient mit einem einfachen Pneumothorax intubiert und ventiliert, ist die Wahrscheinlichkeit sehr hoch, dass sich in kurzer Zeit ein Spannungspneumothorax entwickelt mit dem Risiko einer kardiorespiratorischen Instabilität durch Verdrängung des Mediastinums auf die gesunde Seite. Das kann sehr rasch geschehen und dann wird die Situation akut gefährlich. In diesen Fällen kann es sein, dass eine Punktion durch kleinkalibrige Kanülen in brauchbarer Zeit nicht mehr die nötige Wirkung erbringt, vor allem dann, wenn es sich um einen polytraumatisierten Patienten handelt, der so rasch wie möglich in ein Trauma-Zentrum zur chirurgischen Sanierung gebracht werden muss. Zögerndes Handeln oder halbherzige Schritte sollten vermieden werden, das heißt in diesem Fall ist man gut beraten, rasch eine effiziente und dauerhafte Entlastung anzustreben. Auch sollte man daran denken, dass die Auskultation der Lungen aufgrund der Geräuschkulisse unterwegs kaum mehr möglich ist, besonders wenn man sich in einem Hubschrauber befindet. Bei einem Hubschraubertransport sollte man zudem vorausschauend daran denken, dass sich beim Aufstieg, zum Beispiel bei einem Überflug von Pässen oder Bergrücken, durch die intrapleurale relative Druckerhöhung die Kreislaufsituation während des Fluges genau dann verschlechtern kann, wenn man während des Fluges keine Therapiemöglichkeit hat [5]. Es ist deshalb besser, sowohl Diagnostik als auch Therapie eines Pneumothorax vor dem Start ins Krankenhaus vorzunehmen.

Um bei der Anlage einer Thoraxdrainage den Patienten nicht zu gefährden, ist dabei auch immer die persönliche Erfahrung des Notarztes zu bedenken; es finden sich in der Literatur tödliche Komplikationen von Thoraxdrainagen zum Beispiel durch Lazeration von großen Gefäßen, des Herzens, der Lunge oder der Leber [6]. In einer Analyse von Notarzteinsätzen in Baden-Württemberg haben RTH-Notärzte alle 6 Monate, Notärzte in bodengebundenen Rettungsmitteln aber nur alle 77 Monate (ca. 6,5 Jahre) eine Thoraxdrainage gelegt [7]. Dieser seltene Einsatz einer potenziell gefährlichen, aber auch lebensrettenden Intervention wie der Thoraxdrainage zeigt, dass der Notarzt eine gute Abwägung zwischen klinischem Zustand des Patienten, eigenem manuellem Geschick und Erfahrung sowie Verfügbarkeit von erfahreneren Kollegen – ob in einem anderen Rettungsmittel oder im nächsten Krankenhaus – machen sollte.

Ein Jahr nach dem Unfall erhalte ich in meiner Praxis einen Anruf: „Chiamo da Milano e sono il padre del ragazzo…" Es ist der Vater des Verletzten, der uns mitteilt, dass sein 18-jähriger Sohn nach dem schweren Polytrauma zwar monatelang neurologisch rehabilitiert werden musste, nun aber wieder ein normales Leben führen kann und am Vortag das Abitur bestanden hat. Nicht nur zu seiner, auch zu meiner großen Freude.

41.1 Fazit

Zur Versorgung von Traumapatienten sollte man immer für eine Entlastung eines Spannungspneumothorax ausgebildet und gerüstet sein, und vor allem auch einen Spannungspneumothorax in eine Differenzialdiagnose mit einbeziehen. Rechnen muss man damit vor allem nach einer endotrachealen Intubation mit maschineller Beatmung. Der laterale chirurgische Zugang ist gegenüber der Entlastung mit Venenverweilkanülen vor allem dann von Vorteil, wenn Atmung oder Kreislauf stark beeinträchtigt sind, große Flughöhen erreicht werden oder ein langer Transport bevorsteht.

Literatur

1. Forster H, Zafren K (2007) Thoracostomy at the scene of an accident in the mountains. ICAR MEDCOM recommendation 12. http://www.ikar-cisa.org/ikar-cisa/documents/2007/RECM00 12E.pdf. Zugegriffen: 5. März 2015
2. Cipolle M, Rhodes M, Tinkoff G (2012) Deadly dozen: dealing with the 12 types of thoracic injuries. JEMS 37:60–65
3. Barton ED, Epperson M, Hoyt DB, Fortlage D, Rosen P (1995) Prehospital needle aspiration and tube thoracostomy in trauma victims: a six-year experience with aeromedical crews. J Emerg Med 13:155–163
4. Martin M, Satterly S, Inaba K, Blair K (2012) Does needle thoracostomy provide adequate and effective decompression of tension pneumothorax? J Trauma Acute Care Surg 73:1412–1417

5. Braude D, Tutera D, Tawil I, Pirkl G (2014) Air transport of patients with pneumothorax: is tube thoracostomy required before flight? Air Med J 33:152–156
6. Schley M, Rossler M, Konrad CJ, Schupfer G (2009) Damage of the subclavian vein with a thorax drainage. Anaesthesist 58:387–390
7. Gries A, Zink W, Bernhard M, Messelken M, Schlechtriemen T (2006) Realistic assessment of the physician-staffed emergency services in Germany. Anaesthesist 55:1080–1086

Gefährlicher Rettungsdienst

Volker Wenzel

▶Ärzte befinden sich in einer enormen Verantwortung und nicht immer fällen oder übermitteln sie den Patienten und deren Angehörigen Entscheidungen oder Ergebnisse, die diese gerne hören. Und das kann – durchaus nicht selten – zu Situationen führen, die auch für die Ärzte lebensbedrohlich werden können.

Das NEF wird am frühen Samstagmorgen zu einer Kneipe am Rand der Stadt alarmiert mit der Meldung „bewusstlose Person". Ein typischer Einsatz zu dieser Uhrzeit und an diesem Wochentag, nur die Einsatzorte wechseln im Laufe der Nacht in Richtung der Lokale, die vom nächtlichen Barbetrieb übergangslos Frühstück anbieten. Je nach Größe des Gebiets hat jeder Notarzt am Wochenende einen solchen Einsatz, insofern erwartet die Notärztin nichts Besonderes auf der Anfahrt zu diesem Notfall. An der Einsatzstelle angekommen, liegt ein ca. 30-jähriger Mann bereits im RTW neben einem Café, das bei Motorradclubs sehr beliebt ist. Laut Auskunft der Sanitäter seien die Vitalparameter stabil. Von Augenzeugen wird berichtet, dass der betrunkene Patient in eine Schlägerei verwickelt gewesen und nach einem Schlag auf die Brust nach hinten umgekippt, mit dem Kopf auf dem Asphalt aufgeschlagen und dann bewusstlos gewesen sei. Da der Patient weder auf Ansprache, noch auf Berührung reagiert, beginnt die Notärztin mit dem Bodycheck, wobei sie Verletzungen im Gesicht feststellt. Beim Versuch, die Augen für eine Untersuchung der Pupillen zu öffnen, beginnt der Patient plötzlich, um sich zu schlagen. Die Notärztin weicht zurück, aber zu spät – sie wird mit voller Wucht von dem Faustschlag des Patienten am Hals getroffen. Weder die Notärztin selbst, noch die anwesenden Sanitäter können derart schnell reagieren,

V. Wenzel (✉)
Klinik für Anästhesie, Intensivmedizin, Notfallmedizin und Schmerztherapie, Medizin Campus Bodensee, Friedrichshafen, Deutschland
E-Mail: v.wenzel@klinikum-fn.de

um den Faustschlag zu verhindern. Die Notärztin verspürt einen kurzen, starken Schmerz im Halsbereich und denkt sich noch: „Na wenigstens hat er mich nicht im Gesicht getroffen!". Der unruhige Patient wird in das örtliche Krankenhaus gebracht, um eine Alkoholintoxikation sowie die Gesichtsverletzungen zu behandeln. Die Notärztin selbst beendet ihren Dienst mehrere Stunden später mit leichten Kopf- und Nackenschmerzen. Erst nachdem mehrere Tage später Sehstörungen auftreten und die Kopfschmerzen stärker werden, begibt sich die Notärztin ebenfalls ins Krankenhaus, um sich neurologisch untersuchen zu lassen. Dabei wird eine Dissektion der Arteria carotis mit funktionellem Verschluss an der durch den Faustschlag getroffenen Seite festgestellt sowie eine Dissektion der Arteria vertrebralis auf der kontralateralen Seite. Die Notärztin wird umgehend stationär in der Stroke-Unit aufgenommen und heparinisiert, um einen Apoplex zu verhindern. Anschließend ist sie sechs Wochen arbeitsunfähig. Monatelang wird sie antikoaguliert und die Halsgefäße werden fortlaufend kontrolliert. Letztendlich bildet sich die Dissektion zurück und die Notärztin kann ihre Arbeit in der Anästhesie wieder fortführen. Allerdings wird sie eine Sache voraussichtlich nie wieder in ihrem Leben machen – als Notärztin tätig sein.

Für den Verursacher der Verletzung bleibt der Vorfall von strafrechtlicher Seite folgenlos, da er zum Zeitpunkt des Faustschlags die Folgen seiner Handlung aufgrund der Alkoholintoxikation und einer Gehirnerschütterung nicht einschätzen konnte. Bei der Gerichtsverhandlung wird er freigesprochen. Zurück bleiben sehr nachdenkliche Notärzte.

Diskussion

Aggressionen gegenüber Ärzten wurden beschrieben, wenn die Gesundheitsversorgung mit dem Bevölkerungswachstum nicht mitgehalten hat und so immer größere Patientenzahlen auf immer mehr überarbeitete Ärzte treffen [1]. Im Januar 2015 kam ein Mann in das Brigham's and Women's Hospital in Boston in den USA, um den Herzchirurgen zu sprechen, der seine Mutter operiert hatte. Als der Herzchirurg in das Sprechzimmer kam, zog der Sohn der Patientin eine Pistole und schoss sofort zwei Mal auf den Herzchirurgen und erschoss sich danach selbst. Trotz einer Notoperation konnte der Herzchirurg, ein Familienvater von drei Kindern, nicht mehr gerettet werden. Plötzlich wurde den amerikanischen Ärzten bewusst, wie vulnerabel sie angesichts von möglichen Aggressionen durch von ihrer Behandlung enttäuschte Patienten sind in einem Land mit über 300 Mio. Feuerwaffen in privater Hand [2]. In einer Studie in den USA gab es zwischen 2000 und 2011 insgesamt 154 Schießereien im Krankenhaus (91) oder auf dem Krankenhausgelände (63), dabei wurden 24 Klinikangestellte, 12 Krankenschwestern, 8 Ärzte und 4 Apotheker getötet [3]. Im Herbst 2013 kam die Polizei in Niederösterreich einem Wilderer auf die Spur; an einer Straßensperre der Polizei schießt der Wilderer sofort auf die Beamten und verletzt einen Polizisten schwer, anschließend flüchtet er in den Wald. Etwa

1 h später erschießt er einen Sanitäter hinter dem Steuer eines RTWs, der den schwerverletzten Polizisten ins Krankenhaus fahren will. Wiederum eine Stunde später hält der Wilderer auf der Flucht einen Streifenwagen der Polizei an und erschießt die beiden Polizisten; später erschießt er sich in seinem Haus (*Kurier* 18.09.2013).

In einer Umfrage von in Notfallaufnahmen arbeitenden Ärzten in Michigan, USA, gaben 75 % der Ärzte an, dass sie verbal in den letzten 12 Monaten angegriffen wurden; 28 % gaben an, dass sie bereits physisch angegriffen wurden, 12 % wurden von Patienten außerhalb der Notfallaufnahme konfrontiert und 4 % litten unter Stalking von Patienten. Dementsprechend gaben 82 % dieser Ärzte an, dass sie zeitweise Angst vor Gewalt am Arbeitsplatz haben [4]. Wenn man der Ansicht ist, dass Gewalt gegen Ärzte nur in überforderten Gesundheitssystemen oder in Gesellschaften mit extrem vielen Waffen in Privatbesitz geschieht, liegt man falsch – auch in den deutschsprachigen Ländern werden regelmäßig und immer häufiger Ärzte und Sanitäter physisch angegriffen, wobei die Notaufnahmen, Ärztlicher Notdienst, Notarztdienst und Arbeiten in sozialen Brennpunkten am gefährlichsten sind. So erschüttert Beteiligte bei Aggressionen gegenüber Ärzten sind, so wenig wird darüber gesprochen; ggf. wegen erhöhten und fehlgeleiteten Berufsidealen, dass „ein guter und einfühlsamer Arzt nicht angegriffen wird" (*Nordlicht aktuell* 09/2014). Dies stimmt einfach nicht, weil auch im deutschsprachigen Raum Ärzte zum Opfer schwerer Gewalttaten werden, viele davon mit tödlichem Ausgang [5]. Eine Neurologin und Psychiaterin in Saarbrücken wurde von einem ihrer Patienten in ihrer eigenen Praxis erschossen (*Frankfurter Allgemeine Zeitung* 13.03.2015), ein RTH in Oberösterreich wurde bei der Landung auf dem Klinikdach mit einem Laser geblendet (*Die Presse* 18.08.2011), ein Betrunkener in Berlin stach einem ihm helfenden Notarzt ein Messer in den Hals (*Tagesspiegel* 06.08.2007), ein Sanitäter aus Freising bekam von dem Freund einer Notfallpatientin einen Faustschlag ins Gesicht und in Fürstenfeldbruck beschossen Passanten zu Silvester Feuerwehrleute mit Raketen, die einen Brand löschen wollten (*Süddeutsche Zeitung* 10.01.2012). Diese Fälle dürften nur die Spitze eines Gewalt-Eisbergs gegen Menschen in der Gesundheitsbranche sein, wenn man die Schilderungen von Krankenhausangestellten in Süddeutschland liest (*Süddeutsche Zeitung* 09.02.2015). Im Zentrum für Schlafmedizin in Nürnberg wurde eine Oberärztin mehrfach ins Gesicht geschlagen, weil die von einem Patienten geforderte Kur für eine psychosomatische Klinik verweigert wurde. In der Notfallaufnahme des Ingolstädter Klinikums gingen zwei rivalisierende Gruppen aufeinander los; acht Pfleger mussten gerufen werden, um die Situation zu lösen. „Am Ende war alles voller Blut", sagte ein Zeuge. Eine Krankenhaussprecherin sagte: „In psychiatrischen Kliniken gab es immer schon ein solches Aggressionspotenzial, doch inzwischen bleiben auch Häuser der Grundversorgung nicht verschont." In Notaufnahmen

werde inzwischen darauf geachtet, „alles zu entfernen, was sich als Wurfge-
schoss missbrauchen lässt". Ein Arzt im Klinikum Nürnberg sagt dazu, „dass
die fortschreitende Verrohung der Gesellschaft auch vor dem Krankenhaus
nicht Halt macht – uns Ärzte hat der weiße Kittel lange Zeit weitgehend
geschützt – aber das ist vorbei." Im gleichen Krankenhaus musste sich in
der Geriatrie eine Assistenzärztin vor 20 Angehörigen in Sicherheit bringen, konnte sich aber in einem Krankenzimmer einschließen. Wie der Autor
der Süddeutschen Zeitung am 09.02.2015 schreibt, wird in deutschen Krankenhäusern „gepöbelt, gedroht, geschlagen und betatscht"; genaue Zahlen
sind aber schwierig zu bekommen. Sicher ist nur, dass Aggressionen eher
von männlichen und intoxikierten Patienten ausgehen. Beim Alter kann
man wieder nichts vorhersagen, weil auch 80-jährige urplötzlich zuschla-
gen, wie eine Analyse zeigte. In einer Studie der Ruhr-Universität Bochum
wurden 900 Sanitäter und Feuerwehrleute befragt; verbalen Angriffen war
fast jeder schon ausgesetzt, 59 % auch aggressiven Übergriffen und 25 %
auch strafrechtlicher Gewalt – in den letzten zwölf Monaten. Während
Kliniken jegliche Neuerungen gerne medial ausführlich kommunizieren,
werden Sicherheitsaspekte eher stillschweigend angepasst – Mitarbeiter werden zum Deeskalationstraining geschickt oder Krankenschwestern trainieren
in Selbstverteidigungskursen, wie sie sich patientenschonend aus Würgegrif-
fen befreien können und Security-Leute werden vor allem nachts eingesetzt,
um Aggressionen einzudämmen.

42.1   Fazit

Verbale und physische Gewalt gegenüber Ärzten haben zugenommen und sind bei
der Behandlung von intoxikierten oder psychotischen Patienten häufiger als bei
der Behandlung von „normalen" Patienten. Aber auch über den Behandlungs-
verlauf oder bei als nachteilig empfundener klinischer Versorgung können aus
dem Nichts heraus von frustrierten Patienten oder ihren Angehörigen Gewaltan-
griffe gegenüber Ärzten, Rettungsdienst- und Krankenhauspersonal erfolgen, deren
gesundheitliche Folgen gravierend sein können. Bei einem Notfalleinsatz sollte
man ein Auge haben für Möglichkeiten oder Schutzräume, um sich vor einer plötzlichen Attacke des Patienten, Angehörigen oder Umstehenden zu schützen. Ein
individueller Schutz kann durch einen Selbstverteidigungskurs verbessert werden;
ein Null-Risiko ist angesichts offener Krankenhaustüren und zu Notfallorten ohne
Sicherheits-Screening ausrückenden Notärzten nicht möglich. Ärzte sollten von
ihrem Krankenhaus, Notarzt- und Rettungsdienstträgern Präventionsmaßnahmen
gegen Gewalt einfordern.

Literatur

1. Xu W (2014) Violence against doctors in China. Lancet 384:745
2. Rosenbaum L (2015) Being like Mike-fear, trust, and the tragic death of Michael Davidson. N Engl J Med 372:798–799
3. Kelen GD, Catlett CL, Kubit JG, Hsieh YH (2012) Hospital-based shootings in the United States: 2000 to 2011. Ann Emerg Med 60:790–798, e791
4. Kowalenko T, Walters BL, Khare RK, Compton S (2005) Workplace violence: a survey of emergency physicians in the state of Michigan. Ann Emerg Med 46:142–147
5. Maulen B (2013) An ever increasing incidence of violence against physicians. MMW Fortschr Med 155:14–16, 18, 20

Luftnot im Dampfbad

43

Norman Hecker und Bernd Domres

▶Nicht alles ist, wie und was es scheint – wie der vorliegende Fall sehr anschaulich zeigt. – deswegen ist eine fundierte Differenzialdiagnostik sehr wichtig, ebenso wie der Merksatz, „bei Hufgetrappel an Pferde und ggf. auch an Zebras zu denken".

Einsatzmeldungen, die bereits auf der Anfahrt zum Einsatzort den Verdacht eines Akuten Koronarsyndroms suggerieren, sind häufig. Eine der häufigsten Einsatzmeldungen im Notarztdienst sind „Herzschmerzen und Atemnot", wobei oft ein Akutes Koronarsyndrom vorliegt. Unter dem Begriff Akutes Koronarsyndrom fasst man den klassischen Hebungsinfarkt (STEMI; ST-Segment Elevation Myocardial Infarction), den Nichthebungsinfarkt (NSTEMI; non-ST-Segment Elevation Myocardial Infarction) und die instabile Angina Pectoris zusammen. Während der STEMI schon präklinisch relativ sicher und eindeutig diagnoziert und entsprechend der geltenden Leitlinien behandelt werden kann, ist die präklinische Diagnose der beiden anderen Krankheitsbilder wesentlich schwieriger und somit weitaus abhängiger von der Erfahrung des Notarztes. Allen 3 Krankheitsbildern gleich sind die prinzipiell möglichen Symptome. Typischerweise sind dies vernichtende Schmerzen im Bereich des Brustkorbs, Luftnot und Herzrhythmusstörungen, Kaltschweißigkeit, Schwindel, Übelkeit, Erbrechen oder sogar ein Kreislaufkollaps sind unspezifische, aber häufig vergesellschaftete Symptome. Bei den typischen Symptomen können, abhängig von anderen Vorerkrankungen, mildere und nicht

N. Hecker (✉)
Klinik für Anästhesiologie und Operative Intensivmedizin, Universitätsklinik der Rheinisch-Westfälischen Technischen Hochschule Aachen, Aachen, Deutschland
E-Mail: hecker@evk-ge.de

B. Domres
Stiftung des Deutschen Instituts für Katastrophenmedizin, Tübingen, Deutschland

eindeutige Verläufe und Ursachen vorkommen; es kann also prinzipiell alles sein zwischen psychosomatischen Beschwerden und einem tödlichen Herzinfarkt.

An einem kalten Wintertag erreicht die Rettungsleitstelle ein Hilferuf aus der örtlichen Thermalquelle. Der Anrufer, ein Angestellter der Einrichtung, berichtet von einer im Dampfbad kollabierten Frau mittleren Alters, die stöhnend vor Schmerzen nach Luft „japse". In der Folge wird das NEF und ein RTW alarmiert. Bei Eintreffen trifft das Rettungsteam eine 53-jährige, ca. 165 cm große, adipöse Frau vor, die ansprechbar, aber nicht vollständig orientiert und benommen ist. Sie hat kaltschweißige Haut, Luftnot und gibt einen drückendem Schmerz im Epigastrium mit Ausstrahlung in den Brustkorb, den Rücken und den linken Arm an, der seit dem Morgen nach dem Frühstück immer schlimmer geworden sei. Die Patientin sei aufgrund von Schwindel gestürzt, das Bewusstsein habe sie nie verloren. An Vorerkrankungen sei nichts bekannt, allenfalls der Blutdruck sei mal „vor Zeiten" erhöht gewesen und sie rauche ca. 15 Zigaretten, gerne beim Kaffeetrinken. Der Blutdruck ist 110/60 mmHg, das EKG zeigt einen Sinusrhythmus mit einer Frequenz von 58/min ohne ST-Hebung, sie hat vereinzelt supraventrikuläre Extrasystolen, die periphere Sättigung liegt bei 98 % bei 17–20 Atemzügen pro Minute. Der Thorax selbst weist keine Kontusionen auf, das Abdomen zeigt sich gebläht und diskret druckschmerzhaft über allen 4 Quadranten ohne Abwehrspannungen, die Nierenlager sind beidseits frei von Klopfschmerz, der restliche Bodycheck ergibt keine Pathologie. Vom Notarzt wird nach der Befunderhebung die Arbeitsdiagnose „Akutes Koronarsyndrom – Verdacht auf NSTEMI" gestellt. Differentialdiagnostisch wird an einen Kollaps im Rahmen einer Synkope (z. B. durch kardiales Vorwärtsversagen bei plötzlicher peripherer Vasodilatation durch das heiße Thermalwasser) oder an eine Dissektion eines großen Gefäßes gedacht. Der Notarzt führt eine symptomatische Therapie mit Volumen, Antiemetika, Sauerstoffgabe, einem Analgetikum und Monitoring durch. Danach erfolgt ein Transport der Patientin mit dem NAW in das nächstgelegene Krankenhaus, das zwar über eine Chirurgie, jedoch keine invasive Kardiologie verfügt.

Es gibt gute Gründe, der Arbeitsdiagnose des Notarztes in diesem Fall zu folgen. Zum einen berichtet die Patientin vom klassischen Leitsymptom des Herzinfarktes; nämlich thorakale Schmerzen mit Ausstrahlung in benachbarte Regionen. Schmerzausstrahlung in die Arme oder Schultern ist typisch für einen Herzinfarkt [1] und hilft bei der Abgrenzung gegenüber anderen Ursachen [2]. Ebenfalls charakteristisch sind die weiteren Symptome wie Luftnot und Kaltschweißigkeit. Insbesondere wenn diese Beschwerden bei Frauen zusammen mit eher untypischen Symptomen wie Übelkeit und Kollaps kombiniert sind, liegt der Verdacht auf einen akuten Herzinfarkt nahe [3]. Zum anderen zeigt sich zwar keine ST-Hebung, aber eine Extrasystolie. Diverse EKG-Veränderungen können, auch bei fehlender ST-Hebung, auf einen Myokardinfarkt hinweisen oder aber ebenso gut vortäuschen [4, 5]. In Kombination mit dem klinischen Untersuchungsbefund erscheint daher die Arbeitsdiagnose „Akutes Koronarsyndrom – Verdacht auf NSTEMI" gerechtfertigt. Die klinische Untersuchung bestätigt die vom Notarzt erhobenen Befunde, insbesondere den epigastrisch nach thorakal ausstrahlenden

Schmerz und die intermittierende Extrasystolie im EKG; der aufnehmende Internist übernimmt daher die Arbeitsdiagnose des Notarztes. Die laborchemische Untersuchung zeigt aber ein normales Blutbild, Kreatinkinase 122 U/L, CK-MB 7 U/L und Troponin-T 0,12 μg/L. Diese laborchemische Analyse kombiniert mit fehlenden Hebungen im EKG schließen einen akuten Myokardinfarkt als Ursache der Beschwerden jedoch mit ausreichend hoher Sicherheit aus.

Die eigentliche Entscheidung von Notarzt und aufnehmendem Internisten, als Diagnose einen Herzinfarkt anzunehmen, ist grundsätzlich verständlich und nachvollziehbar. Eine erstaufgetretene Angina pectoris gilt als instabile Angina pectoris, sie bliebe daher weiter als mögliche Differentialdiagnose offen. In unserem Fall handelt es sich aber trotzdem nicht um ein akutes Koronarsyndrom, sondern um die Auswirkung einer massiven Magenüberdehnung – kurz nach der Klinikaufnahme der Patientin muss sie sich mehrmalig erbrechen. Dies rührt daher, dass sie große Mengen Latte Macchiato kurz vor dem Besuch im Thermalbad mit einer Freundin getrunken hatte. Da sie bereits seit Jahren unter Verstopfung leidet, ergibt sich so die Diagnose eines Roemheld-Syndroms [6]. Die Patientin erholt sich nach symptomatischer Therapie rasch.

Diskussion

Bei dem Roemheld-Syndrom wird das Zwerchfell aufgrund einer Passagestörung oder einer Blähung im Magen-Darmbereich direkt oder indirekt angehoben und übt so mechanischen Druck auf das Herz aus [6]. Die Symptomatik des Roemheld-Syndroms kann dabei das klinische Bild einer Angina pectoris verblüffend ähnlich vortäuschen; glücklicherweise ist, im Gegensatz zum „echten" akuten Koronarsyndrom, die Ursache oft harmlos und leicht zu beheben. Für den Notarzt bleibt wesentlich, dass Herzinfarkte zeitkritische Ereignisse sind, deren Schädigungsausmaß und Prognose wesentlich vom frühzeitigen und leitliniengerechtem Therapiebeginn profitieren. Auch wenn nicht hinter jeder Verdachtsdiagnose ein echtes akutes Koronarsyndrom steckt, so scheint die rasche Abklärung eines Verdachts auf NSTEMI oder instabile Angina pectoris dringend angeraten. Das Roemheld-Syndrom ist sicherlich nicht die typische Differenzialdiagnose zum akuten Koronarsyndrom, aber anhand unseres Falls zeigt sich, dass trotz der klinischen und ökonomischen Bedeutung des akuten Koronarsyndroms auch immer an andere mögliche Ursachen gedacht werden muss. Während wir unseren Medizinstudenten den Merksatz einprägen, dass man „an Pferde und nicht Zebras denken sollte, wenn man Hufgetrappel hört" [7], so hilft dies, um wahrscheinliches von unwahrscheinlichem zu trennen, aber kann natürlich nicht die Expertise des Notarztes ersetzen, um in komplexen Situationen Entscheidungen zu fällen. In einem Fall mit thorakalen Schmerzen, einer Herzfrequenz von 170/min, Bewusstseinseintrübung und ST-Segment-Hebung wurde der Patient mit dem Verdacht auf einen STEMI mit Aspirin, Heparin und Clopidogrel behandelt und ins Herzkatheterlabor gebracht, wo zwar keinerlei Pathologie der Koronarien festgestellt wurde, aber die Diagnose eines Brugada-Syndroms. Die Autoren schlussfolgerten, dass man beim Hören von Hufgetrappel an Pferde **und** Zebras denken sollte [8]. In einer holländischen Studie mit 820 Patienten mit dem Verdacht auf einen STEMI, die einer Universitätsklinik für Kardiologie zur perkutanen invasiven Intervention zugewiesen wurden, hatten 19 Patienten (2,3 %) letztendlich keinen STEMI, sondern eine Perikarditis (5), eine Dissektion der Aorta (3), eine subarachnoidale Blutung (2), eine Kardiomyopathie (2), eine Pneumonie (1), COPD (1), einen mediastinalen Tumor (1), eine Peritonitis (1), ein Brugada-Syndrom (1), ein koronares Aneurysma (1) oder eine Aortenstenose (1). Dabei wurden tragischerweise auch die Patienten mit einer Dissektion der Aorta und der subarachnoidalen Blutung wegen dem Verdacht auf einen STEMI antikoaguliert und verstarben [9].

43.1 Fazit

Die Schwierigkeit für den präklinischen Notfallmediziner besteht darin, den Anspruch an den raschen Therapiebeginn beim manifesten Verdacht auf ein akutes Koronarsyndrom (sog. „Golden Hour") zu gewährleisten, gleichzeitig aber auch den klinischen Versorgungsort so zu wählen, das auch Differenzialdiagnosen behandelt werden können. Daher muss auch an nicht-kardiologische Ursachen, und somit zum Beispiel an chirurgische Krankheitsbilder gedacht werden. Hier sei an die Aortendissektion, die Zwerchfellhernie und den Pneumothorax erinnert. Beim hochgradigen Verdacht auf einen akuten Herzinfarkt ist und bleibt jedoch die Koronarintervention das wesentliche therapeutische Element.

Literatur

1. Albarran J, Durham B, Gowers J, Dwight J, Chappell G (2002) Is the radiation of chest pain a useful indicator of myocardial infarction? A prospective study of 541 patients. Accid Emerg Nurs 10:2–9
2. Sanchis J, Bodi V, Nunez J, Bosch X, Heras M, Bonanad C, Pellicer M, Merlos P, Minana G, Llacer A (2011) Usefulness of pain presentation characteristics for predicting outcome in patients presenting to the hospital with chest pain of uncertain origin. Emerg Med J 28:847–850
3. Coventry LL, Finn J, Bremner AP (2011) Sex differences in symptom presentation in acute myocardial infarction: a systematic review and meta-analysis. Heart Lung 40:477–491
4. Wang K, Asinger RW, Marriott HJ (2003) ST-segment elevation in conditions other than acute myocardial infarction. N Engl J Med 349:2128–2135
5. Yahalom M, Roguin N, Suleiman K, Turgeman Y (2013) Clinical significance of conditions presenting with ECG changes mimicking acute myocardial infarction. Int J Angiol 22:115–122
6. Janner J (1956) Aerophagia and abdominal distention; Roemheld, Chilaiditi splenic flexure syndrome. Schweiz Med Wochenschr 86:886–891
7. Beales D (2008) Hoofbeats. Ann Intern Med 148:164–165

8. Hudzik B, Szkodzinski J, Wozniak A, Nowowiejska-Wiewiora A, Polonski L (2011) When you hear hoofbeats, think of horses and zebras: a 58-year-old man with chest pain and palpitations. Intern Emerg Med 6:537–541
9. Gu YL, Svilaas T, van der Horst IC, Zijlstra F (2008) Conditions mimicking acute ST-segment elevation myocardial infarction in patients referred for primary percutaneous coronary intervention. Neth Heart J 16:325–331

Schluck- und Bremsversagen

44

Hermann Brugger

▶Wann ist eine CPR wirklich sinnvoll? Und wann sollte vielleicht gewartet werden? Neben dieser Frage stellt der vorliegende Fall in den Vordergrund, wie wichtig neben der Sicherung des Patienten auch die Eigensicherung im Rettungsdienst ist.

Ich bin gerade dabei, mit einem Sanitäter die Verfallsdaten der Medikamente in den Notarztrucksäcken zu überprüfen und nehme im Hintergrund wahr, dass der RTW alarmiert wird. Minuten später schrillt der Notarzt-Einsatzalarm. „Kreislaufstillstand in einem kleinen Bergdorf". Diese Siedlung ist ein entlegenes Bergdorf mit einem Dutzend Bauernhöfen, über eine steile kurvenreiche Straße von unserem Notarztstandort aus im besten Fall in 20 min erreichbar. Die Gegend war in den 1960er Jahren in die Schlagzeilen gekommen, als in einer wilden Razzia alle männlichen Einwohner von Polizei und Militär abgeführt und zahlreiche Häuser abgebrannt wurden, da ein Dorf im Verdacht stand an Bombenanschlägen gegen die italienische „Besetzung" Südtirols beteiligt zu sein. Seit langer Zeit leidet diese Gegend an Abwanderung, aber auch an Depressionen und Substanzmissbrauch. Erst kurz zuvor wurde ich als Hausarzt zur Todesfeststellung eines alleinstehenden Landwirtes gerufen, der sich in seiner Wohnstube erhängt hatte.

Da unser regulärer NAW in Reparatur ist, müssen wir heute mit einem Ersatz-NAW ausrücken. Der Kastenwagen ist zwar geräumig, hat aber bereits viele Jahre und Fahrtkilometer hinter sich und windet sich auf dem Weg zum Einsatzort mit einer maximalen Geschwindigkeit von 40–50 km/h über die steile Straße nach oben. Ich rechne damit, dass wir ca. 20 min brauchen, um dort anzukommen, und dass die Chancen, den Patienten noch retten zu können, gegen Null tendieren

H. Brugger (✉)
Eurac Research, Bozen, Italien, Medizinische Universität Innsbruck, Innsbruck, Österreich
E-Mail: hermann.brugger@eurac.edu

V. Wenzel (Hrsg.), *Fallbeispiele Notfallmedizin,*
https://doi.org/10.1007/978-3-662-63442-4_44

werden. Als wir den Hof erreichen und die Stube betreten, sehe ich einen circa 50-jährigen Mann auf dem Boden und das Rettungsteam bei der kardiopulmonalen Reanimation. Angehörige sind keine zu sehen. Ich erfahre, dass der Patient bereits reglos war, als das erste Team ankam, ein unbeobachteter Kreislaufstillstand also und, wie erwartet, wohl sehr schlechte Aussichten.

Ich ordne sofort die Vorbereitung zur endotrachealen Intubation an. Groß ist meine Überraschung, als ich bei der Laryngoskopie sehe, dass die Glottis durch ein fingerdickes Stück Fleisch verschlossen ist. Mit der Magillzange ziehe ich den Fremdkörper wie einen Sektkorken heraus, schiebe den Tubus in die Trachea und ventiliere mit 100 % Sauerstoff. Das EKG zeigt eine Asystolie. Einen Versuch mit Adrenalin ist es wert und siehe da, eine Sinusbradykardie setzt ein. Nach einer weiteren 1-mg-Dosis Adrenalin normalisiert sich die Frequenz, ein Karotispuls ist schließlich deutlich tastbar und ein Blutdruck von 90 mmHg systolisch messbar. Wir warten noch einige Minuten zur Stabilisierung des Kreislaufs und entscheiden uns dann für einen raschen Transport in die Klinik.

Nachdem wir den Mann in den NAW gebracht haben, setzen wir uns talwärts in Bewegung: Am Steuer der Fahrer, in der Kabine der Sanitäter und ich beim Patienten. Es gibt keine Komplikationen, das Herz schlägt rhythmisch, die Pumpleistung ist suffizient, ich bin mehr als zufrieden, als auf einem der steilsten Straßenabschnitte plötzlich der Wagen Fahrt aufnimmt, schneller und schneller wird und der Fahrer sich umdreht und ruft „Hey Doc, die Bremsen sind ausgefallen!" Ich denke, nun haben wir den Patienten gerettet und stürzen alle in den Abgrund – statt einem Toten gibt es vielleicht sogar 4 Tote! Wir setzen uns sofort mit dem Rücken in Fahrtrichtung an die Kabinenwand (der Patient ist sowieso angeschnallt) und hoffen, dass der Fahrer die Situation doch noch in den Griff bekommt. Und tatsächlich, dem hauptberuflichen LKW-Fahrer und freiwilligen Sanitäter gelingt es, durch Schalten und Betätigen der Handbremse die Geschwindigkeit so zu reduzieren, dass er mit der Motorbremse die Steilstrecke bewältigen kann. Allerdings geht es nun nur mehr im ersten Gang und einer Geschwindigkeit von 20 km/h weiter, sodass wir fast 40 min brauchen, um das Krankenhaus zu erreichen. Zu allem Überfluss krachen wir bei der Abfahrt in die Tiefgarage auch noch frontal gegen eine Betonsäule. Ziemlich erschöpft von dieser Horrorfahrt erreichen wir den Schockraum und übergeben den nach wie vor kreislaufstabilen Patienten.

Diskussion

Es gibt, gegen alle Statistiken, manchmal Ausnahmen von der Regel. Es ist bekannt, dass ein normothermer Patient einen Kreislaufstillstand nicht länger als 10–15 min überleben kann. Bei der Abschätzung der Überlebenschance eines Kreislaufstillstands gehen wir häufig von einer kardialen Ursache aus, wo diese Frist auch tatsächlich zutrifft. In diesem Fall war der Kreislaufstillstand jedoch nicht auf eine kardiale Ursache zurückzuführen, sondern auf eine Asphyxie durch einen hochsitzenden Bolus. Eine Obstruktion der Atemwege führt über eine alveoläre Hypoxie zur Hypoxämie, koronaren

Minderdurchblutung und sekundär zum kardialen Kreislaufstillstand. Aus experimentellen Studien geht hervor, dass bis zum Eintritt der Pulslosigkeit 3 bis 10 min vergehen können [1, 2] und die Zeit vom Ereignis bis zur Asystolie bis zu 20 min dauern kann [3]. Auch ist nicht auszuschließen, dass in unserem Fall der Bolus den Atemweg nicht hermetisch abgeschlossen hat und dadurch diese „Galgenfrist" noch verlängert wurde.

Auch die Fahrzeuge des Notarztdienstes nehmen am Straßenverkehr teil und können dadurch in einen Unfall verwickelt sein, vor allem bei einer Fahrt mit Sondersignalen – regelmäßig liest man dazu Berichte in der Zeitung. Immer wieder beobachten wir, dass sich Notärzte und Sanitäter vor allem bei der Begleitung eines Patienten im NAW nicht anschnallen. Dabei ist zu beachten, dass im Patientenabteil eines NAWs viele Ecken und Kanten vorhanden sind, die erhebliche Verletzungen verursachen können, wenn man zum Beispiel bei einem Unfall dagegen geschleudert wird. Das wichtigste dabei: Während wir unseren Studenten zeigen, dass sie neben dem Leben retten auch den Selbstschutz an einer Unfallstelle beachten müssen, sind wir im notärztlichen Alltag oft sorglos. In Tirol wurde der Fahrer eines RTWs wegen fahrlässiger Tötung angeklagt, weil er auf einen PKW auffuhr, wodurch die transportierte Patientin so schwer verletzt wurde, dass sie letztendlich verstarb; (ORF, 11.04.2012) im Internet findet man schnell ähnliche Fälle.

44.1 Fazit

Besteht beim Auffinden einer reglosen Person der Verdacht auf eine obstruktive Asphyxie, sollte man auch bei einem unbeobachteten Herzstillstand bei der Beurteilung der Erfolgschancen einer kardiopulmonalen Reanimation vorsichtig sein und auch längere Zeitintervalle vom Kreislaufkollaps bis zum Beginn der CPR nicht als hoffnungslos betrachten. Das betrifft in erster Linie den Bolustod, aber auch die Lawinenverschüttung [3] und das Erhängen. Generell bestärkt uns dieser Fall, dass eine optimistische Erwartungshaltung bei diesen Reanimationssituationen nicht falsch ist. Er zeigt aber auch, dass man in der Notfallmedizin immer mit allem rechnen muss, man nie vor Überraschungen sicher ist und Notärzte manchmal auch unvorhersehbaren Risiken ausgesetzt sein können. Manchmal braucht es eine ordentliche Portion Glück, um sowohl den Patienten als auch sich selbst sicher in den Heimathafen zu bringen. Man sollte niemals den Eigenschutz vergessen.

Literatur

1. Safar P, Paradis NA, Weil MH (2007) Asphyxial cardiac arrest. In: Paradis NA, Halperin HR, Kern KB, Wenzel V, Chamberlain DA (Hrsg) Cardiac arrest – the science and practice of resuscitation medicine. Cambridge University Press, Cambridge, S 969–993

2. Varvarousi G, Xanthos T, Lappas T, Lekka N, Goulas S, Dontas I, Perrea D, Stefanadis C, Papadimitriou L (2011) Asphyxial cardiac arrest, resuscitation and neurological outcome in a Landrace/Large-white swine model. Lab Anim 45(3):184–190
3. Heschl S, Paal P, Farzi S (2013) Electrical cardiac activity in an avalanche victim dying of asphyxia. Resuscitation 84:e143–144

Verletzung durch Stromleitung

45

Jan Breckwoldt

▶Es gibt Themen, die in der Notarzttheorie und -praxis unterrepräsentiert sind und dazu zählt definitiv und leider die Kommunikation von „bad news". Einige hilfreiche Umgangsansätze liefert der vorliegende Fall.

Am späten Vormittag eines schönen Sommertages – nicht zu warm, nicht zu kalt – fliegen wir in ein großes Waldgebiet. Außer der ungefähren Angabe des Einsatzortes ist unsere einzige Information „SV" (Schwere Verletzung). Aus der Luft können wir in der Nähe einer einspurigen Bahnlinie einen RTW im Kiefern- und Birkenwald gut erkennen, in seiner Nähe sehen wir zwei Rettungsassistenten mit einer am Boden liegenden Person, sonst ist weit und breit nichts als Wald. Wir landen etwas entfernt am Bahngleis und machen uns auf den Weg auf eine leichte Anhöhe. Nun sehen wir eine Leiter an einem Oberleitungsmast der Bahnlinie, von der der Hochspannungstechniker ca. 5 m abgestürzt ist. Soweit recherchierbar, hat der Verletzte mit 14.000 V Strom Kontakt gehabt und ist dann auf den relativ weichen Waldboden gefallen; ein Bodycheck ergibt keine Hinweise auf Frakturen der großen Knochen.

Der Patient ist wach und reagiert adäquat, auf Nachfrage gibt er starke Schmerzen im rechten Bein an, aber auch im entsprechenden Arm. Das rechte Hosenbein und der rechte Stiefel sind vollkommen verschmort, die betroffene Extremität ist komplett steif, an der rechten Hand sieht man deutlich die Strommarke. Den Hergang des Unfalls kann der Verletzte nicht angeben, aber das Verletzungsmuster legt nahe, dass die 14.000 V der Oberleitung die rechte Körperseite des Verletzten komplett durchquert und dabei vermutlich schwerste thermische Schäden an den inneren Organen verursacht haben. Einige Patienten mit derart ausgeprägten

J. Breckwoldt (✉)
Institut für Anästhesiologie, Universitätsspital Zürich, Zürich, Schweiz
E-Mail: jan.breckwoldt@usz.ch

V. Wenzel (Hrsg.), *Fallbeispiele Notfallmedizin*,
https://doi.org/10.1007/978-3-662-63442-4_45

schweren Stromverletzungen hatte ich im Laufe der Jahre im Schockraum unseres Universitätsklinikums versorgt und war immer sehr betroffen, wie klar im Kopf diese Patienten kurz nach dem Stromunfall waren, obwohl eine sicher tödliche Verletzung vorlag. Mechanistisch gesehen war klar, was bei diesem Verletzten im Wald zu tun war: Analgesie und ein Lufttransport ins Verbrennungszentrum. Wegen der möglichen halluzinatorischen Nebeneffekte, noch dazu bei hellem Sonnenlicht und anschließendem Hubschraubertransport, verwerfe ich die Option Ketamin bei Spontanatmung. Wir bereiteten also die Allgemeinnarkose vor. Als ich währenddessen mit dem Patienten spreche, habe ich das Gefühl, dass er die Tragweite seiner derzeitigen Situation in keiner Weise begreift. Zwar will ich dafür meine Hand nicht ins Feuer legen, ich bin aber von einer völlig infausten Prognose überzeugt. Soll ich ihm das mitteilen? Schließlich entschließe ich mich dagegen, um ihn stattdessen noch einmal an diesem schönen Sommertag bei Bewusstsein schmerzfrei zu bekommen. Wir titrieren den Patienten dann mit Fentanyl bis zur Schmerzfreiheit. Als ich vor der Narkoseinduktion bitte, er möge sich etwas sehr Schönes vorstellen, spricht er von seiner Frau und seinen Kindern. Dann schläft er ein. Für mich ist klar, dass dies wahrscheinlich die letzten Gedanken in seinem Leben waren.

Im Verbrennungszentrum stirbt er später an den Folgen seiner Verletzung, ohne jemals das Bewusstsein wiedererlangt zu haben.

Die Frage, die mir damals durch den Kopf ging, kann ich immer noch nicht sicher beantworten. Wie „ehrlich" sollen wir zu den uns anvertrauten Patienten sein, insbesondere, wenn unser Kontakt kurz und akut ist, wie so häufig in der Notfallmedizin? Letztlich habe ich die Entscheidung damals so getroffen, weil ich dachte, dass es anders auch keinen Unterschied gemacht hätte – weder für den Patienten, noch für die Angehörigen. Aber vielleicht hätte er seiner Familie noch eine wichtige Nachricht hinterlassen können? Und war ich wirklich sicher mit meiner Prognose? Und hätte ich ihm in der kurzen Zeit die Lage wirklich vermitteln können? Wenn ich noch einmal in eine solche Situation käme, würde ich wohl fragen, ob ich seiner Frau etwas ausrichten solle.

Diskussion
Eine PubMed-Recherche mit der Fragestellung, was und wie man „bad news" in der Notfallmedizin kommunizieren könnte, ergibt allenfalls Ergebnisse für die Kommunikation mit Angehörigen [1], wohingegen vor allem onkologische Disziplinen, in denen Patienten teils über Jahre begleitet werden, naturgemäß viel Erfahrung mit der direkten Kommunikation mit dem Patienten haben [2]. Warum die Kommunikation von „bad news" in der Notfallmedizin extrem schwierig ist, verdeutlicht sich am besten beim Blick auf das wohl am weitesten verbreitete Model zum Überbringen schlechter Nachrichten, das SIPKES-Model [3]. In diesem 6-schrittigen Modell wird das Gespräch zunächst räumlich und inhaltlich vorbereitet („Setting"), als nächstes erfragt, was der Patient und ggf. seine Familie bereits wissen

([patient's] ‚Perception'), sich vergewissert, wie die Information gehandhabt werden soll (‚Invitation') und erst dann eröffnet, dass „bad news" überbracht werden einschließlich der konkreten Inhalte ([provide] ‚Knowledge'). In den weiteren Schritten folgen die Bearbeitung der Emotionen ([addressing] ‚Emotions') sowie die Festlegung der Ziele und Prioritäten bei der weiteren Behandlung und der genaue Plan, wie dies erreicht werden soll (‚Strategy and Summary') [3]. Eine solche schrittweise und behutsame Kommunikation ist in der Notfallmedizin nicht möglich, zum einen wegen der eklatanten Zeitnot und zum anderen, weil eine genaue Prognose oft nicht abgeschätzt werden kann. Für die – sicherlich einfachere – Kommunikation mit Angehörigen im Bereich der Notaufnahme bietet das SPIKES-Modell dagegen eine gute Grundlage und entsprechende Inhalte haben inzwischen in die notfallmedizinische Weiterbildung [4] und in studentische Curricula [5] Einzug genommen. Eine Studie zum Überbringen von „bad news" in der Notfallaufnahme hat im übrigen bemerkenswerter Weise gezeigt, dass der Kommunikationsprozess seitens der Angehörigen positiver wahrgenommen wurde als von den überbringenden Ärztinnen und Ärzten [6].

Für die direkte Kommunikation mit sterbenden Notfall-Patienten erscheint die Orientierung an einem schrittweisen Modell wenig geeignet. Dennoch können wir auch in einem kurzen Zeitfenster positive Signale an Patienten und deren Angehörigen senden und negative Erklärungen vermeiden. Wie ein von Hämato-Onkologen betreuter Patient in Boston schrieb, „sollte man niemals sagen, wir ‚können nichts mehr für Sie tun', da dies zum Beispiel die Therapie von Schmerzen am Lebensende ignoriert und ein Gefühl der völligen Verlassenheit erzeugt." [7] Zwei Onkologen aus Deutschland halten dann auch das Kommunizieren schlechter Nachrichten für eine der schwierigsten, aber auch wichtigsten ärztlichen Aufgaben, unabhängig von der Fachdisziplin. In ihrem Artikel führen sie aus, welchen entscheidenden Einfluss kommunikative Fähigkeiten auf das subjektive Wohlbefinden der Patienten und ihrer Angehörigen haben sowie auch auf die Compliance, die emotionale Krankheitsverarbeitung und die Befähigung Entscheidungen zu treffen [8].

Der Schweizer Schriftsteller und Architekt Max Frisch schrieb: „Man sollte dem anderen die Wahrheit wie einen Mantel hinhalten, damit er hineinschlüpfen kann, und sie ihm nicht wie einen nassen Waschlappen um die Ohren schlagen."[9] Wie wir unter den speziellen Bedingungen der Notfallmedizin in kurzen Gesprächen mit Patienten und deren Angehörigen am besten vorgehen können, beantworten uns Allgemeinmediziner aus Houston, Texas: „Hoffnung ist immer wichtig für Menschen. Ärzte sollten Hoffnung vermitteln, ohne dabei unrealistische Hoffnungen zu schüren". [10]

45.1 Fazit

In der Notfallmedizin ist die Kommunikation von schlechten Nachrichten aufgrund des Zeitdrucks, unklarer Prognose und auch meist nicht vorhandener Intimsphäre nur sehr schwer möglich. Stattdessen sollte positiv kommuniziert und auch Hoffnung vermittelt werden, wobei unrealistische Hoffnungen nicht geweckt werden sollten. Falls ein Patient mit tödlichen Verletzungen vor der Einleitung einer Narkose noch bewusstseinsklar ist, kann man fragen, ob man den Angehörigen eine Nachricht übermitteln kann, wenn man sie über den Notfalleinsatz informiert.

Literatur

1. Limehouse WE, Feeser VR, Bookman KJ, Derse A (2012) A model for emergency department end-of-life communications after acute devastating events–part I: decision-making capacity, surrogates, and advance directives. Acad Emerg Med 19:E1068–E1072
2. Cherny NI (2011) Factors influencing the attitudes and behaviors of oncologists regarding the truthful disclosure of information to patients with advanced and incurable cancer. Psychooncology 20:1269–1284
3. Baile WF, Buckman R, Lenzi R, Glober G, Beale EA, Kudelka AP (2000) SPIKES – a six-step protocol for delivering bad news: application to the patient with cancer. Oncologist 5:302–311
4. Servotte JC, Bragard I, Szyld D, Van Ngoc P, Scholtes B, Van Cauwenberge I, Donneau AF, Dardenne N, Goosse M, Pilote B, Guillaume M, Ghuysen A (2019) Efficacy of a Short Role-Play Training on Breaking Bad News in the Emergency Department. West J Emerg Med 20:893–902
5. Bächli P, Meindl-Fridez C, Weiss-Breckwoldt AN, Breckwoldt J. (2019) Challenging cases during clinical clerkships beyond the domain of the „medical expert": an analysis of students' case vignettes. GMS J Med Educ 36:Doc30
6. Toutin-Dias G, Daglius-Dias R, Scalabrini-Neto A (2018) Breaking bad news in the emergency department: a comparative analysis among residents, patients and family members' perceptions. Eur J Emerg Med 25:71–76
7. Dias L, Chabner BA, Lynch TJ Jr, Penson RT (2003) Breaking bad news: a patient's perspective. Oncologist 8:587–596
8. Schilling G, Mehnert A (2014) Breaking bad news–a challenge for every physician. Med Klin Intensivmed Notfmed 109:609–613
9. Frisch M (1983) Die Tagebücher, 1946–1949. Suhrkamp, Berlin, S 1966–1971
10. Whitney SN, McCullough LB, Fruge E, McGuire AL, Volk RJ (2008) Beyond breaking bad news: the roles of hope and hopefulness. Cancer 113:442–445

Eingeklemmte Person

46

Frank Marx

▶„Prospektiv entscheiden ist viel schwerer als retrospektiv bewerten." – wer im Rettungsdienst arbeitet, versteht sehr gut, was mit diesem Satz gemeint ist. Der vorliegende Fall zeigt deutlich, wie schwierig es manchmal sein kann, die „richtige" Entscheidung zu fällen, da man häufig nicht sicher wissen kann, welche dies ist.

Eine halbe Stunde vor Sonnenaufgang und damit vor der offiziellen Einsatzbereitschaft meldet sich die Rettungsleitstelle auf der RTH-Station und fragt an, ob ein Einsatz auf einer Landstraße ungefähr 18 Flugminuten entfernt (ca. 45 km Luftlinie) im ländlichen Teil des Einsatzgebietes des RTHs möglich sei. Wir, das sind ein Pilot der Bundespolizei, ein Rettungsassistent der Berufsfeuerwehr und ich als Notarzt der Berufsfeuerwehr Duisburg, checken den Hubschrauber und 10 min später starten wir mit unserem Christoph 9 in den Morgen hinein und treffen um 6:50 Uhr an der Einsatzstelle ein. Bereits auf dem Anflug sehen wir das verunfallte Auto auf einer Wiese vor einem Baum stehen; die Feuerwehr hat bereits das Dach des Autos abgeschnitten und der ersteingetroffene Notarzt bemüht sich um die Patientin. Wir landen auf der Wiese ungefähr 50 m neben der Unfallstelle und melden uns dann beim Einsatzleiter der Feuerwehr und dem Notarzt, der bei der auf dem Fahrersitz eingeklemmten Patientin im Fahrzeug ist. Es stellt sich anhand von Unfallzeugen heraus, dass die etwa 45-jährige Patientin mit ihrem Oberklasse-Wagen frontal und ohne zu bremsen gegen einen Straßenbaum gefahren ist; eine Unfallursache können wir nicht feststellen. Die Front des Fahrzeugs hat sich durch den Unfall derart verformt, dass eine direkte Betreuung der Patientin ohne Entfernung des Dachs nicht möglich gewesen ist. Zwischen dem Unfall und

F. Marx (✉)
Technische Hochschule Mittelhessen, Gießen, Deutschland

© Der/die Autor(en), exklusiv lizenziert durch Springer-Verlag GmbH, DE, ein Teil von Springer Nature 2022
V. Wenzel (Hrsg.), *Fallbeispiele Notfallmedizin*,
https://doi.org/10.1007/978-3-662-63442-4_46

dem Entfernen des Dachs lagen etwa 20 min; inzwischen sind die Rettungskräfte ca. 35 min vor Ort.

Der Motorraum hat sich derart in den Fahrgastraum geschoben, dass beide Unterschenkel unter den Vordersitz gedrückt und frakturiert sind. Der Vordersitz ist zudem durch die Verformung der Fahrgastzelle deckenwärts angehoben; dadurch sind auch die Oberschenkel nur begrenzt einsehbar. Die Atmung der Patientin ist bradypnoeisch mit einer Frequenz von 8 Atemzügen pro Minute, die Atemwege sind frei. Eine Beatmung wird mit einer Maske mit 100 % Sauerstoff assistierend vorgenommen und die Halswirbelsäule immobilisiert. Ein Karotispuls ist tastbar, nicht jedoch Pulse am Oberarm und an der A. radialis, was auf einen schweren Schockzustand hinweist. Die automatische Blutdruckmessung ergibt kein Ergebnis; die manuelle Messung ergibt nur einen systolischen Blutdruck von 60 mmHg, da die Verwendung des Stethoskops aufgrund der Außengeräusche durch Stromerzeuger und Schneidegerät der Feuerwehr sowie Stimmengewirr der Einsatzkräfte unmöglich ist. Die Patientin ist bewusstlos und reagiert auf starke Schmerzreize mit ungezielten Abwehrbewegungen. Mehrere Punktionsstellen an den Armen zeugen von frustranen Versuchen der ersteintreffenden Rettungsdienstkräfte, einen venösen Zugang zu schaffen; ich finde ebenfalls keine Vene am Arm. Mein Punktionsversuch der rechten V. jugularis interna verläuft bei der sitzenden Patientin ebenfalls – wie erwartet – frustran. Daher wähle ich die Methode der intraossären Punktion des Humeruskopfes mittels Bohrmaschine, da die Unterschenkel als bevorzugte Punktionsstelle für mich nicht zugänglich sind. Die Punktion gelingt mühelos und nach der Funktionskontrolle wird eine Druckinfusion mit Hydroxyethylstärke 6 % angeschlossen; mit Verwendung des Druckinfusionsgerätes läuft die Infusion frei im Strahl ein. Der Notarztkollege injiziert rasch 2 ml Akrinor, um den Blutdruck anzuheben. Dies führt jedoch innerhalb von 3 min nicht zu einer nennenswerten Steigerung des systolischen Blutdrucks, der weiter engmaschig manuell überprüft wird. Daher schließen wir einen Perfusor mit Noradrenalin (5 mg/50 ml mit 15 ml/h) an. Wir messen minütlich den Blutdruck, während die Feuerwehr fieberhaft versucht, die Beine der Patientin zu befreien. Als weitere 3 min später der Blutdruck immer noch nicht ansteigt, verdopple ich die Geschwindigkeit des Noradrenalin-Perfusors auf 30 ml/h. Nun kommt es bei einem Infusionsvolumen von inzwischen 750 ml Hydroxyethylstärke zu einem Blutdruckanstieg auf 85 mmHg systolisch.

Vermutlich aufgrund der verbesserten zerebralen Perfusion bewegt sich auf einmal die Patientin; insbesondere führt sie Abwehrbewegungen mit ihren Armen durch, was wiederum zur Dislokation der intraossären Kanüle führt. Die Infusion wird daraufhin gestoppt und an der kontralateralen Seite wird eine erneute Punktion im Bereich des Humeruskopfes vorgenommen. Dies gelingt problemlos und sowohl die Volumensubstitution wie auch die Infusion von Noradrenalin funktioniert reibungslos. Um Bewegungen zu vermeiden, wird die Patientin jetzt mit 0,2 mg Fentanyl und 15 mg Hypnomidate narkotisiert und anschließend mit 100 mg Succinylcholin relaxiert. Der dann folgende Intubationsversuch misslingt mir bei der aufrechtsitzenden Patientin mehrfach, sodass ich mich dazu entscheide, die Beatmung, hinter der Patientin stehend, weiterhin manuell mit einem Beatmungsbeutel und dem Esmarch-Handgriff vorzunehmen. Bei suffizienter werdender Spontanatmung gelingt mir diese synchronisierte intermittierende Beatmung mit dem Beatmungsbeutel recht gut. Dabei halte ich die Maske mit beiden Händen und ein Rettungsassistent beatmet die Patientin mit einem Tidalvolumen von etwa 400 ml. Ein weiterer Rettungsassistent achtet sorgfältig darauf, dass die Patientin ihren Arm nicht bewegt. Die Feuerwehr hatte sofort nach dem Eintreffen eine Anzahl von Halogenstrahlern aufgestellt, um in der Morgendämmerung genügend Arbeitslicht zu haben und angesichts der 5°C Außentemperatur eine Auskühlung der Patientin zu vermeiden. Schließlich gelingt es nach 55 min, die Patientin aus dem Fahrzeug zu befreien; im RTW wird die Anästhesie vertieft und die Intubation gelingt nun problemlos. Durch den Mund erfolgt die Platzierung einer Magensonde, da während der Maskenbeatmung Luft in den Magen gelangt ist. Punktionsversuche der V. femoralis und der linken V. jugularis interna misslingen mir; eine Punktion der linken V. subclavia gelingt mühelos und über diesen venösen Zugang werden nun weitere Infusionslösungen zugeführt. Bei der Inspektion der Patientin fällt jetzt auf, dass die rechte Pupille deutlich weiter ist als die linke Pupille und träger auf Licht reagiert. Beide Unterschenkel sind mehrfach offen frakturiert; Thorax und Becken sind bei der Palpation unauffällig. Bei einer Noradrenalininfusion von 3 mg/h wird ein systolischer Blutdruckwert von 80 mmHg erzielt; die Herzfrequenz ist 120/min. Die Patientin wird nun auf die Hubschraubertrage umgeladen; wir planen in ein nur ca. 5 Flugminuten entferntes Universitätsklinikum zu fliegen. Die Behandlung im RTW mit venösem Zugang, Narkose, Intubation sowie Untersuchung und Wundversorgung dauert etwa 20 min, sodass nun seit dem Unfall etwa 90 min vergangen sind.

Während der Startphase des RTHs weist die Patientin plötzlich eine Kammertachykardie auf, die in ein Kammerflimmern übergeht. Der Startvorgang wird abgebrochen und die Triebwerke werden abgestellt. Die Patientin wird mit 200 J defibrilliert und wir führen Thoraxkompressionen durch. Dies führt innerhalb von 2 min zur Kreislaufstabilisierung, was an einem steigenden exspiratorischen Kohlendioxid erkennbar ist. Eine Blutdruckmessung am Oberarm führt zu keinem Ergebnis. Die Patientin wird jetzt in den RTW umgelagert; aufgrund des instabilen Kreislaufs ist an den Transport mit dem Hubschrauber nicht mehr zu denken. Beim Einladen der Patientin in den RTW kommt es erneut zum Herzstillstand. Bei Vorliegen einer Asystolie beginnen wir nun wieder mit Thoraxkompressionen und der Transport erfolgt zu einem lediglich 5 km entfernten Krankenhaus der Grund- und Regelversorgung. Hier wird ein automatisches Gerät für Thoraxkompressionen angeschlossen; 30 min später werden die Reanimationsbemühungen eingestellt. Es wurde keine Autopsie vorgenommen, um das genaue Verletzungsmuster festzustellen.

Diskussion
Es gibt viele Aspekte, um diesen Einsatz als ungewöhnlich zu bezeichnen. Gerade in der Luftrettung ist der Sicherheitsaspekt von großer Bedeutung

und deshalb wird in kritischen Situationen wie Dunkelheit und schlechtem Wetter eher ein Einsatz wegen der damit verbundenen Risiken abgelehnt, als dass er mit hohem Risiko für die Einsatzkräfte durchgeführt wird [1]. Die Anmeldung des RTHs ab Sonnenaufgang ist deshalb auch ein etabliertes Verfahren, von dem nur selten abgewichen wird. Hier wurden jedoch vom Piloten die Lichtverhältnisse zum voraussichtlichen Eintreffzeitpunkt am Notfallort interpoliert und das war der Grund, dass er bereit war, diesen Flug durchzuführen. Während auch bei Dunkelheit oder in der Dämmerung Starts und Landungen an zugelassenen Landestellen für Hubschrauber relativ gefahrlos möglich sind, stellt sich diese Situation bei Außenlandungen gänzlich anders dar – zu leicht können Kabel, Drähte oder auch Bodenhindernisse übersehen werden, die dann zu tödlichen Unfällen führen können [2]. In den USA, wo RTH traditionell tagsüber und nachts fliegen, war im Jahr 2008 der gefährlichste Beruf „Pilot eines RTHs" zu sein, noch vor den traditionell sehr gefährlichen Berufen Hochseefischer, Kohlebergbauarbeiter und Baumfäller. Tatsächlich starben 2008 in den USA bei 12 Unfällen mit RTHs insgesamt 29 Menschen; auf 100.000 Flugstunden kamen so 2 tödliche Unfälle, während auf 100.000 Flugstunden General Aviation nur 1,3 tödliche Unfälle kamen und bei der kommerziellen Luftfahrt nur 0,08.

Es hat sich bewährt, dass die medizinische Crew sich nicht nur bei den rettungsdienstlichen Kollegen am Unfallort vorstellt, sondern auch beim Einsatzleiter der Feuerwehr, um die technische und medizinische Rettung zu koordinieren. Nachdem mehrere Versuche, die eingeklemmte Patientin mit Rettungschere und Rettungsspreizer aus dem Fahrzeug zu retten, scheiterten, entschlossen wir uns ca. 45 min nach dem Beginn der Rettungsbemühungen das verunfallte Fahrzeug zwischen 2 Fahrzeugen der Feuerwehr auseinanderzuziehen; eine Zeitdauer, die für eine schwierige technische Rettung häufig vorkommt [3, 4]. Schließlich gelang es, den Vorderwagen soweit von den Vordersitzen wegzuziehen, dass die Patientin seitlich aus dem Fahrzeug herausgehoben werden konnte.

Letztendlich war meine Entscheidung, einen Hubschraubertransport durchzuführen, fragwürdig; möglicherweise wäre der sofortige Transport in das kleinere Krankenhaus in der Nähe sinnvoller gewesen, auch wenn die Ressourcen dort knapp waren und eine anschließende Verlegung nach einer initialen Stabilisierung notwendig geworden wäre. Dies zeigt, dass eine Entscheidung bei der Frage „stay & play vs. load & go" nicht pauschal zu treffen ist, sondern stark situationsabhängig u. a. von Blutverlust, Volumenreanimation und Verletzungsmuster ist [5]. Die Verwendung intraossärer Kanülen in der Notfallmedizin hat in den letzten Jahren eine Renaissance erfahren [6]. In der Regel wird die Tibiavorderkante gewählt, weil sie leicht zu identifizieren ist und weil die Fixierung der Kanüle in der Regel sicher gelingt; andere Punktionsorte wie am Humerus wie bei unserer Patientin oder am Radius sind ebenfalls gut möglich, werden jedoch nicht so häufig genutzt. In unserem Fall hat die intraossäre Infusion nicht ausgereicht, um den Volumenmangel zu korrigieren; auch gelang es nicht, vermutlich wegen der sitzenden Position der Patientin bei schwerem Volumenmangel, einen zentralvenösen Katheter im Auto zu legen. Man kann die Frage nicht beantworten, welches Outcome unsere Patientin ohne die Einklemmung im Auto gehabt hätte; aber die Zeitdauer der Einklemmung zeigt, welchen fatalen Einfluss die Zeit auf das Outcome beim schweren posttraumatischen Schock haben kann [7].

46.1   Fazit

Trotz sehr guter Zusammenarbeit zwischen medizinischen und technischen Einsatzkräften gelang es initial nicht, die eingeklemmte Patientin zu bergen und anschließend den Kreislauf zu stabilisieren. Angesichts dieser Frustrationen und einer subjektiv spürbaren Hilflosigkeit muss man einen kühlen Kopf bewahren und sich bewusst sein, dass man bei einem solchen Einsatz ständig Entscheidungen fällen muss, obwohl man viele unbekannte, ja unberechenbare Variablen nur sehr bedingt einschätzen kann. Prospektiv entscheiden ist viel schwerer als retrospektiv bewerten.

Literatur

1. Baker SP, Grabowski JG, Dodd RS, Shanahan DF, Lamb MW, Li GH (2006) EMS helicopter crashes: what influences fatal outcome? Ann Emerg Med 47:351–356
2. Hinkelbein J, Spelten O, Neuhaus C, Hinkelbein M, Ozgur E, Wetsch WA (2013) Injury severity and seating position in accidents with German EMS helicopters. Accid Anal Prev 59:283–288
3. Nutbeam T, Fenwick R, Hobson C, Holland V, Palmer M (2015) Extrication time prediction tool. Emerg Med J 32:401–403
4. Nutbeam T, Fenwick R, Hobson C, Holland V, Palmer M (2014) The stages of extrication: a prospective study. Emerg Med J 31:1006–1008
5. Wears RL, Winton CN (1990) Load and go versus stay and play: analysis of prehospital i. v. fluid therapy by computer simulation. Ann Emerg Med 19:163–168
6. Helm M, Schlechtriemen T, Haunstein B, Gassler M, Lampl L, Braun J (2013) Intraosseous infusion in the German Air Rescue Service: guideline recommendations versus mission reality. Anaesthesist 62:981–987
7. Demetriades D, Chan L, Cornwell E, Belzberg H, Berne TV, Asensio J, Chan D, Eckstein M, Alo K (1996) Paramedic vs private transportation of trauma patients. Effect on outcome. Arch Surg 131:133–138

Kardiologe mit Infarkt

47

Jan Breckwoldt

►Was, wenn Ärzt/innen selbst zu Patient/innen wird? Wie objektiv können sie ihre eigene Erkrankung beurteilen? Und wie sollten sich Kolleg/innen „Ärzt/innen-Patienten" gegenüber korrekt verhalten? Der vorliegende Fall gibt Ansätze, um diese Probleme anzugehen.

Das Einsatzstichwort ist „Heftiger Brustschmerz" in einer gutbürgerlichen innerstädtischen Gegend. An der Einsatzadresse werden wir vom Patienten selbst in eine gepflegte und edel ausgestattete Neubauwohnung eingelassen. Der Mittsechziger hat sich physisch gut gehalten, zeigt aber die klassischen klinischen Zeichen eines Akuten Koronarsyndroms. Wir arbeiten zügig unsere Routine zur Behandlung eines Akuten Koronarsyndroms ab und während des Schreibens des 12-Kanal-EKGs kommen wir schnell mit dem Patienten ins Gespräch. Er ist vor einem halben Jahr in den Ruhestand gegangen und nun in die Stadt gezogen, um das reiche kulturelle Angebot ausgiebig zu genießen. Beruflich war er bis zum Schluss als interventioneller Kardiologe aktiv. Währenddessen kommt der EKG-Streifen aus dem Gerät und unsere gemeinsame Blickdiagnose lässt keinen Zweifel am ST-Strecken-Hebungsinfarkt. Der Patient hat ein solches EKG hunderte Male bei seinen Patienten gesehen und behandelt. Bei seiner Symptomatik hat er sicherlich etwas geahnt, aber ist trotzdem bestürzt, dass nun der EKG-Streifen seinen eigenen Herzinfarkt zweifellos belegt. Die Arbeitsroutine unseres NEF sieht jetzt immer die Frage nach dem Einschluss in die aktuelle Herzinfarkt-Studie vor, zur damaligen Zeit war dies eine randomisierte, Placebo-kontrollierte Vergleichsstudie eines Thrombolytikums innerhalb der ersten 3 h des Myokardinfarktes. Der Kollege lehnt eine Randomisierung ab. So versorgen wir ihn konventionell weiter, mit direkter Vorankündigung im Herzkatheterlabor.

J. Breckwoldt (✉)
Institut für Anästhesiologie, Universitätsspital Zürich, Zürich, Schweiz
E-Mail: jan.breckwoldt@usz.ch

Beim Einladen in den RTW bekommt er plötzlich Kammerflimmern, aber nach zwei Defibrillationen einschließlich 2 min Thoraxkompressionen ist er rhythmologisch und hämodynamisch wieder stabil. Hätte er keinen Spontankreislauf wiedererlangt, so hätten wir ihm wohl die Leitlinien-konforme Thrombolyse verabreicht. Der Patient bekommt im Herzkatheterlabor ein Mehrfach-Stenting und erholt sich gut.

Diskussion

Die Behandlung von Ärzt/innen ist ein schwieriges Feld; Britische Kollegen sagen dazu: „With medics, things tend to go wrong"; US-amerikanische Kollegen sagen: „Doctors are the worst patients". Die Tatsache, dass überproportional viele Ärzt/innen keinen Hausarzt haben zeigt, dass die Patientenrolle vielen sehr schwerfällt, wahrscheinlich weil sie sich ungern mit eigener Schwäche konfrontieren. Häufig liegt auch ein unausgesprochenes Misstrauen vor, das die Behandlungsqualität ungünstig beeinflusst [1]. Viele Ärzt/innen empfinden es als peinlich, wenn sie ihre gesundheitlichen Sorgen und Nöte offenbaren müssen, ihre Selbstdiagnose möglicherweise falsch ist oder sie Existenzängste haben, wenn sich zum Beispiel eine Depression oder ein Substanzmissbrauch bei als Konkurrenz empfundenen Kollegen herumsprechen könnte [1]. Weiterhin besteht häufig eine fachinhaltliche Skepsis gegenüber behandelnden Ärzt/innen sowie Ängste, dass die Vertraulichkeit von Informationen gefährdet ist, wie sich auch aus verschiedenen Berichten über die Behandlungsdefizite in Krankheitsfällen herauslesen lässt [2]. In einer englischen Studie hatten Hausärzt/innen 84 % der Medikamente, die sie in den letzten fünf Jahren eingenommen hatten, sich selbst verschrieben [3]. Bei einer Fremdbewertung von Auswahl und Dosis der jeweiligen Medikamente wurde diese Selbstmedikation in mehr als drei Viertel der Fälle als falsch oder unzureichend bewertet. „Krankheit gehört nicht zu uns", überschrieben Wissenschaftler aus London ihre Studie, in der sie Hausärzte zum Umgang mit der eigenen Krankheit befragten [4]; zum Beispiel fühlte sich ein Hausarzt mit einer psychiatrischen Erkrankung schuldig krank zu sein und sah sich als Versager, zwei andere Hausärzte mit einer thyreotoxischen Krise bzw. Hepatitis versuchten, die ärztlich verordnete Ruhezeit signifikant zu reduzieren. Ein Heidelberger Wissenschaftler beschreibt den Umgang von Ärzten mit der eigenen Krankheit als eine Entwicklung in fünf Stufen [5]. Während im Studium nach Erlernen vieler Krankheitsbilder eine reaktive Hypochondrie entstehen kann, folgt danach die Phase des „harten" Mediziners mit dogmatischer Gesundheit, der Krankheitssignale gern verdrängt. In der dritten Phase nimmt der Arzt lästige Beschwerden wie zum Beispiel Kopfschmerzen oder Schlaflosigkeit zwar wahr, vermeidet aber die Konsultation von Kolleg/innen und behandelt sich lieber selbst. Wenn in der vierten Phase ein Symptom den Arzt objektiv arbeitsunfähig macht, sucht er das kollegiale Gespräch, bleibt aber inkonsequent durch „Doctor-shopping" und Mangel an Follow-up, wodurch er sich letztendlich selbstverschuldet alleingelassen fühlt. In der fünften Phase ist der Arzt ein leidender Kranker, der sich einen verständnisvollen behandelnden Arzt sucht, der sich auch gegenüber ihm durchzusetzen weiß; erst ab hier sind Ärzt/innen normale Patienten [5]. Diese Mechanismen sollte man sich bewusst machen und auch mit „Ärztinnen-Patienten" offen diskutieren. Selbst wenn man dabei eine professionelle Distanz bewahrt, kann es schnell passieren, dass man bestimmte diagnostische oder therapeutische Schritte auslässt oder halbherzig oder zu vorsichtig umsetzt. In Nicht-Notfallsituationen ist es relativ einfach, einen Schritt zurückzutreten und die Aufgabe an erfahrenere Kollegen weiterzugeben bzw. an emotional weniger stark involvierte Ärzte. Im Notarztdienst ist dies aber nicht möglich.

Der Leiter des Instituts für Ärztegesundheit in Villingen-Schwenningen beschreibt zehn Empfehlungen für den „Ärzt/innen-Patienten" [6], nämlich:

1. Suchen Sie sich rechtzeitig Hilfe;
2. konsultieren Sie einen anderen Arzt, nicht sich selbst;
3. bitten Sie den behandelnden Arzt, Sie so zu behandeln, wie jeden anderen Patienten;
4. lassen Sie ein Krankenblatt anfertigen;
5. lassen Sie sich alle Empfehlungen geben, die auch „normale" Patienten bekommen;
6. halten Sie den normalen Untersuchungs- und Behandlungsablauf ein;
7. halten Sie die Empfehlungen (z. B. Medikation, Diät, Krankschreibung) unbedingt ein;
8. informieren Sie ihre Familie und Freunde;
9. informieren Sie auch Ihre Kollegen und
10. reflektieren Sie ihren Lebensstil in Bezug auf Ihre Krankheit.

Andererseits formuliert er auch zehn Empfehlungen für den Arzt, der einen erkrankten Arzt behandelt, [6] nämlich

1. untersuchen Sie den „Arzt-Patienten" gründlich;
2. achten Sie auf eine offene und umfassende Kommunikation;
3. formulieren Sie klar, was Sie für die beste Behandlung halten;
4. legen Sie ein Krankenblatt an;
5. folgen Sie ihrer üblichen Routine (keine Ausnahmen, keine short-cuts, kein VIP-Bonus);
6. sichern Sie die Vertraulichkeit der Daten;
7. erklären Sie alle Empfehlungen gründlich;
8. nur Sie entscheiden über die Dauer der Klinikbehandlung und Krankschreibung;
9. Sie sind der Behandler, Ihr Kollege der Patient und
10. schaffen Sie sich ein Netzwerk, in dem Ärzte gut behandelt werden.

Zu sehr ähnlichen Empfehlungen kommt ein emeritierter Neurologe der University of Colorado aus seiner 43-jährigen Erfahrung bei der Behandlung von Ärzten [7]:

Akzeptieren Sie keine Patienten mit besonderem Status, bei deren Behandlung Sie Druck oder Ängste spüren;

- führen Sie die Untersuchung und Behandlung ganz normal durch;
- diskutieren Sie offen die Ängste des „Arzt-Patienten";
- definieren Sie frühzeitig und genau ihre Arzt-„Arzt-Patient"-Beziehung;
- vermeiden Sie überzogene Sympathie oder Empathie;
- diskutieren Sie die geplante Diagnostik und Behandlung genau, um Ängste zu reduzieren;
- bestehen Sie auf ausreichend Zeit, um Ihre Meinung und Empfehlungen gut zu diskutieren;
- diskutieren Sie persönliche Dinge und sichern Sie absolute Vertraulichkeit zu;
- gehen Sie professionell vor und erwarten Sie auch ungerechtfertigte Kritik.

47.1   Fazit

Aus notärztlicher Sicht ist es wichtig, bei der Behandlung von „Ärzt/innen-Patienten" so früh wie möglich offen zu kommunizieren, und zwar hinsichtlich der Ängste des Patienten, der eigenen Sicherheit und Unsicherheit, des diagnostischen und therapeutischen Vorgehens und der absoluten Vertraulichkeit. Alle Abläufe sollten genauso sorgfältig wie bei allen anderen Patienten geführt und dokumentiert werden, um mit ausreichender professioneller Distanz agieren zu können.

Literatur

1. Kay M, Mitchell G, Clavarino A, Doust J (2008) Doctors as patients: a systematic review of doctors' health access and the barriers they experience. Br J Gen Pract 58:501–508
2. Lam ST (2014) Special considerations in the care of the physician-patient: a lesson for medical education. Acad Psychiatry 38:632–637
3. Chambers R, Belcher J (1992) Self-reported health care over the past 10 years: a survey of general practitioners. Br J Gen Pract 42:153–156
4. McKevitt C, Morgan M (1997) Illness doesn't belong to us. J R Soc Med 90:491–495
5. Ripke T (2000) Der kranke Arzt: Chance zum besseren Verständnis des Patienten. Dtsch Ärzteblatt 97:A-237–240
6. Maulen B (2008) Physicians as patients–physicians treating other physicians. Dtsch Med Wochenschr 133:30–33
7. Schneck SA (1998) „Doctoring" doctors and their families. JAMA 280:2039–2042

Sturz aus dem Baumhaus

Peter Hilbert-Carius

►Es gibt Geschehnisse, die bleiben ohne Worte – so wie dieses.

Felix ist ein fröhlicher aufgeweckter Junge von 9 Jahren, der an einem August-
tag gegen 13:30 Uhr auf seinem kleinen „Baumhaus" spielt. An diesem Ferientag
haben Felix, seine Mutter und seine Schwester Besuch von einer Freundin der
Familie und deren Tochter. Der Vater von Felix arbeitet an diesem Tag als Notarzt
auf einem RTH und ist daher nicht zu Hause. Da „Baumhäuser" ja eher was für
Jungs sind, beschließen Felix Schwester und ihre Freundin, in den Pool zu gehen
und Felix spielt für sich auf seinem Häuschen. Hier hat er einen kleinen Flaschenzug und eine Tellerschaukel, deren Seil er um das Geländer des „Baumhäuschens"
gewickelt hat.

Wie genau es geschieht, kann keiner sagen, da das Ereignis unbeobachtet passiert. Irgendwie muss der kleine Felix das Gleichgewicht verloren haben und fällt
aus ca. 1,5 m von der Plattform seines „Baumhauses". Dabei muss er wohl im
Fallen mit dem Hals auf das Seil seiner Tellerschaukel aufgekommen sein. Nach
dem Sturz auf den Rasen richtet sich Felix wieder auf und will Richtung Haus
laufen. Da die Freundin der Familie bemerkt hat, dass Felix auf dem Rasen gelan-
det ist, läuft sie in seine Richtung, um zu sehen, ob er sich wehgetan hat. Felix
geht 3 Schritte in ihre Richtung und äußert mit kaum hörbarer Stimme, dass er
keine Luft bekäme. Daraufhin wird er bewusstlos und bricht zusammen. Aus seinem Mund läuft etwas blutig-schaumiges Sekret. Die Freundin der Familie, die zu
Felix eilt, ist ausgebildete Krankenschwester und erkennt die Dramatik der Situation. Aufgrund der Bewusstlosigkeit und der fehlenden Atmung beginnt sie mit

P. Hilbert-Carius (✉)
Klinik für Anästhesiologie, Intensiv- und Notfallmedizin, Berufsgenossenschaftliche Kliniken
Bergmannstrost, Halle/Saale, Deutschland
E-Mail: Dr.PeterHilbert@web.de

© Der/die Autor(en), exklusiv lizenziert durch Springer-Verlag GmbH, DE, ein Teil von   235
Springer Nature 2022
V. Wenzel (Hrsg.), *Fallbeispiele Notfallmedizin*,
https://doi.org/10.1007/978-3-662-63442-4_48

der Wiederbelebung des kleinen Felix. Parallel wird der Notruf um 13:47 Uhr bei der zuständigen Rettungsleitstelle abgesetzt. Um 13:49 Uhr rücken das alarmierte NEF und der alarmierte RTW aus und erreichen um 13:52 Uhr den Einsatzort. Hier wird Felix weiterhin reanimiert; das Rettungsteam übernimmt die Reanimation und führt diese weiter fort. Nach Anschluss des Monitorings zeigt sich im EKG eine Bradykardie mit 30 min und das Pulsoxymeter zeigt eine SpO_2 von 84 %. Zur Sicherung des Luftweges wird Felix vom Notarzt intubiert, was unter Sicht anscheinend problemlos gelingt, wobei sich im Pharynx und Larynx reichlich Blut befindet. Beim Versuch über den liegenden Tubus zu beatmen zeigt sich, dass die Lunge beidseits nicht belüftet ist und sich mit jedem Versuch zu beatmen ein Hautemphysem am Hals ausbildet. Parallel zum Versuch, den Atemweg zu sichern, wird ein venöser Zugang in der rechten Ellenbeuge angelegt. Aufgrund der nicht möglichen Beatmung über den liegenden Tubus wird dieser wieder entfernt und die CPR unter Maskenbeatmung weitergeführt. Es wird schnell klar, dass ein Atemwegsproblem bestehen muss, das nur schwer präklinisch zu therapieren ist. Auf den Versuch einer chirurgischen Atemwegssicherung wird verzichtet. Aufgrund der Nähe zu einer Klinik der Maximalversorgung erfolgt der Entschluss, Felix unter laufender CPR in die Klinik zu bringen. Um 14:07 Uhr, also ca. 20 min nach dem Notruf, erfolgt der Transport unter Fortführung der CPR. Während des präklinischen Therapieintervalls erhält Felix insgesamt 3 mal 0,3 mg (= 300 µg) Adrenalin. Um 14:09 Uhr erreicht das Team den Schockraum der vorinformierten Klinik. Hier zeigt sich im EKG bereits eine Asytolie.

Im Schockraum wird zunächst versucht, Felix mittels starrem Bronchoskop durch die Kollegen der HNO zu intubieren, was jedoch zum gleichen frustranen Ergebnis führt, wie die Intubation durch den Notarzt und nicht zur Sicherung des Luftweges beiträgt. Trotz laufender Reanimationsmaßnahmen und Injektion von Adrenalin ist im EKG weiterhin eine Asytolie zu verzeichnen, was nicht verwundert, da zu einer erfolgreichen Reanimation eines Kinderherzens ein Minimum an Sauerstoff notwendig ist, welcher bis zum jetzigen Zeitpunkt die Lungen des Kindes noch nicht erreicht hat. Aufgrund der frustranen Intubation mittels starrem Bronchoskop wird nun die Entscheidung zur Notfalltracheotomie getroffen. Diese gestaltet sich aufgrund des massiven Hautemphysems schwierig, ist jedoch erfolgreich. Auch nachdem es nun gelungen ist, den Atemweg zu sichern und das Kind zu oxygenieren, bleiben alle weiteren Reanimationsmaßnahmen erfolglos. Auch die mittlerweile aufgebaute ECMO kommt nicht mehr zum Einsatz und der kleine Felix verstirbt letztendlich aufgrund einer nicht zeitgerecht zu beseitigenden Hypoxie. Die gerichtsmedizinische Untersuchung ergibt, dass Felix eigentlich ein kerngesunder Junge war, der letztendlich aufgrund einer schweren Hypoxie bei traumatischem Tracheateilabriss 4 cm oberhalb der Carina verstorben ist.

Diskussion

Traumatische Trachealverletzungen oder Abrisse sind extrem selten, seltener als iatrogen verursachte Verletzungen der Trachea [1], jedoch lebensbedrohlich. Viele dieser traumatischen tracheobronchialen Verletzungen enden bereits präklinisch tödlich und nur ein hohes Maß an Aufmerksamkeit kann bereits frühzeitig den Verdacht präklinisch auf diese Verletzungsmuster lenken [2]. Klinische Zeichen, die nach einem entsprechenden Trauma auf das Vorliegen einer tracheobronchialen Verletzung hinweisen können, sind Dyspnoe, Zyanose, Hämoptysen, Dysponie/Heiserkeit, Hautemphysem, persistierender Pneumothorax, Hypotension bis hin zum Kreislaufstillstand [1, 3, 4]. Eine präklinische Diagnosesicherung ist extrem schwierig und meist erfolgt die definitive Diagnosesicherung erst in der Klinik. Neben radiologischen Verfahren, wie Röntgen-Thorax oder eine entsprechende Computertomographie, die meist nur indirekte Hinweise auf die Verletzung liefern, stehen endoskopische Verfahren zur Verfügung, mit denen die Verletzung selbst visualisiert werden kann. Ein relativ neues Verfahren ist die multiplanare 3-D-Rekonstruktion mittels Mehrzeilen-Computertomographie, die eine virtuelle Bronchoskopie ermöglicht [2]. Neben den eventuellen Schwierigkeiten der präklinischen Diagnosestellung kann auch die präklinische Therapie sehr schwierig werden. Die Akutversorgung beginnt, wie bei jedem Trauma, nach der ABCDE-Regeln des PHTLS®/ATLS®. Die Sicherung der Oxygenierung hat oberste Priorität. Daher kann (wenn nicht sogar sollte) bei spontan atmenden Patienten mit guter Oxygenierung die Intubation soweit als möglich vermieden werden, denn eine unüberlegte Narkoseeinleitung und Intubation kann bei einem bis dato eventuell noch suffizient atmenden Patienten zu folgenden Problemen führen: Im Rahmen der Rapid Sequence Induction kann es bei oberen Luftwegverletzungen zu Schwierigkeiten bei der Intubation bis hin zur kompletten Lazeration des Luftweges mit seinen deletären Folgen kommen und im Rahmen der Relaxation kann der wegfallende Muskeltonus zu einer Atemwegsverlegung, bis hin zu allen katastrophalen Folgen führen [2, 5]. Bei zunehmender Luftnot, gestörter Atmung und Oxygenierung ist die Intubation am Notfallort zur Sicherung der Atemwege allerdings lebensrettend, denn durch zunehmende Schwellung, Einblutung oder Haut- und Mediastinalemphysem kann die endotracheale Intubation irgendwann unmöglich werden. Ist, wie im beschriebenen Fall, eine orale Intubation oder eine Beatmung über den liegenden Tubus nicht möglich, kann am Notfallort die Koniotomie oder offene Tracheotomie notwendig werden [4]. Im beschriebenen Fall hätte dieses Vorgehen eventuell lebensrettend sein können, jedoch bleibt diese Vermutung rein spekulativer Natur. In dramatischen Situationen, so wie sie sich im Fall von Felix präsentiert hat, können oft auch nur invasive „dramatische" Therapieoptionen den gewünschten Erfolg mit sich bringen. Grundlage hierfür ist das Beherrschen entsprechender Therapiemaßnahmen. Daher kann an dieser Stelle nur jedem in der Notfallmedizin Tätigen nahegelegt werden, sich im Rahmen seiner Ausbildung intensiv mit invasiven notfallmedizinischen Maßnahmen auseinanderzusetzen und diese entsprechend zu üben [6]. Der eigentliche Notfall an sich ist der schlechteste Zeitpunkt hierfür. Eine weitere mögliche Option in dem Moment, als klar war, dass die Beatmung über den liegenden Tubus nicht möglich ist, hätte ein batteriebetriebenes flexibles Bronchoskop dargestellt. Eventuell hätte man damit bei Sicht am Tubusende und vorsichtigem Zurückziehen desselben die distale Tracheaöffnung zu Gesicht bekommen und dann den Tubus unter Sicht platzieren können. Leider sind entsprechende Bronchoskope nur sporadisch auf arztbesetzten Rettungsmitteln verfügbar [7, 8].

Felix musste mit seinen jungen 9 Jahren an einem A-Problem (Airway) nach PHTLS®/ATLS® sterben, da es präklinisch und auch klinisch nicht zeitnah gelungen ist, dieses Problem adäquat zu behandeln. A-Probleme haben nach PHTLS®/ATLS® die höchste Versorgungspriorität, warum das so ist, zeigt der Fall in trauriger und dramatischer Weise eindrücklich. Weiterhin sollte uns der Fall mahnen, dass alle in der präklinischen und klinischen Notfallmedizin Tätigen sich intensiv mit der Bewältigung von A-, B-, C-, D-, E-Problemen auseinandersetzen sollten.

48.1   Letzte Worte

In Gedenken an Felix (* 17.03.2005 – † 11.08.2014), der eigentlich geboren war, um zu leben, aber kein Glück hatte. Die Eltern von Felix haben dieser Veröffentlichung ausdrücklich zugestimmt in der Hoffnung, dass diese Falldiskussion ggf. bei ähnlichen Notfällen hilfreich sein könnte.

„Es fällt mir schwer ohne dich zu leben,jeden Tag zu jeder Zeit einfach alles zu geben.Ich denk so oft zurück an das was war,an jedem so geliebten vergangenen Tag.

Ich stell mir vor, dass du zu mir stehst, und jeden meiner Wege an meiner Seite gehst. Ich denke an so vieles seit dem du nicht mehr bist, denn du hast mir gezeigt wie wertvoll das Leben ist.

Wir war'n geboren um zu leben, mit den Wundern jeder Zeit, sich niemals zu vergessen bis in aller Ewigkeit.Wir war'n geboren um zu leben für den einen Augenblick, weil jeder von uns spürte, wie wertvoll Leben ist.

Es tut noch weh wieder neuen Platz zu schaffen, mit gutem Gefühl etwas Neues zu zulassen.In diesem Augenblick bist du mir wieder nah, wie an jedem so geliebten vergangenen Tag.

Es ist mein Wunsch, wieder Träume zu erlauben, ohne Reue nach vorn in eine Zukunft zu schau'n.Ich sehe einen Sinn, seitdem du nicht mehr bist, denn du hast mir gezeigt, wie wertvoll mein Leben ist [9]."

Literatur

1. Paraschiv M (2014) Iatrogenic tracheobronchial rupture. J Med. Life 3:343–348
2. Prokakis C, Koletsis EN, Dedeilias P, Fligou F, Filos K, Dougenis D (2014) Airway trauma: a review on epidemiology, mechanisms of injury, diagnosis and treatment. J Cardiothorac Surg 9:117
3. Palade E, Passlick B (2011) Surgery of traumatic tracheal and tracheobronchial injuries. Chirurg 82:141–147
4. Welter S, Hoffmann H (2013) Injuries to the tracheo-bronchial tree. Zentralbl Chir 138:111–116
5. Abernathy JH III, Reeves ST (2010) Airway catastrophes. Curr Opin Anaesthesiol 23:41–46
6. Zink W, Volkl A, Martin E, Gries A (2002) Invasive emergency techniques (INTECH). A training concept in emergency medicine. Anaesthesist 51:853–862
7. Thierbach A, Lipp M (1999) Fiberoptische Intubation im Notfall. Notfall Rettungsmed 2:105–110
8. Wagner MP (1999) Fiberoptische Intubation im Notfall. Notfall Rettungsmed 2:39–47
9. Der Graf and Unheilig. Geboren um zu Leben. Unheilig. 29–1–2010. Vertigo Berlin. Ref Type: Sound Recording

Lyse

Franziska Böhler

Ich hatte meine Kündigung in den Briefkasten meiner Pflegedienstleitung geworfen. Nach 13 Jahren Intensivstation, vielen Wochenenddiensten und zwei Kindern, die ihre Eltern nur einmal im Monat gemeinsam erleben konnten, wurde es Zeit für Veränderung. Spätdienst am Freitag: Das Gefühl, ab jetzt nur noch sechs Monate hier zu arbeiten war befremdlich, aber ich beschloss, den Abschiedsschmerz zu verdrängen. Bei der Übergabe wurden mir zwei Überwachungspatienten und ein kritischer Fall zugeteilt. Der kritische Patient hatte am Vortag eine große Bauch-OP gehabt und bereits bei den Kollegen im Frühdienst über Atemnot geklagt. Als ich das Zimmer betrat, saß der etwa 50 Jahre Mann schon aufrecht im Bett, kaltschweißig und nach Luft ringend. Binnen weniger Minuten verschlechterte sich sein Zustand dramatisch und wir mussten mit einer Reanimation beginnen.

Als die Diagnose Lungenembolie feststand, musste eine Entscheidung gemeinsam mit den Chirurgen gefällt werden. Nachdem der Mann im 20 min Takt asystol wurde, entschieden wir uns, eine Thrombolyse durchzuführen. In der Zwischenzeit wurden auch die Ehefrau und die zwei erwachsenen Töchter über die Situation informiert. Wie vernichtend sich solche Nachrichten anfühlen, kann ich aus eigener leidvoller Erfahrung nachvollziehen. Im stressigen Arbeitsalltag vergisst man manchmal, in welchen Extremsituationen sich Angehörige befinden, wenn sie einen geliebten Menschen inmitten eines hochtechnisierten Zimmers auf der Intensivstation, umgeben von Maschinerie und Kabelgewirr, sehen, die Kontrolle abgeben müssen und eine eventuell lebensbedrohliche Situation miterleben. Und vor allem: Selber nichts machen können außer abwarten.

In einem kurzen stabilen Intervall ließen wir die Angehörigen ins Zimmer. Während die Frau des Mannes gefasst seine Hand nahm, brach die älteste Tochter

F. Böhler (✉)
Frankfurt/Main, Deutschland
E-Mail: Franzi.Pfeifer@gmx.de

weinend am Bett zusammen. Ich muss nicht sagen, dass die menschliche Komponente eigentlich nichts ist, was man priorisieren könnte – wenn es allerdings noch zwei andere Patienten zu betreuen gibt, dann bleibt eigentlich gar nichts anderes übrig. In einem kurzen Gespräch versuchte ich, den Zustand des Patienten zu schildern, musste die Familie aber wieder wegschicken, da der Patient erneut bradykard wurde. Währenddessen hatten sich die chirurgischen Kollegen für ein Abdomen-CT entschieden, um etwaige Perfusionsprobleme zu detektieren. Durch die Thrombolyse blutete der Patient mittlerweile aus Blase, Nase, Mund und der OP-Wunde am Bauch. Der Assistenzarzt und ich hatten kein gutes Gefühl bei dem Gedanken an einen Transport zum CT über zwei Stockwerke, zumal der Patient hoch katecholaminpflichtig und instabil war. Ich besorgte also die transportable Beatmungseinheit und begann, alle Zu- und Ableitungen umzubauen. Dann fuhren wir los.

Wir passierten die Ausgangstür unserer Station und streiften dabei über eine kleine Bodenwelle, sodass das Bett ein wenig wackelte – allein durch die minimale Erschütterung sackte der Blutdruck ab. Der Aufzug war bereits da, wir fuhren vorsichtig hinein und wählten das zweite Stockwerk, in dem sich das CT befand. Der Patient wurde plötzlich maximal kreislaufinstabil; die Tür des Aufzugs öffnete sich und der Monitor bestätigte die Asystolie. Wir fuhren also zügig auf den CT-Flur und begannen erneut zu reanimieren. Während der Stationsarzt telefonisch Verstärkung anforderte, führte ich die Thoraxkompressionen aus. Der Mann verlor immer mehr Blut, bei jeder Thoraxkompression konnte ich förmlich sehen, wie das Blut aus der Wunde tropfte. Mittlerweile waren ein Kollege sowie der Oberarzt eingetroffen, um den Patienten primär auf dem Flur zu stabilisieren. Wir bestellten weitere Blutkonserven, hatten den Notfallkoffer geöffnet und standen schließlich in einer riesigen Blutlache.

Während acht Hände versuchten, wieder einen stabilen Kreislauf zu generieren, hörte ich den Aufzug nach unten fahren. Er stoppte zwei Stockwerke später, jemand stieg ein, und der Aufzug kam zurück. Die Türen öffneten sich und vor uns standen die Angehörigen des Patienten. Da das CT dauern würde, hatten sie sich entschieden, frische Luft zu schnappen, der Ausgang befand sich auf derselben Etage. Der Anblick, der sich ihnen bot, sollte eigentlich kein Angehöriger jemals erleben: Vier Klinikmitarbeiter, die hektisch Spritzen aufzogen, Medikamente spritzten, am Beatmungsgerät drehen, immer noch reanimierend – und alles, wirklich alles voller Blut. Beide Töchter brachen in dem Moment schreiend zusammen. Die Verzweiflung und der Schmerz, der mitschwang, brannten sich hartnäckig in mir ein. Geistesgegenwärtig drückte ein Mann, der zufällig im Aufzug mitgefahren war, den Knopf zurück Richtung Erdgeschoss. Nach einer gefühlten Ewigkeit hatten wir den Patienten stabilisiert und konnten den Rückweg auf die Intensivstation antreten. Die Angehörigen waren mittlerweile in den Wartebereich zurückgekehrt, von dort aus konnte man allerdings den Flur einsehen, auf dem wir mit den Patienten vorbeifuhren. Erneut brachen die Kinder in Tränen aus, schrien, weinten und riefen laut „Papa!", „Papa!"

Zurück auf Station entschied sich mein Stationsarzt, einen Shaldon-Katheter für eine Dialyse zu legen. Um die beiden anderen Patienten, die mir zugeteilt waren, hatten sich in der Zwischenzeit meine Kollegen gekümmert. Nach der Anlage zweier großlumiger Zugänge, begannen wir zusätzlich mit einer Hämofiltration. Es sah nicht gut aus. Nach einigen Berufsjahren, nach so vielen Patienten, bekommt man ein Gefühl für einige Verläufe. Wir waren an diesem Nachmittag alle sicher, dass unser Patient diesen Tag oder spätestens die Nacht nicht überleben würde.

Ich bat die Angehörigen, die den ganzen Tag gewartet hatten, am Abend nochmal ins Zimmer. Die (Blut-) Spuren der Thrombolyse hatte ich bestmöglich beseitigt; der Patient schien für eine kurze Zeit stabil. Ich war müde. Nach diesem Dienst lag es nicht nur an den acht Stunden, die ich durchgehend auf den Beinen war – ich war auch psychisch mitgenommen. Diese Extremsituation, in der sich die Familie befand – die sie nach außen trug, in der sie versuchte Trost bei mir zu finden, die belastete mich gegen Ende des Dienstes sehr. Auch weil ich mir sicher war, dass dieser Mann die Nacht nicht überstehen würde. Und das tat mir so unfassbar leid. Als ich am nächsten Tag wieder zum Spätdienst kam, fiel mein Blick zügig auf den Übergabezettel – der Patient lebte. Da ich durch meine Teilzeitanstellung nur jedes zweite Wochenende zum Dienst kam, konnte ich den Verlauf dieses Patienten nicht täglich beobachten. Nach einigen Wochen, kurz vor Weihnachten, war der Patient tracheotomiert und für eine Rehabilitationsklinik vorgesehen. Erste Versuche mit der Sprechkanüle waren suffizient.

Nachdem einige Monate vergangen waren, erhielt ich eine Einladung: Die Familie hatte eine Feier organisiert. Unter den geladenen Gästen waren unter anderem der Viszeralchirurg, der sich damals für die Thrombolyse ausgesprochen hatte, der Stationsarzt, der mit mir auf dem CT-Flur reanimierte – und ich. Ich hatte zeitlebens versucht, professionelle Distanz im Umgang mit Patienten zu wahren, dieser Fall war mir allerdings so nahe gegangen, dass ich die Einladung gerne annahm. In meiner letzten Erinnerung lag da ein geschwächter Mann, leicht ikterisch und noch tracheotomiert in einem weißen Klinikbett. Neun Monate später stand mir plötzlich der gleiche Mensch gegenüber – mit einem breiten Grinsen im Gesicht und einem Bier in der Hand.

Diskussion

Ein Familienmitglied in einer Intensivstation ist für die Angehörigen maximaler Stress aus einer Vielzahl von Gründen; die wichtigsten sind wohl die Schwierigkeit, die Situation zu verstehen, die Ohnmacht nahezu nichts tun zu können und natürlich die Angst, dass die Erkrankung bzw. Verletzung tödlich ausgeht. In Pittsburgh, Pennsylvania, wurden 24 Familienangehörige etwa einen Monat nach dem Tod eines Verwandten auf einer Intensivstation in einem strukturierten Interview befragt. Ein Einbeziehen in die Therapie Entscheidung empfanden alle als wertvoll, weil so die Hilflosigkeit reduziert wurde und ein Stück weit Kontrolle über die Situation wiedererlangt wurde, und es wurde menschliches Leid reduziert [1]. Pädiater in Miami, Florida, befragten ein halbes Jahr nach dem Tod von 47 Säuglingen bzw. Kindern auf einer Intensivstation die Eltern, was am wenigsten und am meisten geholfen hat [2]. Mitgefühl, Sensibilität, Hilfsbereitschaft, Erfahrung, Kompetenz, verständliche Erklärungen sowie Einbezug der Eltern in die Therapie und Entscheidungen wurde als positiv wahrgenommen. Am meisten negativ sahen die Eltern Konflikte mit dem Team der Intensivstation (z. B. „Das habe ich Ihnen gestern schon erklärt - haben Sie das nicht verstanden?") sowie unsensible Kommunikation (z. B. „Ihr Sohn hatte einen Unfall. Sind Sie mit einer Organspende einverstanden?"). In einer norwegischen Studie korrelierte die Zufriedenheit mit dem Team der Intensivstation verständlicherweise mit einem guten Outcome; aber auch mit guter, einheitlicher Information über den Zustand des Patienten [3]. Auf einer Intensivstation in Paris machen die Angehörigen, der Patient *und* das Team der Intensivstation tägliche Notizen in einem Tagebuch, was durch das wechselseitige Lesen das gegenseitige Verständnis, Vertrauen und Information innerhalb der Familie der Angehörigen, aber auch des Teams der Intensivstation auf sehr beeindruckende Weise verbessert hat [4]. Ein solcher Austausch kann sehr intensiv und erfüllend sein; ein Kollege berichtete mir ähnlich zu dem obigen Fall von einer rauschenden Feier des Lebens mit allen Angehörigen, als ein Patient nach einem langen komplikativen Intensivaufenthalt nach Hause entlassen werden konnte.

49.1   Fazit

Manchmal – eventuell sogar viel zu oft – blenden wir Angehörige bei unserer Arbeit aus oder vernachlässigen sie zumindest. Das ist meist keine böse Absicht, vor allem in Zeiten des Pflegenotstands ist es auch eine Ressourcenfrage: Wo schon für die Patienten Zeit für Zuwendung und Betreuung fehlt, fehlt sie für die Angehörigen erst recht. Auf der anderen Seite machen wir uns manchmal aber eventuell auch zu wenig Gedanken darüber, wie sehr unser Handeln, unsere Kommunikation, unser Umgang mit Situationen das Erleben der Angehörigen prägt. Ich gebe zu, dass ich selbst erst auf der anderen Seite stehen musste – als bangende, hoffende, verzweifelte Angehörige – bis mir bewusst wurde wie entscheidend ein zugewandter Umgang mit Angehörigen sein kann. Angehörige schauen genau, wie wir – das medizinische und pflegerische Personal – uns verhalten: wie wir sprechen, wie wir auf Situationen und Fragen reagieren – und es macht etwas mit ihnen. Ob wir die extra paar Minuten haben oder auch einmal fragen, wie es den Angehörigen selbst geht. Allein wie man etwa den Satz „Die Besuchszeit ist jetzt beendet." formuliert und ausspricht – lapidar oder bedauernd – kann einen Unterschied machen, ob ein Angehöriger sich noch lange grämt oder die Station mit dem Gefühl verlassen kann, einen nahestehenden Menschen in guten Händen zu wissen.

Gerade in Akutsituationen muss es oft sehr schnell gehen, Angehörige müssen schon mal eilig des Zimmers verwiesen werden und sitzen während einer

Rcanimation verstört in der Nähe. Vermeiden lässt sich das in der laufenden Situation meistens nicht, aber wichtig ist, was im Nachgang geschieht: Dass man sich die Zeit nimmt, das Geschehene zu erklären, Mitgefühl zu zeigen, gegebenenfalls ehrliches Bedauern auszusprechen. Und im Fall eines Todes den Angehörigen reichlich Zeit zum Abschied nehmen zu lassen. Würde gerät im Krankenhaus häufig sehr schnell ins Abseits. Umso mehr wird es geschätzt, wenn darauf geachtet wird [5].

Der oben geschilderte Fall ist ein extremer und ich weiß, dass die Angehörigen des betroffenen Patienten in psychologischer Betreuung waren, um das Erlebte zu verarbeiten – so sehr kann eine solche Notfallmaßnahme Außenstehende erschüttern. Wir sollten deshalb niemals vergessen, uns bei unserer Arbeit immer wieder auch die Perspektive der Angehörigen vor Augen führen und – soweit die Ressourcen es zulassen – auf sie einzugehen und uns empathisch zu zeigen. Denn auch das kann ich aus eigener Erfahrung versichern: Bei der Aufarbeitung schmerzlicher Prozesse kann das relevant, entscheidend oder zumindest hilfreich sein.

Literatur

1. Nunez ER, Schenker Y, Joel ID, Reynolds CF 3rd, Dew MA, Arnold RM, Barnato AE (2015) Acutely Bereaved Surrogates' Stories About the Decision to Limit Life Support in the ICU. Crit Care Med 43:2387–2393
2. Brooten D, Youngblut JM, Seagrave L, Caicedo C, Hawthorne D, Hidalgo I, Roche R (2013) Parent's perceptions of health care providers actions around child ICU death: what helped, what did not. Am J Hosp Palliat Care 30:40–49
3. Haave RO, Bakke HH, Schröder A (2021) Family satisfaction in the intensive care unit, a cross-sectional study from Norway. BMC Emerg Med 21:20
4. Garrouste-Orgeas M, Périer A, Mouricou P, Grégoire C, Bruel C, Brochon S, Philippart F, Max A, Misset B (2014) Writing in and reading ICU diaries: qualitative study of families' experience in the ICU. PLoS One 9:e110146.
5. Böhler F, Kubsova J (Hrsg) (2020) I'm a nurse: Warum ich meinen Beruf als Krankenschwester liebe- trotz allem. Heyne, München.

5000 m

Bernd Fertig

Mittags im August kommt ein Notruf der Schweizer Botschaft an den Rettungs-hubschrauber in Lima, Peru, wegen einem Bergsteiger, der in etwa 450 km Entfernung in etwa 4600 m Seehöhe an der Höhenkrankheit leidet. Aufgrund der weiten Entfernung wird der Bell-212-Hubschrauber randvoll getankt und mit drei zusätzlichen Fässern (je 200 l) Treibstoff Jet A 1 beladen. In etwa 60 km Entfernung vom Einsatzort entladen wir die Benzinfässer. Auch der Copilot ver-bleibt dort, weil der Einsatzort nahe der Dienstgipfelhöhe von etwa 5500 m des Hubschraubers sein würde. Jegliche, auch scheinbar minimale Gewichtsersparnis ist dabei hilfreich, weil durch die abnehmende Luftdichte sowohl die Leistung der Triebwerke als auch der Gesamtauftrieb abnehmen und der Hubschrauber gerade in Bodennähe Leistungsreserven haben muss, um bei starken Abwinden im Gebirge nicht zum Absturzen gebracht zu werden. Nach der Landung im Basisla-ger erfahren wir, dass es sich nicht um eine Höhenkrankheit handelt, sondern um einen Verletzten, der sich in etwa 5000 m Seehöhe befindet. Bei -15°C Außen-temperatur finden wir dort in einem Zelt einen jungen, soporösen Mann (Glasgow Coma Scale 6) mit regelmäßig auftretenden, unkoordinierten Streck- und Beuge-reaktionen auf der linken Körperseite. Die Pupille rechts ist dilatiert. Die Atmung ist teilweise durch die Zunge verlegt bei einer Atemfrequenz von 6/min; Herz-frequenz ist 135/min, Sauerstoffsättigung 84 % und Blutdruck 110/80 mmHg. In 5000 m Seehöhe ist eine solche Sauerstoffsättigung normal, bedeutet aber auch nur einen arteriellen Sauerstoff-Partialdruck von etwa 50 statt etwa 95 mm Hg auf Meereshöhe [1], was bei einer Kopfverletzung ungünstig ist. Der Verletzte ist beim Aufstieg am Nachmittag des Vortags zum Gipfel auf etwa 5900 m Höhe von einer Eislawine am Kopf und rechten Arm getroffen worden und erlitt dadurch ein Schädel-Hirn Trauma und eine Unterarmfraktur; anschließend gelang der Abstieg

B. Fertig (✉)
Waldbronn, Deutschland
E-Mail: Bernd1003@hotmail.com

des zunehmend desorientierter werdenden Bergsteigers zunächst mit seinem Berg-
kameraden und dann mithilfe von weiteren Bergsteigern in das Basislager, was
allerdings für 900 Höhenmeter etwa 9 h dauerte. Am späteren Morgen erreicht
ein Hochträger das nächste Dorf in 3 h statt den üblichen 6 h, sodass der erste
Notruf etwa 18 h nach dem Unfall erfolgt. Wegen des durch schlechtes Wetter
bedingten Zeitdruck für den Piloten können wir nur eine kurze Erstversorgung
mit Sauerstoffinhalation, venösem Zugang und Immobilisation vornehmen. Wir
fliegen dann zu dem Zwischenlandeplatz auf etwa 3000 m Seehöhe, wo unser
Co-Pilot und unsere Benzinfässer auf uns warten. Die Piloten tanken die vorbereiteten 600 L Treibstoff Jet A 1, wir intubieren den Patienten und können etwa
24 h nach dem Unglück für den 90-minütigen Flug nach Lima starten. Es folgen
weitere 90 min im Rettungswagen zwischen Flughafen und Klinikum in dieser
Metropole mit 11 Mio. Einwohnern. Nach der Klinikaufnahme wird der Patient
umgehend craniotomiert, wobei ein epidurales Hämatom entlastet wird. Danach
wird der Patient zügig geweant und erfolgreich extubiert. Er erholt sich sehr gut,
sodass er mit einem normalen Linienflugzeug eine Woche später in seine Schweizer Heimat zurückkehren kann. Nach unserer Rückkehr aus Peru besuchen wir den
Patienten auf seinem Bergbauernhof in der Schweiz. Es ist ein sehr bewegendes
Wiedersehen, denn sowohl unserem Patienten als auch den Eltern ist klar geworden, wie viel Glück und guter Wille aller Beteiligten hier zusammengewirkt haben.
Auch für uns ist dieser Besuch etwas ganz Besonderes, weil alles ein gutes Ende
genommen hat - wie oft waren die Anstrengungen bei anderen Einsätzen ähnlich
gewesen, aber der Ausgang für den Patienten fatal. Wir sitzen lange mit der ganzen Familie vor dem Hof und genießen den herrlichen Blick über die Berge der
Schweizer Alpen. Uns allen ist bewusst, dass es hier kaum 15 min dauern wird, bis
ein Rettungshubschrauber eintrifft, während es in Peru viele Stunden oder sogar
Tage dauert, bis für einen solchen Einsatz die bürokratischen Hürden genommen
sind und Hilfe letztendlich eintrifft.

Diskussion

Die klinische Entwicklung in diesem Fall ist klassisch - nach dem Trauma
folgt ein „freies Intervall", in dem der Bergsteiger zunächst sogar noch
selbstständig absteigen konnte, dann aber zunehmend mehr Hilfe benötigte
und im Basislager die üblichen Symptome einer intrakranialen Druckerhöhung mit Kopfschmerzen, Vigilanzstörung, ipsilateraler Midriasis, und
peripheren motorischen Phänomenen zeigte. Unbehandelt entsteht durch den
steigenden intrakranialen Druck eine Atmungsstörung, die wiederum durch
Hypoxie und Hyperkapnie einen unbehandelt tödlichen Circulus Vitiosus
beim intrakranialen Druck in Gang setzt; 1927 wurde bei diesem Mechanismus ohne Therapie eine Mortalität von 86 % beschrieben [2]. In einer Studie
aus Berlin hatten Patienten mit einem traumatischen epiduralen Hämatom
und einem initialen Glasgow Coma Scale < 9 eine Mortalität von 15 %, allerdings war die Prähospitalzeit in der Regel < 1 h [3] und nicht 24 h wie in

unserem Fall. Es ist nahezu unmöglich, Literatur zu einer solch verzögerten dringlichen Craniotomie zu finden, weil in den Industriestaaten ein solcher Eingriff in der Regel selbst bei zeitlicher Verzögerung spätestens 2,5 h nach der Klinikaufnahme begonnen wird - inklusive etwa 1 h Prähospitalzeit, also etwa 3,5 h nach dem Unfall [4].

Für Europäische Bergsteiger ist ein professioneller (Flug-) Rettungsdienst und hervorragende Krankenhausversorgung selbstverständlich. Es ist für mich immer wieder erstaunlich, dass in die Berge der Welt reisende Touristen oder Bergsteiger dies auch in der Ferne für selbstverständlich halten. Ein Auslandsschutzbrief in der Tasche ist dabei eine trügerische Sicherheit, weil es die versicherten Leistungen vor Ort teilweise einfach nicht gibt. In den Anden Perus gibt es in den wenigsten Regionen ein Mobilfunknetz, sodass ein Notruf ohne Satellitentelefon wie in unserem Fall durch einen ortskundigen „laufenden Boten" erfolgen muss, der zur Alarmierung von Rettungskräften über 20 km durch Bergtäler und über zwei Pässe rannte. Oft sind die Retter ebenfalls zu Fuß unterwegs, was je nach Region bis zu zwei Wochen dauern kann, und verfügen auch kaum über medizinisches Material, das einem europäischen Bergrettungsdienst vergleichbar wäre. Die Retter erleben immer wieder die tragische Erfahrung, dass Unfallopfer trotz relativ geringfügiger Verletzungen oder Erkrankungen an den Folgen der langen Höhenexposition, dem Blutverlust und Schock sowie der unvermeidlichen Auskühlung bereits vor ihrer Rettung versterben, weil das Zeitintervall zwischen Unfall und Eintreffen der Retter mehrere Tage betrug. Die Verfügbarkeit des Rettungshubschraubers und relativ gutes Wetter in diesem Fall waren ebenfalls glückliche Umstände. Leider war damals ein flächendeckender Primär-Luftrettungsdienst für jedermann in Peru nicht selbstverständlich. Die Regel sind eine zeitraubende Organisation von Kostenübernahmeerklärungen. Insgesamt hatte „unser" verunfallter Bergsteiger also riesiges Glück - eine einzige Lücke in der Rettungskette, wie fehlende zahlreiche Helfer im Hochgebirge oder zu schlechtes Flugwetter, hätten ihn wohl das Leben gekostet.

In Peru gibt es nur ein Zehntel der Autos im Vergleich zu Deutschland, aber es starben 2018 im Verhältnis in Peru 19 × so viele Kinder unter 15 Jahren im Straßenverkehr als in Deutschland. Bei den Erwachsenen ist es „nur" die etwa dreifache höhere tödliche Verkehrsopferzahl [5]. Es gibt in Peru etwa zwei Mal im Jahr Unfälle, die in Deutschland nicht vorstellbar sind wie den Absturz eines Reisebusses über eine 80 m hohe Klippe, bei dem 48 von 57 Businsassen sofort tot waren und vier weitere im Krankenhaus starben [6]. So gab es allein 2018 in Peru 5966 Unfälle mit Bussen, bei denen 38.323 Personen verletzt wurden und 771 Menschen ums Leben kamen [7]. Es gibt in Peru zwar wie in Europa eine Gurtpflicht, Geschwindigkeitslimits, Alkoholverbot am Steuer, Helmpflicht für Motorradfahrer und Telefonverbot am Steuer, aber es hält sich kaum jemand daran. Und wenn Verfehlungen

von der Polizei geahndet werden, wird dies meist durch ein „Trinkgeld" in
die Tasche des Polizisten geregelt. Der Rettungsdienst benötigt in Peru in
den Städten in 5 % der Fälle 10 min und in 95 % der Fälle 20–30 min
um den Notfallort zu erreichen; in entlegenen ländlichen Regionen zwischen
60 min und 4 h oder sogar noch länger. Da vor allem junge Menschen bei
Verkehrsunfällen versterben, ist der volkswirtschaftliche Schaden enorm. Ein
professioneller Rettungsdienst könnte also mit wenig Investitionen sehr viele
Leben retten.

Aufgrund der weiten Entfernungen, schlechten Straßen und terrestrischen
Hindernissen ist eine Versorgung Perus mit einem ausschließlich bodengebundenen Rettungsdienst wahrscheinlich nicht machbar oder unbezahlbar,
während ein Luftrettungsdienst bei verlängerten Hilfsfrist von etwa 60 min
in Kombination mit einigen Rettungswagen ein extrem großes Gebiet mit
einem Radius von etwa 220 km [2] abdecken kann, was mehr als der Fläche
von Baden-Württemberg entsprechen würde. Auch dies mag in Deutschland
kaum vorstellbar sein, aber Peru ist etwa 3,5 größer als Deutschland mit
vergleichsweise sehr schwieriger Verkehrs-Infrastruktur und teilweise dünn
besiedelten Regionen in den Bergen und der Urwaldregion. In der End-
ausbaustufe ist geplant, Peru mit 20 Rettungshubschraubern zu versorgen,
die von der Peruanischen Luftwaffe betrieben werden. Dies wäre ein riesi-
ger Entwicklungsschritt für die Peruanische Notfallmedizin, auch wenn dies
im Vergleich zu Deutschland ebenfalls nicht vorstellbar wäre, da dann im
Verhältnis ganz Deutschland mit nur sechs Rettungshubschraubern versorgt
werden würde und nicht mit 89 wie es derzeit der Fall ist.

Bis 2020 gab es in Peru kein Luftrettungssystem und keine zentrale
Rettungsleitstelle; wir bauen dies derzeit mit der Unterstützung der Deutschen Bundesregierung auf. Das staatliche bodengebunde Rettungssystem
„SAMU" (Servicio de Atención Médica de Urgencia) wird nach deutschem Vorbild als Rendezvous-System organisiert. Diese Vision haben wir
in einem Gutachten 2019 für das Gesundheitsministerium Perus zusam-
mengetragen. An der Medizinischen Fakultät der Universität San Marcos
werden wir 2021 in Zusammenarbeit mit Bolivien und Kolumbien entsprechend dem deutschen Curriculum des Notfallsanitäters einen Dualen
Bachelor-Studiengang beginnen. Somit führen unsere Erfahrungen bei der
Versorgung von über 2600 Notfallpatienten in den Jahren 2000 bis 2020
nun zu einer Re-Organisation des Rettungswesens in Peru, den wir stets als
Basis-Gesundheitsdienst für die gesamte Bevölkerung betrachtet haben. Die
Peruanische Politik beabsichtigt, den Rettungsdienst kostenfrei anzubieten.

50.1   Fazit

Eine Rettung eines verunfallten Bergsteigers aus dem Hochgebirge auf 5000 m
Höhe in den Anden ist möglich, aber es gehört neben den üblichen Komponen-
ten persönliche Ausbildung, Erfahrung und technische Hilfsmittel wahnsinniges
Glück dazu, dies lückenlos und ad hoc zur Verfügung zu haben. Um eine Luftrettung in Peru zu implementieren, haben wir nahezu 20 Jahre harte Arbeit gebraucht,
um alle Beteiligten von der Sinnhaftigkeit, Bezahlbarkeit und Machbarkeit zu
überzeugen.

Literatur

1. Imray C, Wright A, Subudhi A, Roach R (2010) Acute mountain sickness: pathophysiology,
   prevention, and treatment. Prog Cardiovasc Dis 52:467–484
2. Maugeri R, Anderson DG, Graziano F, Meccio F, Visocchi M, Iacopino DG. 2015 Conservative
   vs. surgical management of post-traumatic epidural hematoma: A case and review of literature.
   Am J Case Rep 16:811–817
3. Gutowski P, Meier U, Rohde V, Lemcke J, von der Brelie C (2018) Clinical Outcome of epidural
   hematoma treated surgically in the era of modern resuscitation and trauma care world Neurosurg
   118:e166–e174
4. Marcoux J, Bracco D, Saluja RS (2016) Temporal delays in trauma craniotomies. J Neurosurg
   125:642–647
5. https://www.who.int/publications/i/item/9789241565684
6. https://www.zeit.de/gesellschaft/zeitgeschehen/2018-01/peru-verkehrsunfall-bus-strand-tote?
   utm_referrer=https%3A%2F%2F
7. https://andina.pe/agencia/noticia-accidentes-transito-dejan-771-muertos-el-pais-lo-va-del-
   2018-731877.aspx

Hyperventilation

51

Björn Hossfeld

Wir machen unsere Arbeit im Rettungs- und Notarztdienst mit Leidenschaft und aus Sorge um die uns anvertrauten Patienten, aber am Ende des Tages berichten wir lieber über die spektakulären Erlebnisse. Gemäß dem Slogan „*Triple-T*" ist es natürlich großartig, wenn wir einen schwerstverletzten Patienten prähospital zeitkritisch mit *einem Tubus* und *zwei Thoraxdrainagen* versorgt und stabil im Schockraum übergeben haben. Dabei sind die weniger spektakulären Alarmierungen nicht notwendigerweise weniger herausfordernd, oder weniger spannend.

Mit dem Alarmierungsstichwort „Hyperventilation" auf dem Fundmeldeempfänger waren wir mit Sondersignal unterwegs zu einem 14-jährigen Jungen in einer Schule und entsprechend witzelten wir auf der Anfahrt: „Wieder mal ein *Triple-T: Talk-down (sprachlich beruhigen), Tüte* (zur Rückatmung bei der Hyperventilation) und *Tavor® (pharmakologisch beruhigen)*". Schließlich ist das akute Hyperventilationssyndrom eine häufige Störung gerade bei jungen Menschen, die uns selten diagnostische oder therapeutische Probleme bereitet. Obwohl in unserer Wahrnehmung häufiger junge Frauen (not-)ärztlich betreut werden müssen, zeigen epidemiologische Untersuchungen, dass die Häufigkeit gleichermaßen auf beide Geschlechter verteilt ist.

Situationen, in denen starke Affekte wie Angst unterdrückt werden (beispielsweise vor schwierigen Schulaufgaben), sind häufig die auslösende Ursache für ein Hyperventilationssyndrom im Schulalter, das charakterisiert ist durch anfallsweise auftretende, beschleunigte und vertiefte Atmung. Diese verursacht eine Reduktion des gelösten Kohlendioxids im Blut und in der Folge einen pH-Anstieg im Sinne einer respiratorischen Alkalose. Dieser pH-Anstieg wiederum zieht eine Verminderung des frei gelösten Kalziums im Blut nach sich mit den typischen tetanischen

B. Hossfeld (✉)
Klinik für Anästhesiologie, Intensivmedizin, Notfallmedizin und Schmerztherapie,
Bundeswehrkrankenhaus Ulm, Ulm, Deutschland
E-Mail: bjoern.hossfeld@uni-ulm.de

Symptomen, wie Kribbelparästhesien und Pfötchenstellung. Diese somatischen Symptome können die Angst des Patienten verstärken, eine weitere Vertiefung der Atmung und damit einen Circulus vitiosus auslösen. Die Rückatmung aus einer vor Mund und Nase des Patienten gehaltene Tüte scheint eine logische Konsequenz zu sein, um das Kohlendioxid im Blut wieder ansteigen zu lassen, ist allerdings nicht unumstritten, da auch Fälle von unbemerkten Hypoxien durch diese Methode beschrieben sind. In einer Fallserie aus San Francisco mit vermeintlichem Hyperventilationssyndrom wurde eine Rückatmungs-Therapie angewendet aber übersehen, dass die führende Pathophysiologie eine Hypoxie oder myokardiale Ischämie war; alle drei Patienten verstarben durch diesen Behandlungsfehler. [1] Ein Monitoring der peripheren Sauerstoffsättigung ist daher unerlässlich und ein zusätzliches Monitoring des endtidalen Kohlendioxids kann überaus hilfreich sein.

Ich selbst vertrete oft die Meinung, dass viele Notarzteinsätze auch durch ein gutes Rettungsdienstteam ohne Notarzt bewältigt werden könnten, meist schneller und ohne Nachteil für den Patienten. So zweifelte ich auch auf der Anfahrt zu diesem Einsatz an der Sinnhaftigkeit meiner Alarmierung. Vor Ort stellte sich jedoch folgende Situation dar. Ein 14-jähriger männlicher Schüler lag auf einer Liege im Sanitätsraum der Schule. Die Erstversorgung lief über das Team eines Krankentransportwagens, der zufällig in der Nähe frei und von der Rettungsleitstelle als erstes Fahrzeug dorthin alarmiert worden war. Der Patient hatte eine deutlich erhöhte Atemfrequenz von über 30/min, die an den Bewegungen einer vorgehaltenen Plastiktüte eindrucksvoll sichtbar wurde. Ich wurde mit den Worten begrüßt: „Sorry Doc, ohne Sedierung geht es nicht." Auf den ersten Blick imponierte der Patient allerdings bewusstlos. Dass dies nicht in die Anamnese eines klassischen Hyperventilationssyndroms passte, war der jungen Krankentransportwagen-Besatzung entgangen; Hier musste eine andere Ursache für die Tachypnoe vorliegen. Wir etablierten den für die Sedierung vorbereiteten intravenösen Zugang. Die daraus unmittelbar durchgeführte Blutzuckermessung ergab eine ausgeprägte Hyperglykämie von >600 mg/dl. Die hohe Atemfrequenz des Patienten war also nicht einer psychischen Stressreaktion geschuldet, sondern entsprach der physiologischen Reaktion des Körpers, die durch die hyperglykäme Stoffwechsellage ausgelöste Ketoazidose respiratorisch zu kompensieren. Entsprechend haben wir großzügig Vollelektrolytlösung infundiert, die Tüte gegen eine Sauerstoffmaske ausgetauscht und neben der Pulsoxymetrie auch eine endtidale Kohlendioxid-Messung etabliert, wozu dank der Nebenstrom-Messtechnik einfach die Messleitung neben Mund und Nase unter der Sauerstoffmaske platziert wurde. Diese zeigte einen Wert von 7 mmHg statt der üblichen etwa 40 mmHg. Die Anamnese ergab keinen bisher bekannten Diabetes mellitus, sodass der Patient mit Verdacht auf Erstmanifestation eines Typ-I-Diabetes in der Notfallaufnahme vorgestellt wurde. Diese Diagnose bestätigte sich.

Diskussion

Ein Fixierungsfehler ist vielleicht etwas zutiefst Menschliches, weil wir uns beruflich wie persönlich meistens freuen, wenn wir etwas Vertrautes wieder treffen und so bei einer initialen Prüfung eines Sachverhalts scheinbar gewohnt Wege einschlagen, obwohl sie falsch sein können oder sogar sind. Ein sehr schönes Beispiel wurde aus Bonn beschrieben: Ein Mann mit Spuren von Selbstverletzungen saß 9 h nackt auf einem Stuhl in einer verwahrlosten Wohnung, antipsychotische Medikamente lagen auf dem Esstisch und die besorgten Nachbarn sagten, dass „der Mann in der Psychiatrie bekannt sei" und zunehmend auffällig wurde z. B. durch Verfolgungswahn und an die Tür angenagelte Bretter [2]. Der Notarzt versuchte sich ein Bild zu machen, geriet aber zeitlich unter Druck wegen der Anforderung zu einem Folgeeinsatz. Was lag also näher, als diesen Patienten mit dem Rettungswagen in die Klinik zu bringen und einem Psychiater vorzustellen? Der Patient wurde dann aber kardiorespiratorisch instabil, musste schließlich intubiert werden und wurde letztlich wegen einer Magenperforation und Vierquadranten-Peritonitis laparotomiert. Im Verlauf wurde auch eine Koronarintervention durchgeführt. Ursache der initialen Symptomatik war also am ehesten eine septische Enzephalopathie.

Das Hyperventilationssyndrom ist eine Ausschlussdiagnose: Bevor wir einem Patienten eine psychische Diagnose „andichten", müssen wir vital bedrohlichere Ursachen für eine Tachypnoe abklären [3]. Die respiratorische Kompensation einer metabolischen Azidose steht dabei an erster Stelle, für eine Tachypnoe kommen aber auch weitere Ursachen in Betracht. Ich erinnere mich beispielsweise an einen Spontan-Pneumothorax bei einem jungen Fußballspieler ohne Trauma. In solchen Fällen sind neben einer sorgfältigen Anamnese ein entsprechender Erfahrungsschatz und die klinische Ausbildung des Notarztes überaus hilfreich. Es geht nicht darum, den jungen Rettungsdienst-Kollegen des Krankentransportwagens einen Vorwurf zu machen. Die prähospitalen Einsatzbedingungen und das oft zeitkritische Handeln bieten ein gewisses Risiko für sogenannte „Fixierungsfehler". Die Fixierung bezieht sich dabei auf das nicht hilfreiche Vertrauen auf Erfahrungen aus bereits erlebten Situationen, die der aktuellen Situation ähnlich sind, dieser aber letztlich doch nicht gleichen. Wenn wir uns also auf einen Aspekt, den wir wiedererkennen – im beschriebenen Fall die Tachypnoe – fixieren und den relevanten Unterschied zu vorher gemachten Erfahrungen nicht erkennen – nämlich, dass der Patient bewusstlos ist –, dann führen uns unsere Erfahrungen in eine Sackgasse. Im Fallbeispiel wird diese Wahrnehmung noch durch scheinbar typische Umgebungsbedingungen (junger Patient in einer Schule) verstärkt, da in unserer Erinnerung die letzten Hyperventilationssyndrome eben genau in diesem Umfeld aufgetreten sind. Wenn wir den Fehler in unserer Annahme nicht erkennen, indem wir gedanklich einen Schritt zur Seite treten und die Situation hinterfragen, werden wir auch keine Idee für ein alternatives Vorgehen entwickeln können. Evie Fioratou und Kollegen setzen sich in ihrer wirklich lesenswerten Studie mit diesem Problem auseinander [4].

Fixierungsfehler sollen mit dem Vorgehen nach sogenannten Standard Operating Procedures (SOP) so gering wie möglich gehalten werden. Solche SOPs lassen sich zwar oft gut als Flow-Chart abbilden, gehen aber häufig von einer Verdachtsdiagnose oder einem Symptom aus. Der beschriebene Fall zeigt, dass für die wahrscheinlichste Verdachtsdiagnose die klinische Erfahrung des Notarztes ein wesentlicher Baustein ist. Die Kollegen in diesem Fall sind einem Fixierungsfehler aufgesessen, der durch die Symptome (Tachypnoe) und die Situation (typisches Umfeld und typischen Patientenalter für Hyperventilation) getriggert war. Hätten sie sich von der Situation nicht beeinflussen lassen und sich nicht auf die naheliegende Verdachtsdiagnose „Hyperventilationstetanie" fixiert, wäre Ihnen vermutlich aufgefallen, dass die Bewusstlosigkeit nicht zur Situation passt. Ein Algorithmus für Bewusstlosigkeit hätte mit großer Wahrscheinlichkeit eine zeitnahe Blutzuckermessung vorgeschlagen. Damit wäre das Problem der Hyperglykämie bereits früher aufgefallen. Dazu jedoch muss die Bewusstlosigkeit und nicht die Tachypnoe als führendes Problem erkannt werden. Die wiederholte kritische Re-Evaluation ist deshalb ein wichtiges Instrument, um gerade solche Fehler zu minimieren.

Die Medizinbranche orientiert sich beim Management von Fehlern gern an der Luftfahrt, weil dort die Fehlerkultur besser entwickelt ist, u. a. durch medial Aufsehen erregende Unfälle, die entsprechenden Handlungsdruck erzeugen. Mitnichten läuft in der Luftfahrt alles störungsfrei ab, auch dort gibt es Fixierungsfehler. Ein schönes Beispiel ist ein Flug mit einer Boeing 767 von Air Canada, der 1983 von Montreal nach Winnipeg führen sollte. Pilot und Co-Pilot errechneten aus 12.589 Litern im Tank und einem Gewicht von 1,77 Pfund/Liter eine Masse von 22.283 aus - rechnerisch korrekt, aber weil das Flugzeug auf Kilogramm kalibriert war, ging der Bordcomputer von 22.283 kg Treibstoff aus. Tatsächlich waren aber nur 12.589 L × 0,803 kg / Liter = 9144 kg Treibstoff im Tank, etwas weniger als die gedachte Hälfte. Pilot und Co-Pilot rechneten mehrfach nach, aber erkannten den Fehler in der Einheit nicht. Am Ende sagte der Pilot: „That's it, we are going". Auf etwa halber Strecke kam es zum Triebwerksausfall durch Treibstoffmangel und das Flugzeug konnte schließlich im Gleitflug einen stillgelegten Militärflugplatz erreichen, wo die Landung ohne Verletzte gelang [5]. Auch hier war die Cockpitcrew einem Fixierungsfehler aufgesessen: Zwar hatten die Piloten das Gefühl, zu wenig getankt zu haben, doch die mathematische Kontrolle ergab trotz mehrfachen Nachrechnens immer die gleiche Zahl – dass Mensch und Maschine von unterschiedlichen Einheiten ausgingen, fiel ihnen nicht auf.

51.1 Fazit

Alle Alarmierungen sind ernst zu nehmen, auch wenn sie noch so unsinnig, unplausibel oder banal erscheinen, und wir voraussichtlich keine großartigen Geschichten werden erzählen können. Verdachtsdiagnosen der Rettungsleitstelle oder der erstversorgenden Kollegen sollte man stets kritisch hinterfragen. Man sollte auch im zeitlichen Verlauf misstrauisch bleiben, bis alle Befunde und die Anamnese zusammen „passen" und schlüssig sind. Besser ist es, auf Befunde zu achten, welche die eigene These widerlegen, als solche zu betrachten, die diese Annahme bestätigen.

Literatur

1. Callaham M (1989) Hypoxic hazards of traditional paper bag rebreathing in hyperventilating patients. Ann Emerg Med 18:622–628
2. Baehner T, Heister U, Boehm O, Hoeft A, Knuefermann P (2012) Fixierungsfehler in der Notfallmedizin. Notfall Rettungsmedizin 15:606–611
3. Herrmann JM (1999) Serie: Funktionelle Störungen-Funktionelle Atemstörungen. Das Hyperventilationssyndrom. Deutsches Ärzteblatt International 96:694–697
4. Fioratou E, Flin R, Glavin R (2010) No simple fix for fixation errors: cognitive processes and their clinical applications. Anaesthesia 65:61–69
5. Richter JA (2008) Der Gimli Glider. Aerointernational 9:86–88

Hybrid-ECMO

Marc O. Maybauer

Eine 31-jährige Patientin, vier Monate post-partum mit einer Anamnese für Asthma, Rauchen und chronische Rückenschmerzen, wird in der Notfallaufnahme eines Krankenhauses in Oklahoma mit der Diagnose Anaphylaxie aufgenommen. Die ersten Symptome wie Atemnot traten nach der erstmaligen Einnahme von Baclofen auf, das ihr für ihr Lendenwirbel-Syndrom verschrieben wurde. Mit einer Herzfrequenz von 148/min, Atemfrequenz 38/min, Blutdruck 127/101 mm Hg und einer Sauerstoffsättigung von 89 % bei Raumluft wurden ihr zunächst eine Sauerstoffmaske mit 4 l/min, Adrenalin intramuskulär sowie Cortison und ein H1-Antihistaminikum intravenös injiziert und die Überwachung auf der Intensivtherapiestation veranlasst. Mit zunehmenden Beschwerden wurde ihr ein Beta-2-Sympathomimetikum vernebelt und eine BiPAP-Beatmung mit leichter Sedierung initiiert. Mit zunehmendem Sauerstoffbedarf, Verwirrung und Kohlendioxidretention wurde sie endotracheal intubiert und erhielt vernebeltes Adrenalin, das jedoch den zunehmenden Bronchospasmus nicht abmildern konnte. Daraufhin wurde die Sedierung mittels Propofol vertieft. Über die nächsten Stunden entwickelte sich trotz laufender Therapie ein Status asthmaticus mit schwerer Hypoxie und Hyperkapnie. Zu diesem Zeitpunkt, am späten Abend des Aufnahmetages, wurde unser „Shock & ECMO Center" in Oklahoma City um Hilfe gebeten. Etwa 30 min später landeten wir im etwa 120 km entfernten Krankenhaus. Zu diesem Zeitpunkt hatte sich der Zustand der Patientin, die sich nun in Extremis mit invasiver Beatmung (PIP 45 cmH$_2$O, PEEP 5 cmH$_2$O, FiO$_2$ 1.0) befand, signifikant verschlechtert. Das arterielle Blutgas zeigte einem pH von 6.9, PaO$_2$ 58 mmHg und einen stark erhöhten, mittels mobilen Blutgas-Analysesystems nicht mehr messbaren pCO$_2$. Klinisch zeigte sich ein ausgeprägtes

M. O. Maybauer (✉)
Integris Health, Nazih Zuhdi Transplant Institute, Advanced Cardiac and Critical Care, Oklahoma City, USA
E-Mail: marc.maybauer@integrisok.com

© Der/die Autor(en), exklusiv lizenziert durch Springer-Verlag GmbH, DE, ein Teil von Springer Nature 2022
V. Wenzel (Hrsg.), *Fallbeispiele Notfallmedizin*,
https://doi.org/10.1007/978-3-662-63442-4_52

Hautemphysem der rechten Brust, Schulter- und Halsregion, das auf einen Pneumothorax hinwies. Mit dieser Verdachtsdiagnose wechselten wir die Sedierung auf Ketamin/Midazolam und relaxierten die Patientin mit Cis-Atracurium, was leider nicht zur Auflösung des Status asthmaticus führte. Das inzwischen angefertigte Röntgenbild bestätigte einen Spannungspneumothorax; die Anlage einer Thoraxdrainage führte direkt zu einer Verbesserung der Hämodynamik und Reduktion der Noradrenalininfusion, jedoch nicht zur Verbesserung der Oxygenierung. Daraufhin wurden jeweils 23-Fr-ECMO-Kanülen in die rechte V. femoralis und V. jugularis interna eingeführt und eine veno-venöse extrakorporale Membranoxygenierung (V-V ECMO) sowie eine lungenprotektive Beatmung initiiert. Der $paCO_2$ wurde langsam gesenkt und bei Ankunft in unserem ECMO-Zentrum hatte die Patientin bereits wieder normale Blutgase und war normotensiv ohne Vasopressorbedarf. Ein transösophageales Echokardiogram (TEE) zum Ausschluss einer Perikardtamponade durch die ECMO-Kanülierung als auch zur Dokumentation der kardialen Funktion ergab eine Ejektionsfraktion (EF) von 70 %. 36 Stunden nach der ECMO-Kanülierung entwickelte die Patientin erneut eine Hypotension und benötigte hochdosiert Noradrenalin. Im TEE zeigte sich der apikale linke Ventrikel als akinetisch mit einer EF von etwa 20 % und ergab so den Verdacht auf ein hypoxiebedingtes, stressinduziertes Takotsubo-Syndrom, was sich durch ein relativ geringes Troponin (1.29 ng/mL) erhärtete. Mit zunehmender Laktatazidose und Vasopressorbedarf wurde die V-V-ECMO-Konfigurierung auf V-AV (Veno-Arteriovenös) erweitert, um neben der respiratorischen auch eine kardiozirkulatorische Unterstützung zu erreichen. Hierfür wurde eine 15-Fr-Kanüle in die linke A. femoralis zusammen mit einer 5 Fr antegraden, distalen Perfusionskanüle zur Optimierung des Blutflusses in dieser Extremität eingebracht. Der Blutfluss von der ECMO zur Patientin erfolgte nun durch ein Schlauchsystem, das den Blutfluss durch ein Y-Stück zur Vene und Arterie verteilte. Da der Blutfluss immer dem geringsten Widerstand folgt, ergab sich in der arteriellen Kanüle (15 Fr) lediglich ein Blutfluss von 1.5 l/min und in der venösen (23 Fr) etwa 4 l/min. Dies war unumgänglich, da die Femoralarterie der eher zierlichen Patientin seitens des Durchmessers die Platzierung einer größeren Kanüle nicht zuließ. Um dies auszugleichen, reduzierten wir den Blutfluss im venösen Schenkel durch die partielle Anlage einer Klemme am Schlauchsystem und konnten so beidseits etwa 2.5–3 l/min Blutfluss generieren. Dies erwies sich als ausreichend, da sich die Laktatazidose langsam zurückbildete. Am folgenden Tag war die EF bereits in Bereich von 30 % und allgemeine Freude machte sich breit, da berechtigte Hoffnung auf Genesung bestand. Allerdings entwickelte die Patientin eine MRSA-positive Pneumonie, woraufhin die Antibiotikaprophylaxe von Cefepime auf Vancomycin und Ceftaroline gezielt gewechselt wurde. Bedingt durch den kardiogenen Schock entwickelte die Patientin ein akutes Nierenversagen. Das Kreatinin, das bei Aufnahme noch bei 0.99 mg/dL lag, stieg auf 3.1 mg/dL innerhalb von vier Tagen an, wofür sie eine Nierenersatztherapie erhielt. Im täglichen Echokardiogramm zeigte sich eine Verbesserung der linksventrikulären Funktion mit einer EF von 30–35 %, 40–45 % und 55–60 % über den dritten, vierten und fünften Tag an V-AV ECMO.

Nun konnte die arterielle, zur Kreislaufunterstützung eingebrachte Kanüle wieder entfernt werden, um alleinig respiratorische Unterstützung durch V-V ECMO zu gewährleisten. Rechtsseitig bildete sich im Verlauf ein kompletter Kollaps der Lunge mit erneutem Spannungspneumothorax aus, was die Anlage einer weiteren Thoraxdrainage nach sich zog. In wiederholten Bronchoskopien konnte eitriges Sekret aus der Lunge abgesaugt und eine allgemeine Verbesserung der pulmonalen Situation erreicht werden. An den Tagen 11 and 13 waren die Blutkulturen erstmals negativ. Die kollabierte Lunge konnte wieder rekrutiert und die Patientin von der Nierenersatztherapie entwöhnt werden. Am Tag 20 wurde die ECMO explantiert und die Patientin schließlich nach 28 Tagen Intensivtherapie auf Normalstation verlegt, wo ein rigoroses Physiotherapieprogramm begonnen wurde. Nach 40 Tagen konnte die Patientin nach Hause zu ihrem Kind „gehend" entlassen werden. Dies führte zu großer Freude des gesamten Teams, dass diesen akuten lange Zeit lebensgefährlichen Verlauf dieser jungen Mutter sehr emotional und aufopferungsvoll begleitete.

Diskussion

Diese Patientin hatte initial einen durch eine Anaphylaxie bedingten Status asthmaticus mit Pneumothorax. Ob die ausgeprägte Hypoxie und Hyperkapnie durch die Entwicklung einer MRSA-Pneumonie und Sepsis verstärkt oder ausgelöst wurde, lässt sich im zeitlichen Verlauf leider nicht belegen. Die dadurch ausgelöste schwere Stressreaktion führte zu einem Takotsubo-Syndrom mit kardiogenem Schock. Für das Takotsubo-Syndrom, das per definitionem durch Stress induziert wird, was zu linksventrikulärem Versagen durch endogene Katecholaminausschüttung führt, ist auch eine Assoziation mit Infektionskrankheiten und Sepsis beschrieben [1]. Das Takotsubo-Syndrom kann mit inotropen Substanzen oder auch durch V-A ECMO therapiert werden [2]. In unserem Fall können die Diagnosen Anaphylaxie, therapierefraktärer Status asthmaticus, Spannnungspneumothorax, MRSA-Pneumonie, Sepsis und Takotsubo-Syndrom mit kardiogenem Schock bereits allein hohe Mortalitätsraten verursachen. Die komplexe Kombination wäre für diese Patientin ohne ECMO sicher tödlich verlaufen. Eine Meta-Analyse [3] beschreibt den Technologiewechsel im Bereich mechanisch zirkulatorischer Unterstützungssysteme („mechanical circulatory support", MCS) über die letzte Dekade mit einer signifikanten Reduktion in der Nutzung der intraaortalen Ballonpumpe (IABP) im Vergleich mit dem Impella-System und V-A ECMO, wobei V-A ECMO am häufigsten eingesetzt wurde [3]. In unserer Einschätzung hätte die IABP in diesem Fall wenig Nutzen gebracht, da sie die Pumpleistung des Herzens durchschnittlich lediglich um 10–15 % erhöhen kann. Wir standen vor der Wahl zwischen Impella und V-A ECMO in Form der V-AV-Konfiguration zur linksventrikulären Unterstützung, da V-V ECMO bereits etabliert war. Die

Implantation eines linksventrikulären Unterstützungssystems („Left Ventri-
cular Assist Device", LVAD) wurde zu diesem Zeitpunkt nicht in Betracht
gezogen, da die Patientin hypoxisch und von V-V ECMO abhängig war. In
unserer Einschätzung handelte es sich um ein wahrscheinlich reversibles und
kurzfristiges Ereignis, bei dem V-A ECMO zur temporären Überbrückung
(„bridge to recovery") eingesetzt werden konnte [4]. Während der arteriellen Kanülierung wurde aufgrund des Durchmessers der Femoralarterien
lediglich eine 15-Fr-Kanüle gewählt. Dies steht im Gegensatz zu unserer
gängigen Praxis, wann immer möglich eine 17-Fr-Kanüle zu benutzen, was
leider zur oben genannten Problematik des reduzierten Blutflusses führte,
jedoch durch partielles Klemmen des venösen Schlauchsystems kompensiert
werden konnte. Zwei l/min sollte mindestens durch jede Kanüle fließen, um
das Risiko der Thrombenbildung im sogenannten „Low Flow" zu reduzieren. Nach Initiierung der V-AV ECMO hatte die Patientin zunächst noch eine
grenzwertige Kreislauffunktion und Hypoxie. Beim Klemmen der venösen
Seite des Schlauchsystems, um den Fluss im arteriellen Schenkel zu erhöhen,
verschlechterte sich die Oxygenierung mit Verbesserung der Hämodynamik.
Hier musste durch mehrfache Anpassung der Klemme mit verschiedenen
Flussraten das ideale Gleichgewicht zwischen Oxygenierung und Kreislaufunterstützung erst gefunden werden. Zu diesem Zeitpunkt hinterfragten wir
unsere Entscheidung für V-A ECMO gegen Impella, da der Impella 5.0
oder 5.5 höhere Flussraten hätte erzeugen können. Der Impella, der mittels
archimedischer Schraube Blut aus dem linken Ventrikel heraus in die Aorta
pumpt, zeigt vor allem bei den Geräten mit hohen Flussraten wie Impella 5.0
oder 5.5 eine gute linksventrikuläre Entlastung, während die Geräte (Impella
2.5 oder CP) mit Flussraten um 2.5 bis 3.5 l/min weniger effektiv sind
und oft lediglich zur Unterstützung der V-A ECMO zwecks linksventrikulären „Ventings" bei nicht ausreichender Kontraktilität eingesetzt werden, da
durch V-A ECMO ein wesentlicher Anstieg der Nachlast zu verzeichnen ist.
Der wesentliche Vorteil der ECMO ist die Möglichkeit der Oxygenierung
bei gleichzeitiger Kreislaufunterstützung. Der Impella sollte daher nur bei
Patienten mit ausreichender Oxygenierung bei reinem kardialen Pumpver-
sagen eingesetzt werden. Da durch die bestehende V-V ECMO bereits die
Möglichkeit der Oxygenierung bestand, wäre ein Impella 5.0/5.5 eine gute
Alternative gewesen. Zusätzlich stellte sich die Frage nach einer zentralen
Kanülierung der Aorta, was allerdings einer Sternotomie bedarf, was zusätz-
liche Komplikationen verursachen kann und in diesem Fall bei vorhandenem
MCS als eher obsolete Variante angesehen wird. Zu diesem Zeitpunkt hat-
ten wir mit jeweils etwa 3 l/min Blutfluss eine Einstellung gefunden, die die
Oxygenierung sicherstellte und langsam den Laktatspiegel reduzierte, sodass
wir hier abwarten konnten. Alternativ wäre auch die Nutzung von Levosimendan, einem Kalziumkanal-Sensitizer, möglich gewesen, um inotrope
Unterstützung zu erreichen, um die Katecholamine zu reduzieren. Allerdings

ist Levosimendan zur Zeit nicht durch die US Food and Drug Administration zugelassen, woraufhin wir diesen Gedanken schnell verwarfen [5].

52.1 Fazit

V-AV ECMO ist eine nützliche Konfiguration für eine kombinierte kardiorespiratorische Unterstützung. Nutzen und Risiko müssen für jeden Patienten individuell abgewogen werden. Die Wahl des Kanülendurchmessers sollte idealerweise vor der Implantation bestimmt werden, wobei es nahezu unmöglich ist vorherzusehen, ob ein Patient eine spätere Änderung der Konfiguration benötigt. Das Alter der Patientin und optimales Management eines erfahrenen ECMO-Teams, das etwa 150 ECMO-Patienten pro Jahr betreut, begünstigten hier das Therapieergebnis. Patienten mit höherem Body Mass Index (BMI) profitieren wahrscheinlich von der Nutzung des Impella 5.0/5.5, um ausreichenden Blutfluss und linksventrikuläre Entlastung zu erreichen.

Literatur

1. Li S, Koerner MM, El-Banayosy A, Soleimani B, Pae WE, Leuenberger UA (2014) Takotsubo's syndrome after mitral valve repair and rescue with extracorporeal membrane oxygenation. Ann Thorac Surg 97(5):1777–1778
2. De Giorgi A, Fabbian F, Pala M et al. (2015) Takotsubo cardiomyopathy and acute infectious diseases: a mini-review of case reports. Angiology 66(3):257–261
3. Mariani S, Richter J, Pappalardo F, et al. (2020) Mechanical circulatory support for Takotsubo syndrome: a systematic review and meta-analysis. Int J Cardiol Oct 1;316:31–39.
4. Maybauer MO, El Banayosy A, Hooker RL et al. (2019) Percutaneous venoarterial extracorporeal membrane oxygenation as a bridge to double valve implantation in acute biventricular heart failure with profound cardiogenic shock. J Card Surg 34(12):1664–1666
5. Karvouniaris M, Papanikolaou J, Makris D, Zakynthinos E (2012) Sepsis-associated takotsubo cardiomyopathy can be reversed with levosimendan. Am J Emerg Med 30(5):832 e835–837.

Urs Pietsch

Kurz vor Feierabend werden wir zu einem gestürzten Mountainbiker gerufen. Schnell sitzen wir im Rettungshubschrauber auf dem Weg zu dem ca. 15 Flugminuten entfernten Einsatzort. Genauere Angaben zur Verletzung bekommen wir während des Fluges über Funk. Wir erfahren, dass ein Biker sich in einer technisch schwierigen Abfahrt überschlagen hat und nun bewusstlos sei. Schwebend können wir kurz oberhalb des Patienten aus dem Hubschrauber aussteigen und samt unserem Material schnell zum Patienten gelangen, während der Hubschrauber ein Stück tiefer landen kann. Der Patient präsentiert sich bezüglich A (Airway) und B (Breathing) beeinträchtigt, wahrscheinlich im Rahmen eines schweren Schädel-Hirn-Traumas mit einem GCS von 6 Punkten. Der Radialispuls ist nur schwach zu tasten. Außerdem imponieren im ersten Überblick eine Rissquetschwunde am Kopf und multiple Prellmarken am Abdomen. Einer seiner Freunde berichtet, dass der Verletzte Kopf voran über den Lenker gestürzt und reglos liegen geblieben ist. Während ich mit dem Bodycheck beschäftigt bin, hat mein Notfallsanitäter in der Zwischenzeit einen großvolumigen i.-v.- Zugang gelegt. Im Team besprechen wir uns bezüglich der weiteren Versorgung und deren Prioritäten. Hauptprobleme sind ein schweres Schädel-Hirn-Trauma und ein abwehrgespanntes Abdomen als mögliches Zeichen für eine Leber- oder Milzlazeration. Wir sind uns einig: Der Patient muss intubiert und zügig in eine Klinik der Maximalversorgung transportiert werden.

Wenn auch nicht ideal wie in einem Rettungswagen, so befinden wir uns doch an einem geeigneten Ort für eine präklinische Narkoseeinleitung und weitere Versorgung. Wir haben von allen Seiten Zugang zum Patienten, ein eingespieltes Team mit Notfallsanitäter und Notarzt sowie zusätzliche Hilfe durch den Piloten und den

U. Pietsch (✉)
Klinik für Anästhesie, Intensiv-, Rettungs- und Schmerzmedizin, Kantonsspital,
St. Gallen, Schweiz
E-Mail: Urs.Pietsch@kssg.ch

Kollegen des Patienten und können so den Patienten gut versorgen. Medikamente und Material werden gerichtet sowie nochmals ein 10 für 10 (fokussiertes Team-Time-Out) vor der Blitzintubation durchgeführt. Die Intubation gelingt problemlos. Anschließend wird der Patient nochmals im Sinne eines Re-Assessments von Kopf bis Fuß zügig evaluiert. Wir entschließen uns noch schnell für die Injektion von 1 g Tranexamsäure bei fraglicher intraabdomineller Hämorrhagie. Wir sind soweit zufrieden mit dem Zustand des Patienten, der durch unsere Therapie kardiopulmonal kompensiert ist, machen uns auf Richtung Hubschrauber und laden den Patienten ein.

Entspannt setze ich mich dann neben den Patienten und sortiere alle Kabel und Schläuche im Hubschrauber, um uns für den Abflug bereit zu machen. Doch was blinkt da am Monitor? „Systole 60 mmHg"! Mist, was ist jetzt passiert? Haben wir nun einen Spannungspneu nach der Intubation? Oder die fragliche intraabdominelle Blutung unterschätzt? Schnell löst sich die Frage; wir haben statt zu Tranexamsäure zur gleich großen und gleich farbigen Ampulle Urapidil gegriffen und gespritzt! Wie konnte uns das nur passieren?

Diskussion
Rund 30–50 % aller Behandlungsfehler sind Medikationsfehler. Medikamenten- oder Dosierungsfehler gehören zu den häufigsten Fehlern im Krankenhaus und präklinischen Alltag. Für die USA geht die Literatur davon aus, dass jährlich 5 % aller hospitalisierten Patienten einen Medikationsfehler erleiden; hiervon sind 13 % gravierend. Fachgesellschaften und große Klinikanbieter haben mittlerweile den Handlungsbedarf zur Verbesserung der Patientensicherheit erkannt und entsprechende Kampagnen gestartet. Eine breite Palette an Maßnahmen zur besseren und einheitlichen Beschriftung, gegenseitigen Kontrolle und standardisierte Abläufe bei der Applikation sollen den Mitarbeiter die Gefahren bewusst machen und zur Reduktion von Medikationsfehlern führen. Oft wird direkt nach der Injektion eines Medikaments erkannt, dass ein Fehler unterlaufen ist; dann ist es aber leider zu spät, weil sich das Medikament bereits im Kreislauf befindet. Hier setzt eines der Schutzkonzepte an: Alle Mitarbeiter sollen kurz vor der Injektion des Medikamentes ein kurzes STOPP einlegen (Stop-Injekt Check!), dann nachdenken, ob ein Fehler vorliegen könnte, sodass dieser noch korrigiert werden kann (Check!). Das Konzept des „Stop-Injekt Check" benötigt nur wenige Sekunden, kann dabei aber die Fehlerrate potenziell deutlich reduzieren [1]. Eine weitere etablierte Methode zur Erhöhung der Sicherheit und Vermeidung von Medikationsfehlern ist die Anwendung der sogenannten 5-R-Regel. Hier geht man fünf Fragen vor jeder Medikamentenanordnung und -verabreichung kurz gedanklich durch: Ist es der richtige Patient? Das richtige Medikament? Die richtige Dosierung? Der richtige Applikationsweg und -ort? Der richtige Zeitpunkt? Das 4-Augen-Prinzip – sprich das Zeigen des aufgezogenen Medikamentes samt der Ampulle

- trägt ebenfalls zur Sicherheit bei. Diese erneute Kontrolle hat nichts mit Misstrauen dem Kollegen gegenüber zu tun. Wie in unserem geschilderten Fall kann es schnell vorkommen, dass versehentlich zur falschen Ampulle gegriffen wird. Sehr ähnliche Ampullenetiketten können so schnell zu unbemerkten Verwechslungen führen; ähnlich aussehende Ampullen mit unterschiedlichen Wirkstoffen sollten also auf keinen Fall in der gleichen Ecke vom Notfallkoffer oder Anästhesiewagen liegen. Kompliziert kann es schnell werden, wenn wechselnde Preise oder Lieferbedingungen zu Einkaufsentscheidungen in der Apotheke führen, die diese Bemühungen abrupt wieder negativ beeinflussen. Die Aussage „Gesagt ist nicht gehört; gehört ist nicht verstanden und verstanden ist nicht gleich umgesetzt" ist natürlich auch in der sicheren Medikamentenapplikation zentral!

Genormte Etiketten nach DIN ISO 26825 für aufgezogene Spritzen ermöglichen aufgrund einer farblichen Codierung die schnelle Zuordnung der Medikamentengruppe und geben die Konzentration in mg/ml wieder. Ebenso sollten beim Vorhandensein verschiedener Gefäßzugänge auf eine farbliche Kennzeichnung geachtet werden, um versehentliche arterielle Medikamentenapplikationen zu vermeiden. Etabliert hat sich hier die Kennzeichnung von venösen (blau) und arteriellen (rot) Zugängen mittels farblich unterschiedlicher Verschlusstopfen und Dreiwegehähne.

In dem geschilderten Fall kamen die klassischen Fehler begünstigenden Faktoren zusammen: das Arbeitsumfeld mit einer hohen Belastung direkt nach bzw. während einer prähospitalen Blitzintubation bei einem schwerverletzten Patienten, unklare Verantwortlichkeit im Team und individuelle Faktoren, wie hier die optisch (Größe und Label) sehr ähnlichen Ampullen von Urapidil und Tranexamsäure [2]. Bei unserem geschilderten Patienten konnte die Hypotonie, die durch die Injektion von 50 mg Urapidil anstelle von 1 g Tranexamsäure ausgelöst wurde, mittels fraktionierter Injektion von Noradrenalin schnell behoben werden. So kam es zwar temporär zu einer potenziellen vitalen Gefährdung des Patienten, aber glücklicherweise entstand kein dauerhafter Schaden.

Jeder von uns hat bereits solche Situationen erlebt, in denen er sich so sicher war, dass es alles aber garantiert nicht dies ist. Nein, nein das passt schon so...Manches ist so unvorstellbar, dass man es nicht für möglich hält. Aber es kann passieren. Etwa, dass Lachgas statt Sauerstoff aus einem Beatmungsgerät kommt. In einem Fall wurde bei einem jungen Mann eine Anästhesie eingeleitet und wenige Minuten später bekam er einen Herzstillstand, weil er mit 100 % N_2O und nicht 100 % O_2 eingeleitet wurde [3]. Eine lapidare Beatmung mit einem Beatmungsbeutel und Raumluft hätte das Problem gelöst, aber es war eben unvorstellbar, dass so etwas passieren könnte. Man war so fixiert und sich so sicher, dass es irgendetwas anderes sein muss, aber garantiert nicht ein Problem mit dem Beatmungsgerät. Bei der Installation des Arbeitsplatzes waren aber die O_2- und N_2O-Leitungen vertauscht worden und der Gerätecheck bzw. inspiratorische Gasmessung blieben unbeachtet; am Ende starb ein Familienvater völlig unnötig. Es war nicht der einzige Fall mit versehentlich tödlicher N_2O-Beatmung - bei einer Reihe von Schwangeren mit Herzstillstand vermutete man eine Fruchtwasserembolie, bis ein Polizist schlichtweg den OP sperrte, weil es ja einen Todesfall gab und eine Untersuchung erforderlich war. Sonst hätte es ggf. den nächsten Todesfall gegeben, weil für Gesundheitspersonal ein Toter auf dem OP-Tisch nichts völlig unvorstellbares ist, für einen Polizisten aber schon. Nur, wenn man ein solches Szenario versehentlich vertauschter Gasleitungen außerhalb des unmittelbaren Arbeitsplatzes einmal diskutiert, hat man die Chance, es später zu verhindern [4].

Solche Fixierungsfehler begegnen uns im klinischen Alltag sehr häufig und sie stellen einen der Hauptgründe für Zwischenfälle im medizinischen Bereich dar. In komplexen Situationen können wir uns z. B. mit der Ausführung einer Tätigkeit derart verrennen, dass wir gar nicht erkennen, dass hierdurch weitaus wichtigeres vergessen oder fehlinterpretiert wird [5]. Ziemlich drastisch wird dies zum Beispiel wie in unserem Fall klar, wenn wir derart auf eine Sache fixiert und uns so sicher sind, dass wir die richtige Ampulle genommen haben, dass wir normale Abläufe (in Ruhe Beschriftung lesen, 5-R-Regel und nochmals Stop-Check-Injekt) total aus den Augen verlieren. Noch deutlicher wird dies bei manuellen und mental fordernden Tätigkeiten, wie z. B. der schwierigen Intubation. Schnell nimmt man nichts mehr um sich herum wahr und ist in seinem Tunnelblick gefangen. Ein gutes, aber tragisches Beispiel dafür ist der Fall von Elaine Bromily in England [6]. Die Patientin starb bei einer Routine-Operation, weil die Anästhesieschwestern die „can not intubate can not ventilate"-Situation richtig einschätzten und ein Koniotomieset anreichten, was die erfahrenen Anästhesisten aber nicht einsetzen wollten. Im klinischen Alltag sind wir am häufigsten im Rahmen von Diagnosestellungen der Gefahr einer solchen Fixierung ausgesetzt. Gedanken wie; „Das - und nur das - kann es sein"...„Alles, aber nicht das eine ist es"...„Es ist schon alles in Ordnung"… führen oftmals in diese Fixierungssackgasse. Ein stetiges und ehrliches Re-Evaluieren im Team ist meist eine erfolgreiche Strategie, um diese Fixierungsfehler zu vermeiden und sich wieder von diesen zu lösen.

53.1 Fazit

Das Arbeitsumfeld der Notfallmedizin ist besonders fehleranfällig, weil die Zusammensetzung der Teams und das Arbeitsumfeld häufig wechseln. Oft erfolgt die präklinische Versorgung unter ungünstigen Bedingungen bei vital gefährdeten Patienten, dadurch entsteht automatisch ein hoher Erwartungs- und Handlungsdruck auf das Behandlungsteam, was wiederum zu Fehlern führen kann. Einfache

Gedankenstützen wie beispielsweise der „Stopp-Injekt-Check", 5-R-Regel oder einheitliches „Labeling" können hier hilfreich sein, um vermeidbaren Fehlern vorzubeugen.

Literatur

1. Koppenberg J, Henninger M, Gausmann P, Rall M (2011) Patientensicherheit im Rettungs- dienst: Welchen Beitrag können CRM und Teamarbeit leisten? Der Notarzt 27:249–254. https:// doi.org/10.1055/s-0031-1276905
2. Pierre St, Hofinger G (2020) Human Factors und Patientensicherheit in der Akutmedizin, 3. Aufl. ISBN 978–3–642–55420–9
3. Herff H, Paal P, Lindner K et al (2008) Lachgasbedingte Todesfälle. Anaesthesist 57:1006. https://doi.org/10.1007/s00101-008-1434-7
4. Herff H, Paal P, von Goedecke A, Lindner KH, Keller C, Wenzel V (2007) Fatal errors in nitrous oxide delivery. Anaesthesia 62(12):1202–1206. https://doi.org/10.1111/j.1365-2044.2007.051 93.x PMID: 17991254
5. Singh JM, MacDonald RD, Bronskill SE, Schull MJ (2009) Incidence and predictors of criti- cal events during urgent air-medical transport. CMAJ 181(9):579–584. https://doi.org/10.1503/ cmaj.080886
6. https://www.youtube.com/watch?v=44tH98eLrkQ. Zugegriffen: 18. Febr. 2021

Weniger ist mehr

Urs Pietsch

Es ist einer dieser wunderschönen Herbsttage in den Bergen. Wir sitzen entspannt vor dem Hangar in der Sonne und genießen die Ruhe. In dieser Zeit, zwischen der Winter- und der Sommerhochsaison, ist es hier in den Bergen oft ruhig, während in der Hochsaison oft die Einsätze Schlag auf Schlag folgen. Dann reißt uns eine abgestürzte Wanderin in einem entlegenen Bergtal aus der Mittagsruhe. Schnell sitzen wir im Hubschrauber und fliegen in Richtung des gemeldeten Unfallortes. Über Funk erfahren wir, dass eine Wanderin aus einer Gruppe von fünf Personen gestolpert und einen steilen Abhang hinuntergestürzt sei. Die Gruppe hätte zwar mehrfach nach der Person gerufen, allerdings keine Antwort erhalten. Ich gehe mögliche Szenarien durch: Wie schwer ist das Trauma, ist eine Landung möglich, wie gefährlich ist das Gelände, welches Zielkrankenhaus könnte geeignet sein, wie ist das Wetter… Noch während ich in Gedanken bin, schweben wir bereits über der gemeldeten Position. Schnell ist die Gruppe von Wanderern aus der Luft ausgemacht. Doch wo ist die Patientin? Gut 100 Höhenmeter tiefer liegt leblos eine Person zwischen den Felsen. Eine Landung hier ist unmöglich, ich werde daher mit der Rettungswinde zu der Patientin abgelassen. Mein Rettungssanitäter bleibt als Windenoperateur im Hubschrauber zurück. So schwebe ich allein mit einem Notarztrucksack und einen Bergesack (samt Vakuum-Matratze für die Rettung der Patientin mittels Winde) zur Patientin herunter. Unten angekommen ist schnell klar, dass die Patientin schwer verletzt ist, aber noch am Leben. Eine unregelmäßige, gurgelnde Atmung weist gemeinsam mit einer erweiterten Pupille schnell auf ein schweres Schädel-Hirn-Trauma hin. „Alles klar", denke ich mir, „A und B müssen gesichert werden, also eine Intubation!" Schnell lege ich ein Pulsoxymeter an, die Sauerstoffsättigung ist nur 73 % bei einer Herzfrequenz von 65/min.

U. Pietsch (✉)
Klinik für Anästhesie, Intensiv-, Rettungs- und Schmerzmedizin, Kantonsspital,
St. Gallen, Schweiz
E-Mail: Urs.Pietsch@kssg.ch

Bekräftigt durch diese Werte richte ich weiter die Medikamente, das Laryngoskop und den Tubus für eine Blitzintubation und lege einen i.-v.-Zugang. Um ehrlich zu sein, wirklich schnell klappt das alles nicht. Allein und ohne zusätzliche Hilfe Material zu richten und parallel nach der Patientin zu schauen, geschweige für den Abtransport in den Bergesack zu lagern, kostet Zeit. „Wann bist Du bereit zum Abholen?" schallt es durch den Funk und reißt mich aus meiner Welt. Ist das wirklich clever und überhaupt realistisch, was ich hier mache? Das ist hier alleine nicht zu leisten, von sicherer Versorgung ganz zu schweigen. „In fünf Minuten könnt ihr mich holen, bitte alles für eine Intubation am Zwischenladeplatz vorbereiten!", melde ich zurück. Schnell räume ich alle gerichteten Dinge in den Notarztrucksack, lagere so gut es mir möglich ist, die Patientin in stabiler Seitenlage und mit einem Guedeltubus zum Offenhalten der Atemwege in den Bergesack und mache mich für die Windenaktion bereit. Wenige Minuten später schweben die Patientin und ich gemeinsam an der Winde unter dem Helikopter hängend über das Tal in Richtung Zwischenlandeplatz. Gemeinsam, im eingespielten Team, wird die Patientin intubiert und für den Transport Richtung Krankenhaus versorgt.

Diskussion

Der hier geschilderte Fall zeigt wichtige Aspekte der alpinen Notfallmedizin auf. Oft laufen Einsätze hier wie in der Taktischen Medizin und „Care under Fire" ab, nämlich in einem widrigen Umfeld. Wind, Kälte, Dunkelheit oder starke Sonneneinstrahlung im Schnee, zusätzlich limitierte Arbeitsverhältnisse oder gar absturzgefährdetes Gelände limitieren die Versorgungsmöglichkeiten und zwingen uns, unser Handeln bedacht und vorausschauend zu planen und mitunter von leitlinienkonformen Algorithmen abzuweichen. In dem geschilderten Fall ist allen in der Notfallmedizin tätigen Kollegen klar, dass eine Atemwegssicherung bei einem Schädel-Hirn-Trauma und in Folge beeinträchtigen Schutzreflexen und insuffizienter Atmung hohe Priorität hat. Gemeinsam in einem gut eingespielten Team in einem Rettungswagen stellt dies in den seltensten Fällen ein Problem dar. In der Bergrettung arbeitet man oft alleine, da der Rettungssanitäter als Windenoperateur im Rettungshubschrauber bleibt, oder auch in zufällig zusammengesetzten Teams. Diese ad-hoc-Teams bestehen beispielsweise aus Bergrettungsspezialisten oder Pistenrettern, die über sehr unterschiedliche medizinische Fähigkeiten verfügen [1–4]. Zusätzlich sind es uns oft wenig oder gar völlig unbekannte Personen, mit denen wir keine Routine in der Zusammenarbeit haben, samt all den hieraus resultierenden Problemen.

Prinzipiell einfache Maßnahmen, wie z. B. das Aufziehen von Medikamenten, das Richten einer Infusion, eines Tubus oder das optimale Lagern eines Patienten, sind im alpinen Umfeld und unter widrigen Bedingungen teils deutlich erschwert oder gar unmöglich. So ist bei deutlichen Minusgraden eine Spritze oder Infusion schnell gefroren und Medikamente können gar nicht appliziert werden. Der Downwash des Hubschraubers bläst zuverlässig jegliches perfekt gerichtete Material weg. Eine Intubation alleine oder vor einer Windenrettung ist zwar auch im alpinen Gelände technisch möglich, bedarf aber einer sehr kritischen Risiko-Nutzen-Abwägung. Was nutzt ein formal gesicherter Atemweg, wenn ich die kontinuierliche Beatmung nicht sicherstellen kann, oder es bei der Lagerung in den Bergesack oder während der Windenaktion zu einer Tubusdislokation kommen kann?

Wenn man eine invasive Maßnahme anwendet, kann man eine instabile Situation stabilisieren oder bei einem Misserfolg eine instabile Situation in eine Katastrophe verwandeln. Jeder von uns hat es ja schon erlebt, dass z. B. ein zu junges OP-Team eine zu große Operation bei einem zu instabilen Patienten zu spät in der Nacht angeht und danach nichts mehr so war wie vorher. Zwar findet man Beschreibungen dieser Fälle kaum in der Literatur, aber das ist wohl der „negative Publikation bias", dass man gewisse unangenehme Dinge einfach ausblendet. Andererseits muss man nicht lange in der Literatur suchen, um Berichte über Fehlintubationen zu finden. Die Inzidenz von unerkannten präklinischen Fehlintubationen ist im deutschsprachigen Raum zwar besser als in den USA, aber natürlich trotzdem mit einer hohen Mortalität verbunden [5]. Der regelhafte Einsatz der Kapnographie zur Kontrolle einer korrekten trachealen Intubation hat einen positiven Impact auf eine schnellere und sichere Kontrolle der korrekten Intubation in den letzten Jahren gehabt und bietet dem Rettungsteam auch in hektischen Situationen einen objektiven Parameter um eine potenzielle Fehlintubation schnell zu erkennen und zu beheben. Zusätzlich zielen technische Entwicklungen der letzten Jahre, wie der mittlerweile stark verbreitete Einsatz der Videolaryngoskopie, darauf ab den sogenannten First Pass Success (Intubation beim ersten Versuch) zu erhöhen. In geübten Händen hat dies zu einer Verbesserung des First Pass Success geführt. All diese Hilfsmittel dürfen aber auch nicht zu einer falschen Sicherheit des Teams vor Ort führen und den Respekt vor schwierigen Airway-Situationen verschwinden lassen. Verschiedene Publikationen konnten zeigen, dass z. B. durch die Problematik der teilweise guten Visualisierung der Stimmbandebene mittels Videolaryngoskop, aber einer Unmöglichkeit der korrekten trachealen Positionierung des Tubus es dazu führte, dass mehr Desaturierungen und relevante Hypoxämien festgestellt werden konnten, als mittels klassischer Laryngoskopie. Dies unterstreicht, wie wichtig trotz Technik ein kontinuierliches Training und Ausbildung für alle in der Notfallmedizin tätigen Kollegen ist. Nicht nur technische Fertigkeiten sind elementar, sondern auch der Umgang mit Human Factors und Human Errors.

Gerade Anästhesisten mokieren sich gerne über Notärzte, die „nicht intubieren können", produzieren aber gleichzeitig Druck zu intubieren, indem im Schockraum lässige Kommentare gegeben werden wie „Warum kommt der Patient nicht intubiert zu uns?" Logisch, dass so mancher Notarzt dann präklinisch eine Intubation einleitet, aber die Situation schwerer ist als gedacht oder die eigene Erfahrung und pharmakologische Strategie nicht so gut ist wie gedacht und die Situation außer Kontrolle gerät. Im Schockraum habe ich fast nie erlebt, dass ein Notarzt gesagt hat: „Die Sache war mir draußen zu gefährlich; daher habe ich kein invasives Atemwegsmanagement gemacht, um es lieber später kontrolliert im Schockraum mit mehr Personal, Erfahrung und besseren Bedingungen durchzuführen." Dabei ist diese Entscheidung die schlaueste von allen - wer die Grenzen von sich selbst, seinem Team und Material kennt und kommunizieren kann durch (fast) Nichtstun (z. B. Wendl/Guedel Tubus bei Spontanatmung statt Anästhesieeinleitung mit nachfolgender „cannot intubate cannot ventilate"-Szenario) Leben retten [6].

54.1 Fazit

In der Bergrettung, egal ob terrestrisch oder luftgebunden, bedarf es häufig eines Abweichens von etablierten Versorgungskonzepten. Umgebungsbedingungen diktieren das Ausmaß und die zeitliche Abfolge, welche Maßnahmen vor Ort sinnhaft sind und welche erst zu einem späteren Zeitpunkt folgen sollten. Ad-hoc zusammengesetzte Teams stellen eine zusätzliche Herausforderung in diesem Umfeld dar. Diese Problematik und die damit verbundenen Probleme sind ebenso auf die gesamte Notfallmedizin übertragbar. Spezielle Anforderungen müssen zuvor trainiert werden, um eine sowohl für den Patienten als auch für den Retter sichere Versorgung sicherzustellen. Weniger kann schnell mehr sein, da die richtige Intervention am falschen Ort oder in der falschen Situation grandios daneben gehen kann. Die eigenen Grenzen, die des Teams und des Materials zu kennen und diese offen zu kommunizieren, ist besonders in der Notfallmedizin elementar für eine sichere Patientenversorgung.

Literatur

1. Pietsch U, Knapp J, Kreuzer O, Ney L, Strapazzon G, Lischke V et al (2018) Advanced airway management in hoist and longline operations in mountain HEMS – considerations in austere environments: a narrative review this review is endorsed by the International Commission for Mountain Emergency Medicine (ICAR MEDCOM). Scand J Trauma Resusc Emerg Med. 26(1):23
2. Lischke V, Berner A, Pietsch U, Schiffer J, Ney L (2014) Medical simulation training of helicopter-supported mountain rescue situations (MedSim-BWZSA). Notfall Rettungsmed. 2012(17):46–52
3. Pietsch U, Ney L, Kreuzer O, Berner A, Lischke V (2017) Helicopter emergency medical service simulation training in the extreme: simulation-based training in a mountain weather chamber. Air Med J 36(4):193–194
4. Pietsch U, Strapazzon G, Ambühl D et al (2019) Challenges of helicopter mountain rescue missions by human external cargo: need for physicians onsite and comprehensive training. Scand J Trauma Resusc Emerg Med 27:17. https://doi.org/10.1186/s13049-019-0598-2

5. Timmermann A, Russo SG, Eich C, Roessler M, Braun U, Rosenblatt WH, Quintel M (2007) The out-of-hospital esophageal and endobronchial intubations performed by emergency physicians. Anesth Analg 104(3):619–623. https://doi.org/10.1213/01.ane.0000253523.80050.e9
6. von Goedecke A, Keller C, Voelckel WG et al (2006) Maskenbeatmung als Rückzugsstrategie zur endotrachealen Intubation. Anaesthesist 55:70–79. https://doi.org/10.1007/s00101-005-0927-x

Leises Stimmchen

55

Sylvi Thierbach

Februar 2015, Mazar-e-Sharif, Afghanistan. Unser deutsches Feldlazarett ist für die Behandlung eigener und verbündeter Soldaten ähnlich einem kleinen Kreiskrankenhaus ausgestattet: Chirurgie, Anästhesie, Innere Medizin, Radiologie mit einem CT, sechs Intensivbetten, eine kleine Bettenstation, zwei Schockräume, Notfallaufnahme, Labor, zwei OP-Säle, Sterilisation, eine Zahnbehandlungseinheit und ein Allgemeinmediziner; insgesamt ein Team von 50 Personen. Es ist eine recht ruhige Zeit. Es gibt wenig Anschläge oder Gefechte wahrscheinlich aufgrund des kalten, ungemütlichen Wetters – im Feldlazarett läuft Normalbetrieb und es sind keine Patienten auf der Intensivstation. Am Nachmittag erreicht uns das Hilfegesuch, ein kleines afghanisches Mädchen mit Schädel-Hirn-Trauma nach einem Zusammenprall mit einem Auto in unserem Feldlazarett zu behandeln. Zu Beginn der Mission in Afghanistan wurde die Behandlung von Zivilisten im Rahmen freier Kapazitäten nach dem Motto „winning hearts and minds" favorisiert und fand regelhaft statt. Im Verlauf des militärischen Einsatzes wandelte sich dies und eine Behandlung von afghanischen Zivilisten bedurfte der Zustimmung der militärischen Führung. Glücklicherweise fällt die Entscheidung das Mädchen anzuschauen schnell. Allerdings gibt es zu bedenken, dass die aktuell ruhige Lage sich schnell ändern könnte mit einem sofortigen Bedarf von Intensivbetten. Doch gibt es an diesem Ort kaum eine Alternative für das Mädchen. Eine landgestützte Verlegung in das nächstgelegene Kinderkrankenhaus in Kabul würde für die 430 km aufgrund der schlechten Straßenverhältnisse über das Hindukush-Gebirge einen Tag oder länger dauern und ein Lufttransport wäre nicht verfügbar. Zwar ist Notfallequipment für Kinder vorhanden, aber für eine längerfristige Behandlung haben wir keinen Vorrat an Verbrauchsmaterialien, da dies nicht dem primären Aufgabenspektrum des Feldlazaretts entspricht.

S. Thierbach (✉)
Bundeswehrkrankenhaus Ulm, Klinik für Anästhesie, Ulm, Deutschland
E-Mail: s.maget@hamburg.de

Einige Stunden nach der Anfrage trifft die 4-jährige Farzana mit einer Roten-Halbmond-Ambulanz aus der städtischen Klinik ein. Der erste Blick verheißt nichts Gutes – zwar atmet Farzana spontan bei liegendem Wendltubus und ist kreislaufstabil, der Glasgow Coma Scale beträgt allerdings nur 6, die Pupillen sind isocor und nur träge lichtreagibel; beim Umlagern erbricht sie. Wir intubieren sofort und machen ein CT, das ein gedecktes Schädel-Hirn-Trauma mit gering dislozierter Impressionsfraktur rechts frontal mit einer kleinen intrakranialen Blutung zeigt, aber zum Glück kein Hirnödem. Neurochirurgische Kollegen in Deutschland bestätigen per Telemedizin die Diagnose; es besteht keine Indikation zur operativen Intervention und wir übernehmen Farzana auf die Intensivstation. In den kommenden Tagen werden pädiatrische Intensivmediziner aus dem eigenen Freundeskreis in Deutschland zu unseren Telefonjokern – wir diskutieren unter anderem Befunde, Sedierungs- und Ernährungsregime und können Farzana nach einigen Tagen problemlos extubieren. Zunächst sind wir optimistisch, doch neurologisch zeigt sie in den Tagen darauf keine Fortschritte. Bei erhaltenen Schutzreflexen bestehen Beugesynergismen und sie fixiert nicht, der Glasgow Coma Scale ist grenzwertig, sodass wir täglich eine erneute Intubation diskutieren. Viele Mitarbeiter der Klinik verbringen Stunden am Bett von Farzana, lesen ihr vor und helfen, sie physiotherapeutisch sowie ergotherapeutisch zu stimulieren. Fast täglich besuchen der Vater und ihre Cousine Farzana, doch auch deren Bemühungen in vertrauter Sprache ändern nichts an dem Zustand unserer kleinen Patientin. Nach weiteren zwei Wochen kommt unsere Ablösung. Wir dürfen nach Hause. Eigentlich ein Moment, auf den man sich nach zwei Monaten in der Ferne freut, doch wir reisen mit schwerem Herzen und gemischten Gefühlen zurück in die Heimat. Was wird wohl aus Farzana werden?

Mit unseren Nachfolgern bleiben wir in engem Kontakt und hören zu unserer Freude bald, dass Farzana wacher wird, anfängt zu fixieren und zu essen, dass sogar Bettgitter nötig sind, die von den Mitarbeitern vom Feldlagerbetrieb extra angefertigt werden müssen und nun verhindern, dass die immer mobiler werdende Farzana aus dem großen Bett purzelt. Eines Tages bekommen wir eine Sprachnachricht und mit Tränen in den Augen hören wir Farzanas leises Stimmchen, die versucht den Kollegen nachzusprechen. Gerade die vermeintlich „härtesten" Männer waren am meisten gerührt. Farzana kann schließlich nach insgesamt sechs Wochen Behandlung im Feldlazarett nach Hause entlassen werden. Drei Jahre später bin ich wieder in jenem Feldlazarett in Mazar-e-Sharif, und nach langen Bemühungen über die Spezialkräfte und deren Kontakte, die den Vater des Mädchens mühsam ausfindig machen, sehe ich sie wieder. Sie geht zur Schule, lernt lesen und schreiben. Schüchtern ist sie, aber ein aufgewecktes Kind und die Eltern sind überglücklich, dass ihr Mädchen in einer Gesellschaft, in der Frauen kaum Rechte haben und die medizinische Versorgung in großen Teilen des Landes nur rudimentär vorhanden ist, eine Chance auf ein gutes Leben bekommen hat.

Diskussion
Kindernotfälle sind und bleiben für alle, die in der Akutmedizin tätig Situationen, denen man mit großem Respekt begegnet. Man sieht in den verletzten oder schwer erkrankten Kindern möglicherweise das eigene Kind und ist automatisch b(B)etroffen(er). Die Betroffenheit nimmt noch einmal zu, wenn wir auf Kindernotfälle in einer Umgebung stoßen, in der wir medizinisch nicht aus dem Vollen schöpfen können und der Mangel an Ressourcen eine Therapielimitierung bedeuten kann. In Afghanistan ist gemäß Daten der WHO [6, 7 und 8] die medizinische Versorgung der Zivilbevölkerung bedingt durch den seit über 40 Jahren bestehenden Kriegszustand mit nur wenigen Unterbrechungen prekär. Im Jahr 2015 kamen auf 10.000 Einwohner gerade einmal drei Ärzte und drei Schwestern/Hebammen und vier Krankenhausbetten mit einer hohen Dichte in Kabul. In Deutschland sind es fast 12 × so viele Ärzte und 20× so viele Krankenhausbetten pro Einwohner. Viele medizinische Einrichtungen in Afghanistan sind mangelhaft ausgestattet, Fachpersonal fehlt und die Sicherheitslage führt immer wieder zu Zerstörungen und Schließungen. Die medizinische Versorgung in Afghanistan ist zwar in staatlichen Krankenhäusern kostenlos, doch müssen die stationäre Aufnahme, benötigte Medikamente, Untersuchungen und Therapien in der Regel bezahlt werden. Ebenso übernimmt die Familie die Pflege des Patienten in der Klinik [2]. Viele afghanische Familien können sich eine solche medizinische Versorgung nicht leisten oder haben aufgrund eines ländlichen Wohnortes keinen Zugang zu medizinischen Versorgungseinrichtungen höheren Niveaus in den Ballungsräumen. Rehabilitations-Einrichtungen, wie wir sie in Deutschland beispielsweise für die Anschlussheilbehandlung bei einem schwerem Schädelhirntrauma kennen und in ausreichender Zahl zur Verfügung haben, fehlen komplett.

In Krisengebieten stellen Kinder einen erheblichen Anteil der zu behandelnden Patienten dar [5]. Ca. 10 % der Patienten, die eine medizinische Intervention in militärischen Einrichtungen in Krisengebieten wie dem Irak oder Afghanistan erhielten, waren Kinder mit einem mittleren Alter von ca. 12 Jahren [3, 4]. Wir als Militärärzte behandeln Kinder regelhaft notfallmedizinisch und im operativen Alltag daheim in den Bundeswehrkrankenhäusern, wenn auch in geringerer Häufigkeit als zivile Kollegen in Kinderkrankenhäusern. Bundeswehrkrankenhäuser sind allerdings nicht auf eine kinderintensivmedizinische Betreuung ausgelegt, entsprechend fehlt hier die Routine. Umso wichtiger ist für uns die Möglichkeit der Telemedizin, die sich in Deutschland in der Fläche aufgrund vieler Unwägbarkeiten, zum Beispiel uneinheitliche IT-Schnittstellen und -Standards, mangelnder Akzeptanz, Datenschutzproblemen und nicht abschließend geklärter rechtlicher Rahmenbedingungen noch nicht durchgesetzt hat [1]. In unserem Fall stellte die Telemedizin in der radiologischen Diagnostik mit Radiologen und Neurochirurgen gleichermaßen einen relevanten und elementaren

Informationsgewinn und fachlichen Austausch dar und bot in Bezug auf die kinderintensivmedizinische Behandlung eine bessere Patientensicherheit durch den fachlichen Austausch. Die Aufnahme und Behandlung des Mädchens in eine nach westlichem Standard materiell und personell ausgestattete Versorgungseinrichtung bedeutete eine reelle Überlebenschance, die sonst aufgrund der oben beschriebenen medizinischen Versorgungssituation in Afghanistan sehr wahrscheinlich gegen Null gewesen wäre.

55.1 Fazit

Dank des gesamten medizinischen Teams des Feldlazaretts und befreundeter kinderintensivmedizinisch tätiger Kollegen in Deutschland konnten wir im Fall von Farzana für das Kind und dessen Familie einen entscheidenden Unterschied machen. Fälle wie diese schweißen die Behandlungsteams zusammen und sorgen auch zukünftig, weit über den Einsatzzeitraum hinaus, für den besonderen interdisziplinären Zusammenhalt in den Bundeswehrkrankenhäusern. Wer gemeinsam weit jenseits der Komfortzone gearbeitet hat, funktioniert gemeinsam im Sinne des Patienten und Teams daheim noch besser. Es sind genau diese Erfahrungen und das gemeinsame Erfolgserlebnis, die über immer wiederkehrende Abwesenheiten von Zuhause, von der Familie und Freunden hinwegsehen und diese Einsätze für uns so wertvoll werden lassen.

Literatur

1. R Klar, E Pelikan (2009) Stand, Möglichkeiten und Grenzen der Telemedizin in Deutschland. Bundesgesundheitsblatt – Gesundheitsforschung – Gesundheitsschutz 52(3):263–269
2. Korzilius H (2008) Das Prinzip Hoffnung, medizinische Versorgung in Afghanistan, Dtsch Arztebl 105:A-267
3. Mauer UM, Freude G, Schulz C, Kunz U, Mathieu R (2017) Pediatric Neurosurgical Care in a German Field Hospital in Afghanistan. J Neurol Surg A Cent Eur Neurosurg 78(1):20–24
4. Naylor JF, April MD, Roper JL, Hill GJ, Clark P, Schauer SG (2018) Emergency department imaging of pediatric trauma patients during combat operations in Iraq and Afghanistan. Pediatr Radiol 48(5):620–625
5. Pannell D, Poynter J, Wales P W, Tien H, Nathens A B, Shellington D (2015) Factors affecting mortality of pediatric trauma patients encountered in Kandahar, Afghanistan; Can J Surg, 58: 141–145
6. http://www.emro.who.int/images/stories/afghanistan/who_at_a_glance_2019_feb.pdf?ua=1. Zugegriffen: 02. Jan. 2021
7. http://www.emro.who.int/images/stories/afghanistan/joint_country_programme_j_afghanistan_2018_2019.pdf?ua=1. Zugegriffen: 02. Febr. 2021
8. http://www.ippnw.de/commonFiles/pdfs/Frieden/Akt21_Afghanistan.pdf.   Zugegriffen: 02. Jan. 2021

Quarantäne

Petra Tietze-Schnur

Der letzte Sonntag vor Heiligabend, NEF-Einsatz am frühen Morgen mit der Meldung: „Leblose Person". Bei unserem Eintreffen begrüßt uns der Ehemann der Patientin und führt uns in den Garten. Dort finden wir die erhängte Ehefrau des Mannes; sie ist keine 50 Jahre alt. Sie hat Leichenflecke und natürlich eine Asystolie; wir stellen die vom Ersthelfer begonnene Herzdruckmassage ein. Der Ehemann erzählt, dass seine Frau vor zehn Tagen einen positiven Corona-Test, aber keine Krankheitssymptome hatte; sie war deswegen in häuslicher Quarantäne. Seit einigen Tagen, so der Ehemann, hatte sie zunehmend „seltsame" Symptome - sie hatte Wahnvorstellung wegen ihrer Person und war der Meinung, dass „unser Wasser, Grund und Boden verseucht seien", „wie solle man das jemals wieder sauber bekommen". Der Ehemann fragte mich: „Warum hat sie das nur gemacht?", aber ich hatte keine Antwort. Der Ehemann berichtete, dass er sich Sorgen gemacht habe, und am Vortag den Ärztlichen Notdienst unter 116117 kontaktiert habe. Dort wurde ihm mitgeteilt, dass der Rettungsdienst zuständig sei. Er wählte dann die Rettungsdienst Notrufnummer 112, schilderte sein Problem und erhielt die Aussage, dass „der Rettungsdienst dafür nicht zuständig ist." Es erfolgte dann am Abend ein längeres Gespräch mit einem Seelsorger, was die Ehefrau etwas beruhigt haben soll. Am Morgen ist der Ehemann aufgestanden (sie hatten getrennte Schlafzimmer wegen der Quarantäne) und hatte sich gewundert, dass die Ehefrau nicht wie sonst üblich in der Küche war. Da die Tür zum Garten geöffnet gewesen sei, habe er nachgesehen und seine Frau leblos gefunden.

P. Tietze-Schnur (✉)
Bremerhaven, Deutschland
E-Mail: pts@anaesthesie-am-meer.de

V. Wenzel (Hrsg.), *Fallbeispiele Notfallmedizin*,
https://doi.org/10.1007/978-3-662-63442-4_56

Diskussion

Die Spanische Grippepandemie (1918–1920; weltweit etwa 30–50 Mio. Tote, davon im damaligen Deutschen Reich mehr als 400.000 Tote) verursachte eine Steigerung der Suizidraten, was wahrscheinlich an Ängsten vor der Pandemie und einer verminderten sozialen Integration lag. In unserer Zeit ist die Corona-Epidemie für uns alle eine bisher nicht vorstellbare soziale, wirtschaftliche, politische und gesundheitliche Krise, die jedem von uns einem bisher nicht vorstellbaren Stress aussetzt. Wissenschaftler der University of Kentucky bezeichnen die Corona-Umstände sogar als „perfekten Sturm", der vulnerable Menschen destabilisiert und so die Gefahr eines Suizids verschärft: Eine Verstärkung der sozialen Isolation durch Ausgangssperren, wirtschaftliche Schwierigkeiten durch Kurzarbeit, Arbeitslosigkeit oder Zusammenbruch ganzer Branchen, schwierigerer Zugang zu ambulanter ärztlicher Versorgung, unlimitierter Alkoholverkauf, Verbot von öffentlichen Freizeitmöglichkeiten wie Schwimmbad, Fitnessstudio, Restaurants, Bibliotheken etc., Doppelbelastungen durch home office und home schooling sowie Beziehungsprobleme in der Familie und Partnerschaften [1]. In den USA kommt das Problem dazu, dass es bei 326 Mio. Einwohnern 396 Mio. Schusswaffen in privater Hand gibt [2], wodurch praktisch jedermann zu jeder Zeit bei einem „Durchbrennen aller Sicherungen" einen Suizid mit einer Schusswaffe vornehmen kann. Neun der zehn Wochen mit der höchsten Anzahl von Anfragen für einen notwendigen Backgroundcheck für einen Schusswaffenkauf bei der US-Bundespolizei FBI seit 1998 war seit Beginn der Pandemie 2020 [3]. Ein Opfer war ein 24-jähriger Mann in Traverse City, Michigan mit Depressionen und Angstzuständen; sein Therapeut musste seine Praxis schließen, sein College ebenfalls, sein Vater verlor seine Arbeit, seine Mutter versuchte verzweifelt im Umkreis von 1500 km einen Therapieplatz für ihren Sohn zu finden aber landete immer auf Anrufbeantwortern. Die Mutter fand schließlich eine Notiz auf seinem Schreibtisch: „I am sorry. I love you all". Fast alle Geschäfte waren geschlossen, aber nicht der Gun Shop, wo er sich für 560,67 US$ eine Waffe kaufte und sich in einem Park erschoss. Bevor offizielle nationale Statistiken verfügbar sind, ob Suizide während der Coronapandemie häufiger geworden sind, dauert es ein bis zwei Jahre. Regionale signifikante Steigerungen um etwa 25 % wurden z. B. in Arizona, Oregon, Chicago und Japan berichtet. So fand z. B. ein Vater nach dem Suizid seines Sohns während der Coronapandemie Notizen seines Sohns, wie sehr er die Treffen mit seinen drei besten Freunden vermisste, die ihm durch schwierige Phasen seiner Depression geholfen hatten. Studien zeigen, dass selbst simples persönliches Kümmern von besorgten Freunden oder Familienangehörigen in einer solch vermeintlich instabilen Phase die Suizidrate deutlich senkt oder eine sorgfältige Anamnese machende Notärzte oder Aufnahmeärzte im Klinikum, die Suizidgedanken identifizieren und entsprechende Konsile bzw. Behandlung veranlassen [4].

Die persönliche Verzweiflung durch die Coronapandemie setzt sich in anderen Fällen weltweit mit Suiziden fort. In Lockport, Illinois/USA erschoss im April 2020 ein 54-jähriger seine 59-jährige Freundin, die unter schweren Atemproblemen litt; danach erschoss er sich selbst. Er hatte Angst, dass er sich bei seiner Freundin mit Corona angesteckt hatte. Beide hatten einen Corona-Test machen lassen, aber vor ihrem Tod das Ergebnis nicht erfahren. Die Autopsie zeigte, dass keiner der beiden mit Corona infiziert war [5]. In Amritsar, Indien suizidierten sich im April 2020 ein 65-jähriger Mann und seine Frau mit einem oralen Gift. Sie hinterließen einen Abschiedsbrief, in dem sie schrieben: „Wir beenden unser Leben. Niemand ist verantwortlich für dies. Es gab großen Druck wegen Covid-19. Wir waren auch krank." [6]. Im April 2020 suizidierte sich ein junges Paar in Uttarakand, Indien wenige Monate nach ihrer Hochzeit. Der Mann war in Quarantäne ohne Covid-19-Symptome außerhalb seines Heimatdorfs; seine Frau wurde von Nachbarn gedrängt das Dorf zu verlassen, weil man dachte, dass ihr Mann Covid-19 positiv ist. Sie besuchte dann ihren Mann und das Ehepaar sah die Situation als so hoffnungslos an, dass sie sich an einem Baum erhängten; kurz davor kommunizierten sie dies per WhatsApp an ihr Heimatdorf [7]. Im Mai 2020 konnte ein Ehepaar in Bihar, Indien, einen Kredit für einen Lieferwagen nicht mehr bedienen, weil sie wegen Covid-19 keine Arbeit hatten. Die Frau verbrannte sich und starb im Krankenhaus; danach erhängte sich der Ehemann. Das Paar hinterließ zwei Kinder (7 und 10 Jahre alt) [2]. Ende März hatte sich eine 49-jährige Krankenschwester bereit erklärt, auf der neu eröffneten Covid-19 in Jesolo, Italien zu arbeiten. Sie bekam Fieber, machte einen Corona-Test und war dann allein zu Hause; kurz darauf sprang sie von einer Brücke in einen Fluss und ertrank. Das Testergebnis blieb unbekannt. In London, England wurde eine junge Krankenschwester Ende März 2020 tot auf der Intensivstation aufgefunden. Acht Patienten auf dieser Intensivstation waren kurz vorher gestorben, es gab einen Mangel an Personal und persönlicher Schutzausrüstung. Ebenfalls Ende März wurde eine 34-jährige Krankenschwester auf einer Intensivstation in einem Vorort von Mailand, Italien Corona positiv getestet. Sie war gestresst durch die furchtbaren Vorgänge in dieser durch die Covid-19-Pandemie extrem hart getroffenen Region und suizidierte sich in ihrer Quarantäne. Im Mai 2020 arbeitete ein 32-jähriger Krankenpfleger freiwillig auf einer Corona-Station in Florida. Er hatte große Sorgen wegen einem Mangel an persönlicher Schutzausrüstung und entwickelte starke Ängste und eine Traumatisierung. Er wurde mit digitalen Meetings unterstützt; am Tag vor seinem Suizid fiel das digitale Meeting aus und er spürte beim Intubieren Sekret auf seinem Gesicht [8]. Ende April 2020 erzählte die ärztliche Leiterin einer Notfallaufnahme eines Krankenhauses in New York City ihrer Familie von furchtbaren Eindrücken bei Covid-19-Patienten. Später hat sie sich bei der Arbeit mit Corona infiziert, ging in Quarantäne, kehrte zu früh zur Arbeit zurück, wurde wieder heimgeschickt und besuchte dann ihre Familie im Nachbarbundesstaat, wo sie sich suizidierte [9]. Ihr Vater sagte: „She tried to do her job, and it killed her".

Es ist relativ leicht gesagt, das Risiko von „Corona-Suiziden" durch Reduktion von Stress, Ängsten, und Einsamkeit zu reduzieren. Die Menschen müssen auf traditionellen Wegen und falls dies nicht möglich ist digital durch Familie, Freunde und Medien ermuntert werden, genug zu schlafen, gesund zu essen, über ihre Ängste und Sorgen zu sprechen und körperliche Aktivität nicht zu vernachlässigen [10]. Die Corona-Krise dürfte den absoluten Durchbruch in der Telemedizin generieren, weil so niedrigschwellig und geografisch unabhängig Konsultationen möglich sind. Dies war zwar schon vor Covid-19 technisch möglich, wurde aber aus vielerlei Gründen vermieden. Wenn Hilfe notwendig ist, kann dies jederzeit niedrigschwellig über telefonseelsorge.de in Deutschland, telefonseelsorge.at in Österreich oder die Dargebotene Hand (143. ch) in der Schweiz geschehen.

56.1 Fazit

Das Suizidrisiko in der Coronapandemie ist wahrscheinlich insbesondere bei Menschen, die ohnehin psychische Probleme haben, erhöht u. a. durch soziale Isolation, wirtschaftliche Schwierigkeiten sowie schwierigerem Zugang zu Therapeuten und Freizeitaktivitäten. Detaillierte offizielle Statistiken sind derzeit noch nicht verfügbar. Disponenten in Rettungsleitstellen sowie Rettungsdienstpersonal und Notärzte am Einsatzort sollten jegliche unklare Situation bei Patienten mit potenziellen Suizidgedanken so lange hinterfragen, recherchieren, organisieren und therapieren, bis eine für alle Beteiligte zufriedenstellende Lösung bzw. Behandlung gefunden ist.

Literatur

1. Brown S, Schumann DL (2021) Suicide in the time of COVID-19: A perfect storm. J Rural Health 37:211–214
2. https://www.washingtonpost.com/news/wonk/wp/2018/06/19/there-are-more-guns-than-peo ple-in-the-united-states-according-to-a-new-study-of-global-firearm-ownership/ Zugegriffen: 01. Jan. 2021
3. https://www.fbi.gov/file-repository/nics_firearm_checks_top_10_highest_days_weeks.pdf/ view. Zugegriffen: 01. Jan. 2021
4. https://www.washingtonpost.com/health/2020/11/23/covid-pandemic-rise-suicides/. Zugegriffen: 08. Febr. 2021
5. https://www.bbc.com/news/world-us-canada-52192842. Zugegriffen: 31. Dez. 2020
6. Griffiths MD, Mamun MA (2020) COVID-19 suicidal behavior among couples and suicide pacts: case study evidence from press reports. Psychiatry Res 289:113105
7. https://www.telegraphindia.com/india/hounded-over-coronaviruscouple-%20%20kill-themse lves/cid/1765526. Zugegriffen: 31. Dez. 2020

8. Rahman A, Plummer V (2020) COVID-19 related suicide among hospital nurses; case study evidence from worldwide media reports. Psychiatry Res 291:113272
9. https://www.nytimes.com/2020/04/27/nyregion/new-york-city-doctor-suicide-coronavirus.html. Zugegriffen: 31. Dez. 2020
10. Sher L (2020) The impact of COVID-19 on suicide rates. QJM 113:707–712

Stichwortverzeichnis

© Der/die Herausgeber bzw. der/die Autor(en), exklusiv lizenziert durch
Springer-Verlag GmbH, DE, ein Teil von Springer Nature 2022
V. Wenzel (Hrsg.), *Fallbeispiele Notfallmedizin*,
https://doi.org/10.1007/978-3-662-63442-4

Printed by Wilco bv, the Netherlands